KB253969

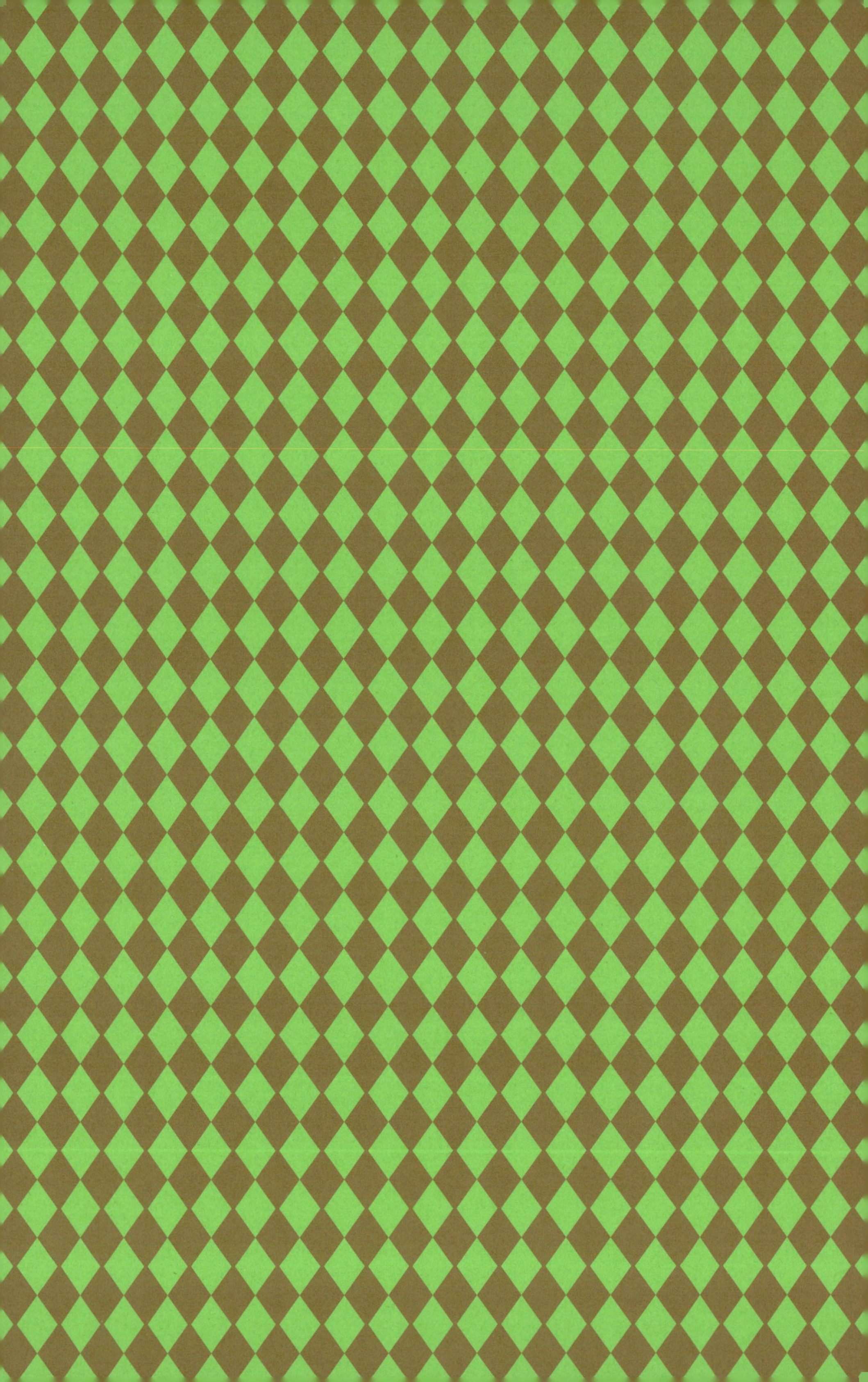

불멸을 꿈꾸는
수명 연장의 역사

불멸을 꿈꾸는 수명 연장의 역사

A HISTORY OF IDEA ABOUT

THE PROLONGATION 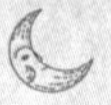 OF LIFE

제럴드 J. 그루만(Gerald J. Gruman MD, PhD) 지음

신재균 옮김

성균관대학교
출판부

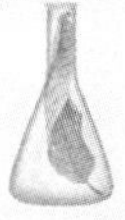

해리스 그루만(1896-1952)을 기리며

여기에 이르도록 저를 이끌어 주신 것은 수시로 마주친
아버지 당신의 영령, 당신의 슬픈 모습이었습니다.
『아이네이아스』 6:695

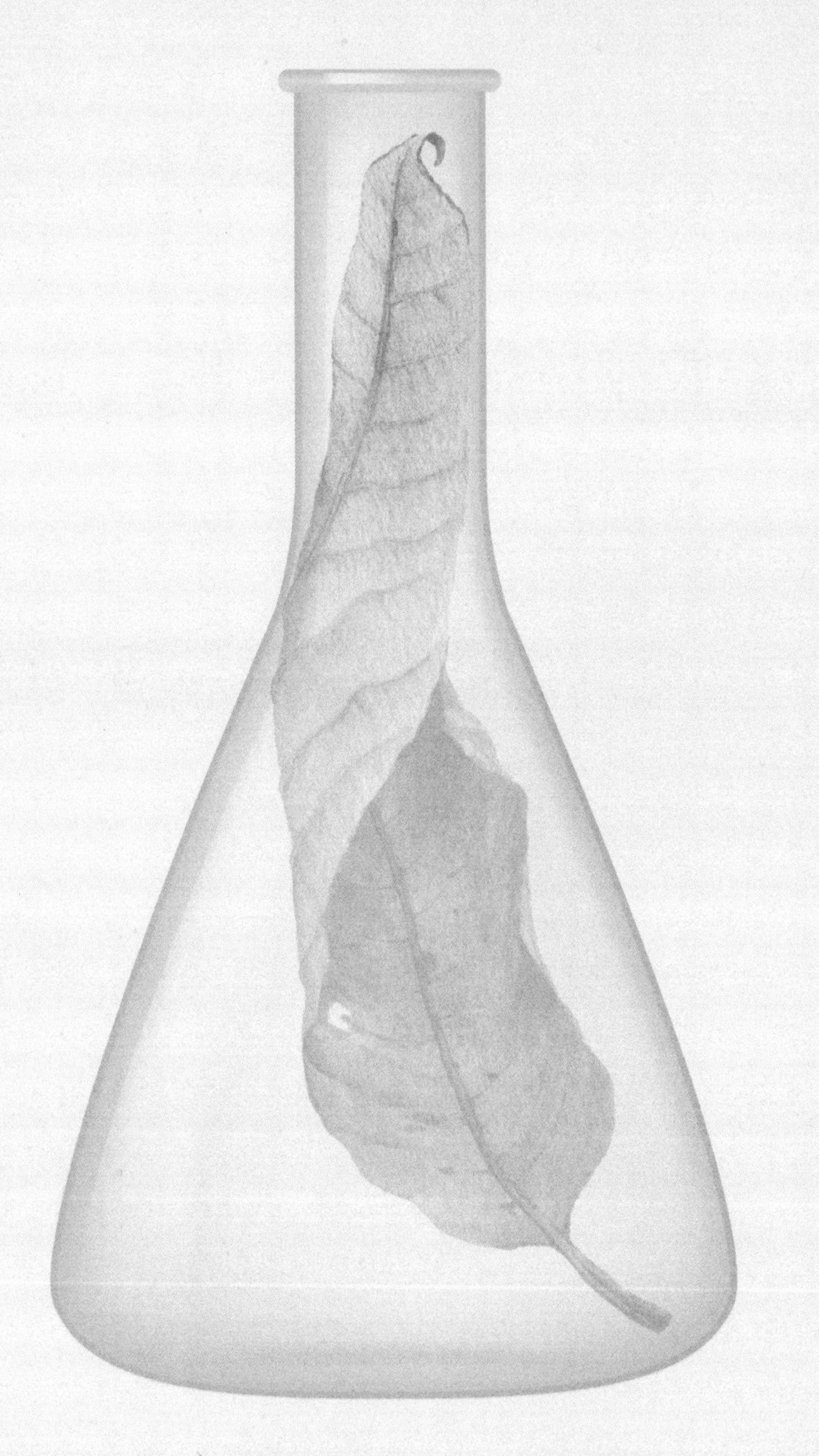

CONTENTS

머리말   8

서문   친-수명 연장 사조의 역사   11

ONE   서론   15

TWO   옹호론   29

THREE   친-수명 연장주의 전설들   63

FOUR   도가道家 친-수명 연장주의 이론   89

FIVE   도가道家 친-수명 연장주의 수행   119

SIX   연금술사들   153

SEVEN   위생론자들   211

EIGHT   계몽 사상가들   233

NINE   에필로그   281

옮긴이의 말   287

주석   297

참고문헌   359

색인   382

머리말

이 책의 재발간은 무척 기쁜 일이다. 이 책은 미국에서 가장 오랜 역사를 자랑하는 학술지인 《미국철학회지》의 단행본으로 1966년 12월 처음 발간되었다. 철학적, 종교적, 과학적, 의학적 지식들을 한데 버무린 이 멋진 평론은 문화사 저술에 있어 가장 훌륭한 작품 중 하나이다.

저자인 그루만은 다문화적 관점의 중요성을 이해하고 있었으며, 서구 문명과 더불어 이슬람 사회와 중국 사회에서의 '장수'에 대한, 간접적으로는 '죽음'에 대한 입장들을 이 평론에서 분석한다.

이 평론은 1966년 첫 출간 당시보다 오히려 오늘날에 더 큰 의미를 가질 것으로 보인다. 왜냐하면 (노인병의학과 장수의학 분야의 공헌에 기초한) 노인 보건에 대한 최근의 발전뿐 아니라 노화와 수명에 관한 복잡한 생물학과 관련된 새로운 과학적 발견들을 역사적 맥락 안에서 해석하고 있기 때문이다.

저자는 독자들에게 사색을 촉발하는 다양한 관점들을 제공한다. 그의 저술은 장수와 인류의 장수 성취를 위한 염원의 밑바탕에 깔려 있는 심리적, 사회적 결정 요인에 대한 이해와 더불어 의학의 기원, 개인위생,

그리고 공중 보건을 이해함에 있어 중요한 기여를 하고 있다.

국제 장수 센터(ILC, The International Longevity Center)는 제럴드 J. 그루만의 고전 출판에 협력하는 데 자부심을 가진다. 우리는 이것이 노화학과 장수학 분야에서 장대한 개척자적 연구의 재촉발에 대한 새로운 관심을 불러일으키기를 바란다.

로버트 N. 버틀러, M.D.
국제 장수 센터

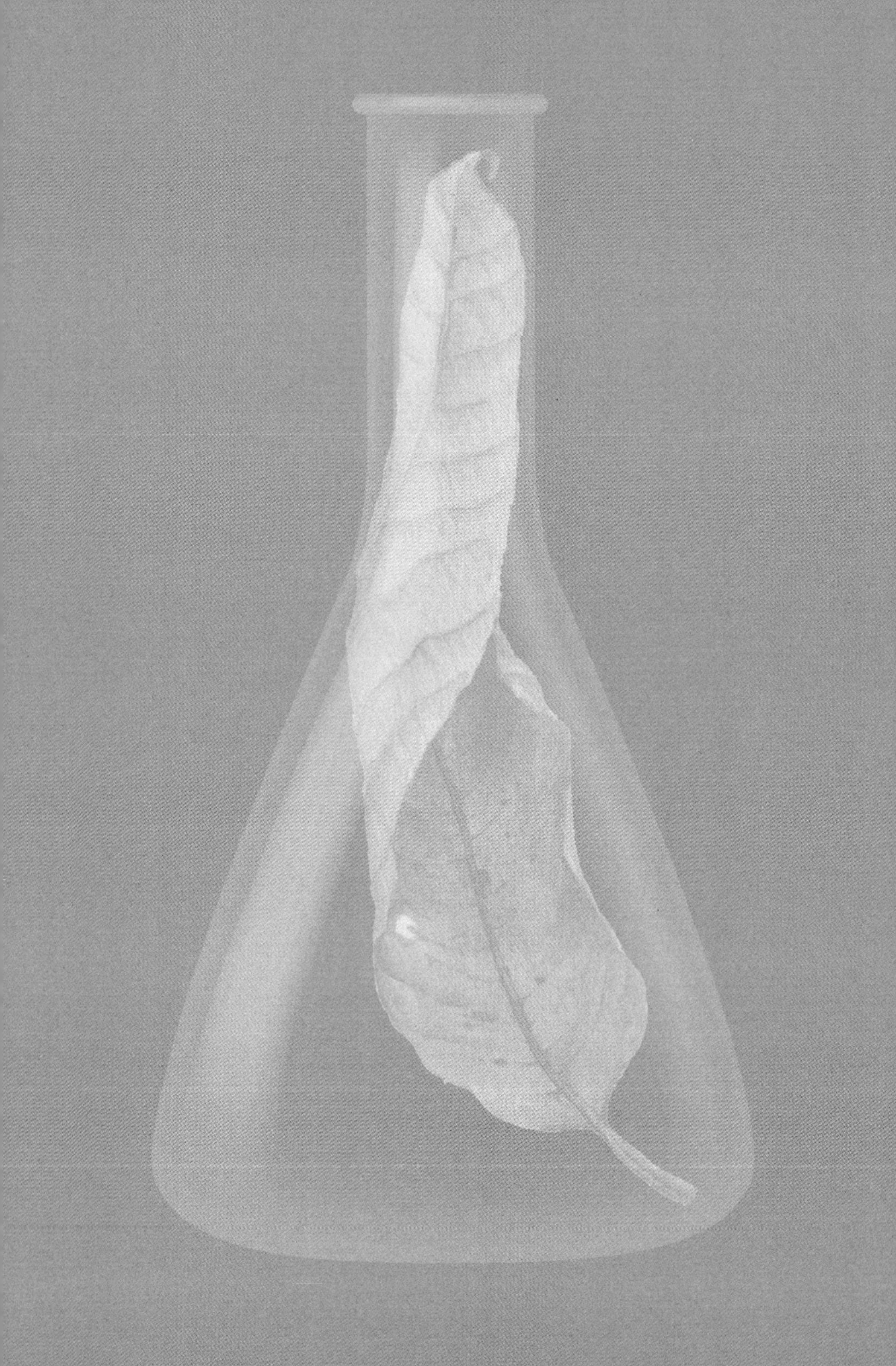

친-수명 연장 사조의 역사:
21세기 수명 연장 탐구의 서막인가?

그루만이 "친-수명 연장주의"라는 용어로 부른 '수명 연장을 위한 탐구'는 현대과학의 발전에서 유래한 것인가? 노화학자들이 알고 있는 것과 일반 대중이 믿는 것 사이의 간극이 오늘날처럼 큰 적은 없었다. 과학적 증거가 무엇이든 간에, 수명 연장은 '단순히 죽지 않을 것'이라는 생각을 의미한다. 그루만의 저술은 현대적인 의과학의 유아기에 해당하며 노인병의학은 생각조차 하지 못했던 1800년까지 있었던 '친-수명 연장 사조'에 관한 이야기를 다룬다. 지난 두 세기 동안 이룬 진보를 고려하면, 노화학자들에게 이 책이 별로 알려지지 않은 것은 일면 이해되기도 한다. 그러나, 그루만이 들려주는 이야기가 옛것에 대한 단순한 흥미를 넘어선다는 의미에서 널리 알려져 있어야 한다.

그루만이 기술하는 역사가 가지는 매력적인 점은 과학과 미신, 의학과 신비주의, 세대를 이어가며 끊임없이 반복되는 장수와 불멸에 대한 탐구가 한데 어우러져 있다는 것이다. 이 탐구는 단순히 괴짜들이나 돌팔이들의 영역이었던 적은 없다. 그와 반대로, 인류의 가장 위대한 종교적 전통 중 하나인 중국 도교에서는 천 년 혹은 그보다 더 오랜 세월 동안 핵심 의제 중 하나로 수명 연장을 포함하고 있었다. 우리는 도교의 사례에서 소원성취의 유혹과 지혜의 추구가 결합된 극단의 허풍과 지고한 철학의 조합을 보게 된다. 이러한 혼합은 동양에만 국한되는 것은 아니었다. 그루만이 설파하듯이, 베이컨과 데카르트 같은 현대과학의 창시자들을 포함한 서구 철학자들 역시 수명 연장의 중요성을 마음 깊이 확신하고 있었다.

오늘날의 수명 연장은 역사적 이해와 더불어 문화 간의 이해를 요구하는 전 세계적인 현상이다. 예를 들면, 오늘날의 약초학과 한의학은 대체의학과 보완 요법 목록에서 항상 윗자리를 차지하며, 이는 베이징이나 홍콩만이 아니라 로스앤젤레스와 뉴욕에서도 일반적이다. 한의학은 이제 동아시아 문화를 넘어 세계적인 영향력을 가지고 있다. 통증 완화를 위한 침구술 같은 경우처럼 아직 그 이유는 알지 못하지만 강력한 효과가 가능하다는 점은 의심하지 않는다. 또 다른 경우로, 아직 필수적인 실증적 평가를 거치지 않은 대체 요법들이 있다. 열정과 더불어 입증되지 않은 확신이 이성적인 평가를 대체하는 것이다.

하지만 증거가 결핍되어 있다는 점이 수명 연장을 목표로 하는 일반 대중의 색다른 물질 사용을 막지는 못했다. 호르몬, 비타민, 항산화제 등 생화학 제품들이 같은 방식으로 항노화 요법의 일부가 되어 왔다. 21세기 건강관리를 구체화할 추진력은 인터넷 시대의 자기관리와 자구행위일 것이다. 그루만이 서술하는 친-수명 연장 사조의 역사는 다가올 시대의 의학에 대한 경고가 될 수도 있다.

의학사를 포함한 역사는 열린 채 남아 있는 것이며, 여기 그루만의 저술 역시 마찬가지다. 옛적의 질문들이 지속적으로 다시 제기된다. 최근 기억들 속에서는, 노화학과 관련된 과학 산업이 예전에는 닫혀 있던 근본적인 질문들을 다시 들춰내는 것을 들 수 있다. 예를 들면, 노화는 '질병'인가? 인간의 최대 수명을 120년 이상으로 끌어올리는 기술을 상상하는 것이 현실적인가? 그것이 과연 바람직한 일인가? 물리학에서 빛의 속도가 진리를 담보하는 것과 달리, 하등 동물의 최대 수명이 고정 상수가 아님을 우리는 적어도 지난 60여 년간 알고 있었다. 섭취 열량의 제한이 설치류와 이를 적용한 여타 모든 종들의 최대 수명의 장벽을 허물었으며, 최근 데이터가 보여주기 시작하듯이 영장류 역시 마찬가지인 것으로 보인다. 섭취 열량의 30%를 제한하여 최대 수명을 30% 정도 늘릴 수 있었으며, 이는 150년의 인간 수명에 해당한다. 열량 제한이 작동하는 기제는 불분명하지만 그러한 경험적 사실에 대해 우리는 진지하게 생각해야 한다.

수명 연장을 추구하는 일(친-수명 연장주의)은 여전히 활기차게 유지되고 있다. 이 희망이 급격히 사라지지는 않을 것이다. 이 전체 주제를 휘감고 있는 과학과 미신의 혼합은 명료성을 절실히 필요로 한다. 그렇다면 유토피아적 생각이 정치학에서만큼 인간사와 의학에서 지속되는 이유를 이성을 신봉하는 인간이 더 이해할 필요가 있다. 철학, 종교, 그리고 과학 자체의 강고한 흐름들과 결합된 친-수명 연장 사조들은 우리를 깊은 사색의 장으로 인도한다. 이러한 불가능한 꿈을 지속한다는 것이 그루만의 서술을 관통하며 울려 퍼지는 공감을 자아내는 해석이다. 우리는 이 걸출한 서술이 이제 더욱 널리 읽혀질 수 있기를 바란다.

해리 R. 무디, PhD
국제 장수 센터

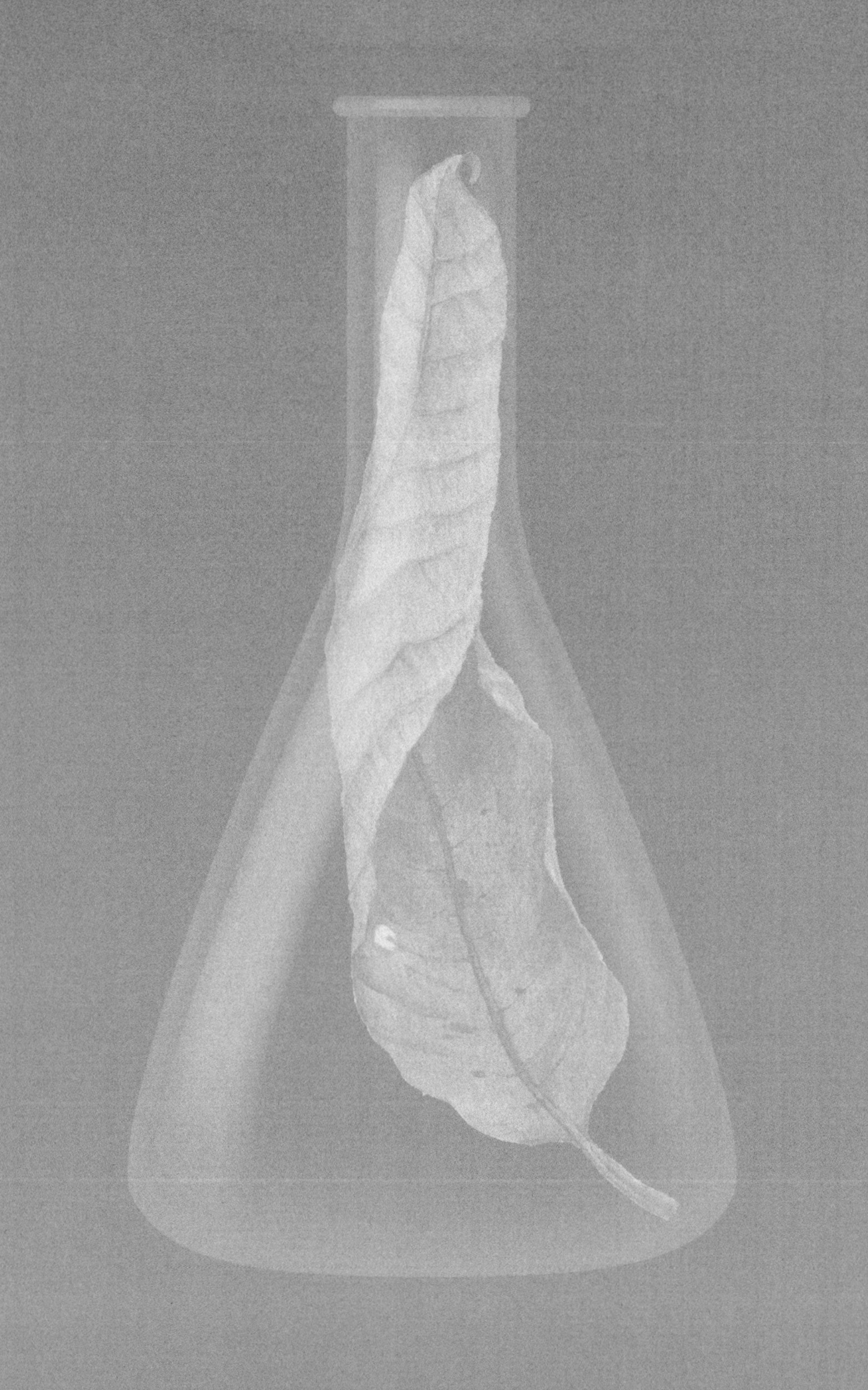

ONE

서론

오, 늙음을 치유하는 의학이 있었구나.
― 살레르노*의 건강을 위한 섭생(11세기)[1] ―

죽음의 문제

현대인이 처한 딜레마의 중심에는 죽음이 있다. 죽음의 문제는 현대는 신의 명령에 의한 영생과 부활이라는 초자연적 구원에 대한 믿음이 급격히 감소했다는 사실에서 기인한다. 많은 이들이 사별死別의 시간에는 이러한 믿음을 여전히 고수하지만 일상생활에서는 그러한 역할이 크게 축소되었고, 많은 사람들의 관심은 현세의 일, 특히 상품과 서비스의 생산 및 분배에 초점이 있다. 하지만, 현대적 삶의 물질적 만족에도 불구하고, 사람들은 여전히 죽음을 대할 때 허전함과 무력감을 느낀다. 이에 대응하는 한 가지 가장 일반적인 방법은 죽음을 금기시하고 무시하는 것이다.[2] 또 다른 한 가지는 신정통주의** 관점으로, 이는 본질적으로 중세적인

*   Salerno, 이탈리아 남부 캄파니아주에 있는 항구도시로 중세 유럽의 의학 중심지.
**   neo-orthodoxy, 20세기 초 카를 바르트가 정통적인 유신론과 함께 인간의 이성을 중시하는 자유주의자들의 논리를 받아들여 성서의 메시지에 주목한 것에서 유래된 신학적 분파.

신학적 입장을 정당화하기 위해 죽음에 주목하는 것이다.[3] 세 번째 접근법은 세속적 실존주의자들의 것으로, 죽음과 개인의 '불합리성'을 강조함으로써 인간의 도덕적 책임감을 선명히 하려고 한다.[4]

그러한 현대적 딜레마에 대한 긍정적인 해결책을 도출하기에는, 죽음의 문제와 관련하여, 점진적인 수명 연장을 수반하는 개선론meliorism을 다시 정리하는 것이 가장 희망적인 것으로 보인다.[5] 사실 개선론은 현대 사회에 있어 필수적인 요소라고 볼 수 있다. 왜냐하면 산업과 기술 그리고 과학에 바탕을 둔 공동체는 반드시 발전을 지속해야 하며, 그러지 못하는 공동체는 재앙에 직면하게 될 것이기 때문이다.[6] 가장 적합한 예를 들어 보자면, 19세기의 가장 중요한 의학적 문제는 감염성 질병이었다. 공중 보건 개혁가들과 의과학 연구자들의 개선론적 노력을 통해 감염성 질병들 대부분은 통제가 가능하게 되었고, 그 결과 평균 수명이 증가했다. 하지만, 그와 동시에 새로운 문제 즉, 노령 인구 증가 문제가 생겨났다. 우리 사회는 전례 없는 많은 장애 노인과 궁핍한 노인들로 인한 부담을 안게 되었다. 이에 따라, 사회는 퇴행성 질환들과 노화 그 자체에 대한 연구에 상당 부분의 자원을 필연적으로 할애하고 있다. 그리고 그 동기가 어떠하든 간에 이러한 노력들이 인간 수명을 더 늘리게 되리라는 것을 예견할 수 있다. 이런 경험에 비추어 볼 때, 개선론은 현대적인 사회 구조에서 필수적인 요소로 볼 수 있으며, 의식적이고 체계적으로 이런 종류의 정책을 채택하는 것이 그저 미온적이며 간헐적인 태도에 기대는 것보다 현명해 보인다.

개선론의 일관된 프로그램이라면 그것이 어떤 종류이든 수명 연장은 반드시 주요한 위치를 갖게 된다. 그러므로 가끔 그 주제가 진지한 과학적 혹은 철학적인 고려의 가치가 별로 없는 비현실적인 프로그램으로, 혹은 기이한 즉흥적인 생각으로 치부되어 주변부로 격하되는 것은 불행한 일이다. 이렇듯 홀대 받는 이유 중 하나는 수명 연장은 가능하지도 바람직하지도 않다고 믿는 옹호론apologism*의 오랜 전통이 철학, 과학은 물론 종교에 자리하고 있기 때문이다. 그 전통에 대해서는 다음 장에서 논의할 것이다. 또 다른 이유는 이 주제가 다른 어떤 주제들보다 더 비판 없이 오도되어 왔으며, 부도덕한 사람들에게 이익이 되어 왔기 때문이다. 선정적인 언론에 의해 그리고 돌팔이 의사와 사기꾼들에 의해 이러한 주제가 악용되는 것은 잘 알려져 있다. 더군다나, 지난 50년 동안 적어도 세 종류의 대중적 항노화 요법들의 실패 사례를 보아 왔다. 20세기 초에는 발효유 열풍**이 있었다. 1920년대에는 생식선 이식 수술***이 있었으며 1940년대에는 보고몰레츠가 선전한 세포 독성 혈청****이 있었다.

　이 책의 목적은 19세기가 시작될 무렵까지 (하지만 더 최근의 것들에 대한 언급도 있다) 수명 연장에 대한 견해들의 진화를 추적하는 것이며, 이 주제의 역사가 중요한 것임을 보여주는 것이다. 이 주제와 관련된 주요 가설들은 대체로 그 시대의 과학과 철학으로부터 합리적으로 추론된 것들임을 보여줄 수 있기를 바라며, 수명 연장이 지성사의 일부 기본적인 흐름에 있어서, 예를 들어, 도교, 연금술, 계몽주의의 중요한 요소였음을 보게 될 것이다. 끝으로, 수명을 연장하고자 하는 욕망이 매혹적인 추측을 불러일으켰을 뿐 아니라 유용한 발견들로 이끌었던 연구를 촉진했음을 지적하게 될 것이다.

---

*　종교적 교리를 변호하는 체계적인 주장을 의미하는 것으로, 이 책에서는 주어진 수명을 옹호하는 논리를 총괄하여 옹호론이라 칭하고 있다.

**　1908년 노벨 생리의학상을 수상한 메치니코프가 유산균이 든 요구르트를 많이 마시면 140세까지 장수할 수 있다고 주장해 일어난 요구르트 신드롬.

***　미국의 가짜 의사 브링클리(John R. Brinkley, 1885~1942)가 정력 회복을 구실삼아 1917년부터 1930년대까지 사람에게 염소 고환을 이식한 수술.

****　스탈린의 후원을 받은 우크라이나의 병리학자 보고몰레츠(Alexander A. Bogomolets, 1881~1946)가 시체의 비장과 골수를 갈아 토끼에 주입해 얻은 세포 독성 혈청.

친-수명 연장의 개념

나는 이 주제를 취급함에 있어, 인간 행위에 의해 삶의 길이를 크게 연장하는 것으로 정의될 수 있는 친親-수명 연장prolongevity이라는 새로운 용어를 만드는 것이 도움이 될 것이라 생각한다. 여기에서 접두사 '친pro-'은 '전향적인' 혹은 '지향하다'라는 의미로 사용되는 한편, 수명longevity은 '삶의 길이'라는 통상적인 의미를 그대로 간직한다. 수명 연장이 가능하며 바람직하다는 믿음에 대해 친-수명 연장 사상 혹은 친-수명 연장주의prolongevitism로 지칭할 수 있을 것이다.

삶의 연장이란 뜻을 함축하는 오래된 용어로 '마크로비오시스macrobiois'가 있지만, 이 용어가 우리 목적에 정확하게 적합한 것은 아니다. 이 용어는 후펠란트*가 수명 연장 기술에 관한 그의 유명한 저서와 관련하여 1796년 도입한 것으로, 그 책의 후기 개정판들은 '마크로비오티크'라는 제목으로 출판되었다.[7] '마크로비오시스'를 반대하는 주된 이유와 그 용어의 사용이 제한적이었던 이유는 아마 '마크로'라는 접두사가 '긴 지속 기간'보다는 (대우주macrocosm와 거시 물리학macrophysics에서처럼) '큰 규모'를 연상시키기 때문일 것이다. 또 다른 단점으로는, 여기에서 원하는 것이 모든 방법들을 포함하는 단어인 반면, '마크로비오시스'는 수명 연장의 특정한 방법, 즉 위생학적 방법과 동일한 것으로 여겨지게 되었다는 점이다.

(내가 1955년에 처음 사용했던) '친-수명 연장'이란 단어의 도입은 손쉽게 이해될 것이며, 이 용어가 다른 사람들의 글에도 사용되기 시작했다.

---

*　Christoph Wilhelm Hufeland(1762~1836), 수명 연장을 위한 위생학으로 유명했던 베를린대학의 내과학 교수.

이 용어는 다른 단어들에 비해 분명한 장점을 가지고 있다. '삶의 연장 prolongation of life'은 자주 반복해 쓰기에는 세련되지 못하며 '마크로비오시스'는 모호하다. 나는 친-수명 연장을 명사로 사용하는 것에 더하여 가끔('친-수명 연장 위생학prolongevity hygiene'에서와 같이) 형용사로도 사용했다.

친-수명 연장의 정의를 자세히 살펴보기에 앞서, '삶의 길이'라는 어구語句(혹은 '수명'이라는 단어)는 두 가지 다른 현상들 중 하나를 의미할 수 있음을 기억해야 한다.[8] 평균적인 사람이 살 수 있다고 기대하는 햇수가 그 어구의 한 가지 의미이다. 예를 들면, 미국에서 1957년에 태어난 평균적인 아기는 70년 정도를 살 것이라 기대할 수 있으며,[9] 그 70년이라는 숫자를 '기대 수명life expectancy'이라 말한다.

역사적으로 기대 수명은 크게 증가했다. 특히 20세기에 괄목할 만한 증가가 있었다.[10] 역사가들의 추정에 따르면, 고대 그리스-로마 시대의 기대 수명은 겨우 20년 정도였다. 로마제국이 쇠퇴한 후 18세기가 시작될 때까지 1,400년이라는 긴 기간 동안 기대 수명은 매우 조금씩 지속적으로 향상되어 30년 정도에 이르렀다. 1800년이 되면 보다 발전한 국가에서는 기대 수명이 35년에 이르게 되고, 1900년이 되면 영국, 스웨덴, 미국에서 기대 수명이 거의 50년에 이르게 된다. 가장 산업화된 나라에서는 1960년 기대 수명이 70년을 넘기게 된다.

'기대 수명'에 대비되는 것이 '최대 수명' 개념이다. 기대 수명이 평균적인 사람의 삶의 길이를 의미하는 반면, 최대 수명은 가장 오래 살았던 사람들의 수명을 뜻한다. 최대 수명은 인간 수명의 극단적 한계이며, 평균보다야 훨씬 오래 살 수 있겠지만, 그 이상은 어느 누구도 살아있기를 기대할 수 없는 나이이다. 통계학자들은 최대 수명을 110년 정도로 추정한다.* 수백만 명의 평균적인 사람들은 70년의 기대 수명에 이르기를 기대할 수 있지만, 오직 소수의 특정 개인만이 110년이라는 최대 수명을 채울 수 있을 것이다.

기대 수명과 달리, 최대 수명은 역사 과정에서 눈에 띄게 증가한 것으로 보이지 않는다. 모든 시대에 100년을 넘게 살았던 소수의 튼튼한 사람들이 있었던 것으로 보인다.[11] 평균적인 사람은 스무 살 혹은 서른 살에 조기 사망을 했지만, 아주 소수의 장수 인간들은 그때도 지금처럼 어떻게든 수명의 극단적인 한계까지 살아갈 수 있었다. 이 두 용어들을 명료하게 구분하는 것이 중요하다. 과학적·사회적 변혁의 결과로, 자동적으로 최대 수명이 계속 증가해 왔고 앞으로도 증가할 것이라는 잘못된 시각이 널리 퍼져 있다. 루이스 I. 더블린[**]의 정의들이 갖는 장점은 그 둘 사이에 명료한 구분 즉, 불연속성이 있을 개연성을 시사함으로써 모호하고 자기만족적인 낙관주의에 도전하는 것이다.

인구 동태의 통계를 다룸에 있어 이러한 기대 수명과 최대 수명 간의 차이점을 지적하는 것이 필요한 반면, 거기에는 더블린의 주장을 과장할 위험이 도사리고 있다. 최근 들어 이 개념들 간의 차이가 노화 극복과 관련된 어려움을 강조하는 데 활용되었던 것으로 보인다. 이는 그 정의들이 적당히 옹호론적인 틀 안에서 사용되었다는 점이다. '노년'의 본질이 너무 모호하게 남아 있다 해도 절대적인 수명의 개념이 도전 없이 받아들여지도록 허용하기는 어렵다. 예를 들어서, 암이나 동맥경화증 같은 퇴행성 질환들을 통제함에 있어 큰 진전이 있었다고 상상해 보라. 통계학적 시각으로 일하는 더블린은 이것이 기대 수명은 늘리겠지만, 최대 수명을 늘리지는 않을 것이라고 생각한다. 노화는 방해 없이 계속 작동할 것이며, 대다수 사람들을 아흔다섯 살에서 백열 살 사이에 죽음에 이르도록

---

[*] 2021년 현재, 프랑스의 잔 칼망이 기록한 122년 5개월을 인간의 최대 수명으로 추정한다.

[**] Louis Israel Dublin(1882~1969), 체질량지수(Body Mass Index) 개념의 기초를 세우고 인구통계학을 수립한 미국의 통계학자.

할 것이다. 그러나 사체 해부를 한 연구자들은 순수한 '늙음'에 기인한 죽음은 본 적이 없다고 주장하고 있으며, 이는 최대 수명이라는 현상은 통계학자들이 만든 인위적인 개념이며 결코 넘을 수 없는 장벽이 아님을 시사하기도 한다.[12]

'기대 수명'과 '최대 수명'의 개념들을 유념한다면, 도대체 무엇이 삶의 길이의 중대한 연장을 의미하는 것일까? 과학과 철학 서적들을 읽다 보면, 인간 수명의 연장 가능성을 받아들이는 시각 안에도 다양성이 존재함을 알 수 있다. 어떤 이는 오직 몇 년을 더 연장시킬 수 있으리라 생각했고, 어떤 이는 우리가 백오십 년 혹은 이백 년을 살 수 있으리라 믿었으며, 또 다른 이는 영생의 전망을 보았다. 이 모든 관점들이 '친-수명 연장주의'라는 제목 아래 분류될 수 있는 것인가?

가장 쉽게 규정할 수 있는 그룹은 우리가 '급진적 친-수명 연장주의'라 부를 수 있는 그룹이다. 이 사상가들은 무척 낙관적이어서 죽음과 늙음의 문제에 대한 결정적인 해결책을 예견했다. 그들은 사실상의 영생과 영원한 젊음의 성취를 목표로 했다. 고대 중국의 도자道者들* 대부분이 이 범주에 속하며, 많은 중세 라틴 연금술사들 역시 이에 속한다. 근대에 들어서는 콩도르세**가 급진적인 시각을 지지했으며, 영국인 고드윈***과 19세기 미국인 C. A. 스티븐스**** 역시 그러했다. 이들 모두는 인간의 삶이 무한정 연장될 수 있다는 믿음을 공유했으며, 그들은 의심할 여지없는 '친-수

---

*   도가 혹은 도교 신봉자.

**   Marquis de Condorcet(1743~1794), 적분학 및 해석학으로 명성이 높은 수학자이며, 사회 과학에 관심이 높았던 프랑스 철학자이자 정치가.

***   William Godwin(1756~1836), 이성에 기초한 사회변혁을 주장한 무정부주의의 선구자이며 『프랑켄슈타인의 탄생』을 쓴 메리 셸리의 아버지였던 영국 사상가.

****   Charles Asbury Stephens(1844~1931), 어린이 잡지인 《청년의 벗(The youth's Companion)》에 단편소설과 평론을 다수 썼던 미국 작가이자 의사.

명 연장주의'의 지지자들이었다.[13]

나머지 그룹의 낙관론자들은 '온건한 친-수명 연장주의자'라 부를 수 있다. 이 사상가들은 삶의 길이의 제한적인 증가 가능성을 제안했다. 매우 다양한 온건주의적 견해들이 있다. 일부는 수 세기를 단위로 생각했던 반면, 어느 사람들은 수년의 수명 연장을 예견했다. 온건주의자들 내에 다양한 의견이 있는 관계로 그들 중 누구를 친-수명 연장주의 연구에 포함시켜야 할지 판단하는 것이 때로는 어려운 일이다. 어디에 선을 그어야 할지 결정함에 있어, 그 사람이 저술할 당시의 과학과 철학이 처했던 상황을 고려하는 것이 필요하다. 르네상스 시대의 위생론자였던 코르나로*와 그의 추종자들은 온건한 형태의 친-수명 연장주의를 대변한다.[14]

뒤에 이어질 사안에 대한 전망을 제공하기 위하여 친-수명 연장주의에 관한 현재의 상황에 대한 설명을 해야 할 것 같다. 만일 오늘 어떤 사람이 기대 수명이 몇 년 정도 혹은 5년이나 10년 정도 길어질 것이라고 쓴다면, 그의 관점을 '친-수명 연장'의 제목 아래 고려하는 것은 별 가치가 없을 것이다. 지난 한 세기 동안 평균적인 삶의 길이가 놀랍도록 증가하였으므로, 누구든 어느 정도의 추가적인 연장 가능성을 예견할 수 있을 것이다. 그에 필요한 것은 결핵에 대한 보다 강력한 치료약의 발견이나 자동차 사고를 막을 수 있는 더 효과적인 방법 시행 혹은 흑인 시민들에 대한 더 나은 의료 설비 지원 같은 것들로 충분할 것이며, 그리하면 기대 수명이 조금 더 증가하게 되리라는 것을 누구든 예견할 수 있을 것이다. 우리는 110년 정도에 고정되어 있는 최대 수명까지 이를 수는 없겠지만, 과학과 철학에서의 급격한 혁신 없이도 70년을 넘어 최대 수명에 서

서히 근접해 가는 기대 수명은 기대할 수 있을 것이다.

오늘 논의되는 친-수명 연장 문제와 관련된 최대 수명의 개념에 이제 가까이 도달했다. 생명보험 통계학자들이 110년의 한계를 분명하게 수립했기에, 누구든 그 한계 훨씬 너머로의 수명 연장을 예견하는 사람을 친-수명 연장주의자로 분류할 수 있다. 경우에 따라서는 110년이라는 수가 날카로운 도전을 받기도 한다. 예를 들면, 러시아 과학자들은 다수의 소비에트 시민들이 그보다 오래 살았으며 일부 사람들은 145살에 이르기도 했다고 주장한다. 이런 극단적인 수명의 예시 대부분은 캅카스처럼 인구동태 통계가 부정확한 지역에 등장하며, 비-러시아인 과학자들은 그 주장의 유효성을 수용하기를 꺼려한다. 대체로, 최근의 친-수명 연장주의에 대한 생각은 늙음 자체의 문제와 특별히 관련되어 있는 과학적 혹은 의학적 돌파구를 이용하여 110년의 한계를 넘어설 가능성에 초점이 두어진다.

'삶의 길이'라는 주제를 떠나기 전에, 거의 모든 친-수명 연장주의자들은 단순한 시간 자체의 연장만이 아니라 건강하고 생산적인 삶의 기간 연장을 생각하고 있음을 말해야겠다. 때로는 수명 연장에 반대하는 입장에 서서, 노년의 장애를 견디는 것보다 상대적으로 더 일찍 죽는 것이 낫다고 주장하는 경우도 있다. 이 계열의 견해를 대표하는 한 가지 예로는 영생을 부여받았지만 영원한 젊음을 허락 받지 못한 곤고한 인간의 운명을 이야기하는 그리스 전설 속 티토노스*가 있다.[15] 하지만 이런 반론은 늙음의 '치유'를 전반적인 목표로 하는 친-수명 연장주의의 목적에 대한 오해에 그 기반을 두고 있다. 친-수명 연장주의자들이 제기하는 질문들

---

*　트로이의 왕 라오메돈의 아들이며 새벽의 여신 에오스(Eos)의 정인. 이에 대한 해석을 2장에서 다룬다.

은 최대 수명이 정말 더 길어질 수 있는가에 한정되어 있지 않고, 다음과 같은 질문들을 제기한다. 늙음 자체의 본질은 무엇인가? 늙음은 자연적인 상태인가 아니면 질병인가? 늙음은 필연적인가 아니면 개선의 대상이 되는가? 대부분의 경우, 긴 삶의 추구는 회춘回春의 성취와 더불어 진행되었다.

수명 연장의 목표는 늙음과 자주 관련되는 고통과 질환의 기간을 늘리는 데 있지 않다. 친-수명 연장주의 저술에서 기이하고 충동적이며 나이만 세는 인물은 거의 발견되지 않는다. 동시대인들보다 오래 산다는 병적인 우월감을 느끼고자 부고 기사를 검색하는 과도하게 경쟁적이며 종종 망령이 난 듯한 유형의 사람은 친-수명 연장주의 문헌에서 결코 영웅이 아니다. 건강과 젊음에 집착하는 건강염려증을 권장하는 것 역시 별로 없다. 르네상스 시대의 위생론자 코르나로에 대해서 자기중심주의에 가장 가까웠던 사람이라고 말할 수도 있겠지만, 그의 위생학적 방법은 매우 간단하고 쉽게 따를 수 있는 것이었으며, 모든 사람들에게 가능하도록 친절하게 제시한 노년의 형태는 행복하고 창의적이며 사랑스러운 삶의 시간이었던 것으로 보인다. 일부 도사道士들은 속 좁은 이기주의라는 비난을 받을 수 있다. 도가道家의 성인들은 일반적으로 쭈글쭈글하고 일그러지게 그려지며, 엄청난 수명을 얻을 수 있는 방법들에 대해 비밀스러운 것으로 그려진다. 그러나 도가의 저술과 회화의 일반적인 분위기는 자비로우며 인도주의적이다. 성공적인 도사는 비록 그 모습은 늙었지만 젊은 이를 넘어서는 힘과 즐거움을 가지고 있었으며, 그의 성격은 명랑하고 심지어 변덕스럽기까지 했다. 비밀스럽고 이기적이며 까다로운 성격을 가장 자주 표출하는 친-수명 연장주의자의 전형은 연금술사일 것이다. 그러나 그런 도식 역시 편견 없이 균형이 잡혀야 할 것이다. 로저 베이컨*의 저술들은 매력적이면서 또한 건강한 정신적인 특징을 제시한다. 예를 들면, 그는 갈레노스** 식의 위생학에 나타나는 신경증적으로 지나치게 정교한 면을 완벽히 거부했다.

✻ — ✻

지금까지 수명과 수명의 엄청난 연장을 구성하고 있는 것들에 대해 논의했으니, 이제 수명 연장을 가져오는 수단들에 대한 질문으로 시선을 돌려 보자. 친-수명 연장의 정의에서 사용한 "인간의 행위에 의한"이라는 어구는 신의 지시에 의해 직접적으로 얻어지는 혹은 아직 인간의 통제 밖에 있는 기후 변화와 같은 대규모 자연적인 요인에 의해 얻어지는 삶의 길이 증가를 배제하기 위해 선택한 것이었다. 이런 제한에도 불구하고 매우 다양한 방법들에 대한 논의가 여전히 있어야 할 것이며, 그것들은 다음과 같이 분류될 수 있을 것이다. '종교적' 친-수명 연장주의는 초자연적인 힘과의 융화에 초점을 맞추는 것이다. 그중 한 형태인 히브리 종족의 친-수명 연장주의는 뒤에서 언급하고자 하며, 도자들의 것은 비교적 상세하게 기술할 것이다.[16] 두 번째 형태는 순진하며 원시적인 방법들에 기반을 둔 '마술적' 친-수명 연장주의로서, 초자연적인 힘을 조작하고 자연의 힘 역시 일정 정도 제어하는 것을 목표로 한다. 우리의 연구에 있어서 마술적 친-수명 연장주의는 민간전승에 관한 장에서 가장 직접적으로 다루게 되겠지만, 그것 역시 도가 사상道家思想과 연금술에 대한 관심과 거리가 먼 것이 아니다.

---

*　　Roger Bacon(1220~1292), 근대과학의 선구자로서 연금술과 점성술에도 관심이 많았던 프란체스코회 소속의 영국 중세 철학자이자 신학자. 그에 대해서는 6장에서 자세히 다룬다.

**　　Claudios Galenos(129?~199?), 고대 서양 의학을 체계화해 중세 아랍과 유럽의 의학에 크게 공헌했던 로마제국시대의 그리스 출신 의학자이자 철학자.

오늘날의 과학에 가치 있는 무언가를 만들어 보고자 하는 희망이 있기 때문에, 이 책에서는 주로 비-초자연적 수단들에 기초한 '자연주의적' 친-수명 연장주의에 강조점을 둘 것이다. 물론 여기에 속하는 서로 다른 다양한 범주들이 있다. 만일 정확한 관찰과 실험에 기초했다면, 그것은 '과학적' 친-수명 연장주의라 불릴 수 있을 것이다. 하지만 이것은 1800년 이전 시기에 상술된 대부분의 가설들에 적용하기에는 너무 엄격한 요구이다. 방법론에 있어서는 덜 엄격하지만 그럼에도 전문적인 학문으로 취급될 수 있는 것은 '의학적' 친-수명 연장주의일 것이며, 이는 데카르트*와 프랜시스 베이컨**의 견해들을 아우르는 범주가 될 것이다.[17] 또한 코르나로와 그의 추종자들 편에서 '위생학적' 친-수명 연장주의를, 그리고 윌리엄 고드윈 편에서 '도덕적' 친-수명 연장주의를 언급하게 될 것이다. 이에 더하여 19세기 유토피아주의자들에 대해 논의하게 된다면 '사회적' 친-수명 연장주의라는 어구가 추가될 것이다. 이 연구의 가장 많은 부분은 '원형과학적' 친-수명 연장주의와 관련되어 있으며, 여기서 원형과학proto-science이라 함은 마술과 과학 사이의 중간쯤 되는 단계를 지적하는 것으로, 그 예로는 도자들과 연금술사들의 많은 이론을 들 수 있다.[18] 만일 '초자연적' 수단과 '자연주의적' 수단 간의 차이를 엄격히 구분하려든다면 수명 연장 역사의 많은 부분들이 무시되어야 할 것이다. 린 손다이크***는 그의 기념비적 저술에서 초기 현대과학의 시대까지 마술이 지속적으로 존재했음을 설파했고, 칼 베커****는 계몽주의에 들어있던 '중세의'

*   Descartes, René(1596~1650), 근대 철학의 아버지로 불리는 프랑스의 철학자, 수학자, 물리학자, 생리학자. 데카르트에 대해서는 8장에서 자세히 다룬다.

**   Francis Bacon(1561~1626), "아는 것이 힘이다"라는 말로 잘 알려진 영국의 철학자이자 정치가. 베이컨에 대해서는 8장에서 자세히 다룬다.

***   Lynn Thorndike(1882~1965), 중세의 과학과 연금술을 연구한 미국 역사학자.

****   Carl Lotus Becker(1873~1945), 코넬 대학 교수이며 학술원 회원이었던 미국 역사학자.

종교적인 개념들을 추적했다.[19]

　　마지막으로, 수시로 사용되는 두 개의 단어들 —노년학gerontology과 노인병의학geriatrics— 간의 차이점을 명확히 하는 것이 유익할 것이다. '노년학'이라는 용어는 노화 현상에 대한 과학적 연구를 말하는 것으로, 가장 관련성이 큰 세 분야의 과학으로는 생물학, 심리학, 사회학을 들 수 있다.[20] 생물학자들은 노화가 일어나는 어느 곳에서든지, 인간에 대해서만이 아니라 아주 멀리는 식물계와 동물계에 대해서도 연구를 한다. 하지만 주요 강조점은 인간의 노화에 있으며, 따라서 노년학에는 항상 유익하지만은 않은 의학적인 고려사항들을 선호하는 뚜렷한 편향성이 존재한다. 심리학과 사회학 역시 노년학에서 중요한 역할을 한다. 예를 들어《노년학학회보Journal of Gerontology》에는 생물학적인 연구를 다루는 논문들과 나란히 심리학과 사회학 분야 연구를 발표하는 논문들이 함께 실린다.[21]

　　노년학과 대조적으로 '노인병의학'은 엄격하게 노화의 의학적인 측면만을 다룬다.[22] 노년학이 모든 식물과 동물 유기체들의 노화를 연구하는 반면, 노인병의학은 인간 노인들의 문제들에 국한시킨다. 만일 노년학이 늙음의 문제를 다루는 '순수' 과학으로 간주된다면, 노인병의학은 '응용' 과학기술의 범주에 들 것이다. 소아 의학이 삶의 어린 시기에 있는 환자들을 돌보는 의학 분야인 것과 마찬가지로, 노인병의학은 노인 환자들의 질환을 다루는 의학의 전문 분야다.[23]

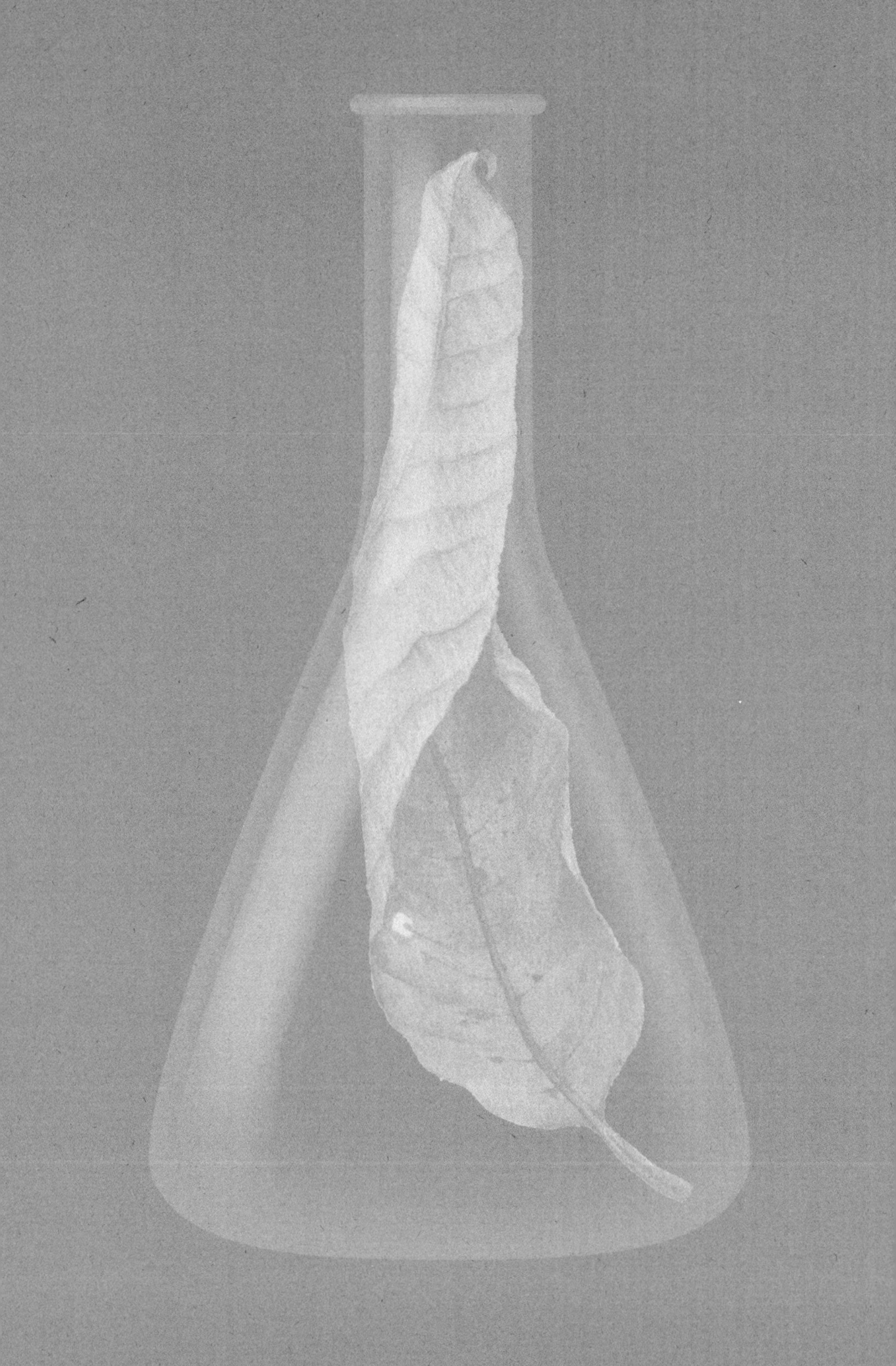

TWO

옹호론

삶의 보통 길이를 경멸하며,
지나치게 많은 날들을 갈망하는 자,
나는 그 사람을
어리석은 길을 걷는 경박한 자로 판단하리라.
— 소포클레스*, 콜로노스의 오이디푸스[1]—

친-수명 연장주의 사조의 전개를 평가하기 위해서는 그에 반대되는 전통들을 먼저 살펴보는 것이 도움이 된다. 모든 친-수명 연장주의 지지자들은 늙음과 죽음을 이 세상에서의 필연적인 일들로 받아들이고 그러한 냉혹한 현실의 존재에 대해 만족할 만한 설명을 제시하려 노력하는 경향이 대부분의 철학, 과학, 종교 체계 안에 있어 왔다는 사실과 씨름을 해야 했다.[2] 이 설명들은 노화와 죽음은 필요할 뿐 아니라 개인과 인류에게 오히려 도움이 되며, 따라서 수명을 늘리려는 시도는 현명하지 못한 것이라는 믿음을 만들어 냈다. 친-수명 연장주의는 그 시작부터 무력감을 조장하는 이런 순응주의와 수동주의적 사고방식의 영향력에 대항하여 투쟁해야 했다.

---

*　Sophocles(496~406 BC), 고대 그리스의 비극 작가이자 정치가.

이 주제를 다룸에 있어 유용한 용어는 '옹호론apologism'으로서, 이는 '개선론meliorism'의 반대어로 생각할 수 있다. 개선론은 세상을 향상시키기 위해 인간의 노력을 투입할 수 있고 또한 그렇게 해야 한다는 점을 시사하는 반면, 옹호론은 기본적으로 지상의 조건들을 인간 행위를 통해 변형시키려는 모든 시도를 규탄한다. 이 연구에서는 우리의 관심이 개선론의 한 측면 즉, 수명 연장에 국한되어 있으므로, 옹호론 역시 비슷하게 좁은 의미로 사용할 것이다. 이 연구 틀 안에서의 옹호론은 수명 연장이 가능하지도 않고 바람직하지도 않다는 믿음으로 정의될 수 있을 것이다. 윤리적이고 심미적인 요인들이 친-수명 연장주의와 옹호론을 정의함에 있어 필수 요소임을 강조하고자 한다. "무엇이 가능한가"라는 과학적 문제뿐 아니라, 적절하고 매력적인 인간 염원의 방향과 관련된 윤리적이고 심미적 질문, 즉 가치의 문제를 고려해야 한다는 것이다. 그러므로 누구든 옹호론자로 분류되기 위해서는 수명 연장이 가능하지 않다고 단순히 주장하는 것으로는 충분하지 않다. 말하자면, 더 나아가서 그것이 바람직하지도 않다고 주장하며 공세를 취해야만 한다.

다음 장에서 행해질 친-수명 연장 사상들의 분석을 위한 관점을 제공하기 위해 이번 장에서는 옹호론적 전통의 선택된 예들을 제시할 것이다. 민간전승으로부터는 노년의 문제를 담고 있는 보다 영향력 있는 신화와 전설들을 선택할 것이다. 철학에 있어서는 그리스-로마 사상의 핵심적인 모습들로 한정할 것이다. 고전적인 과학과 의학은 아리스토텔레스[*], 갈레노스, 그리고 아비센나[**]로 대변할 것이다. 그리고 종교에 있어서는,

---

[*]   Aristoteles(384~322 BC), 과학 제 분야의 기초를 쌓고 논리학을 수립했던 고대 그리스의 철학자.

[**]   Avicenna(980~1037), 중세 유럽의 철학과 의학에 큰 영향을 미쳤던 이슬람 철학자이자 의사. 본래 이름은 이븐시나(Ibn Sina)이다.

유대-기독교 전승을 중심으로 논의할 것이다. 이 화제話題들은 옹호론적 관점의 핵심을 설명하는 데 충분하다. 그러나 그것들만으로 세계 각지에 서 나타났던 수많은 옹호론적 민간전승, 종교, 그리고 철학을 전하기에는 충분하지 않을 것이다. 논의된 모든 인물과 제도들이 전적으로 그리고 일 관되게 옹호론적이라고 암시할 의도가 없음을 덧붙여 말하고자 한다. 어 느 경우에 있어서는(예를 들면, 아리스토텔레스의 경우) 정반대되는 성향들을 동시에 가지고 있지만, 집중하기 위하여 옹호론적 성향들만 골라냈다.

신화와 전설

길가메시

죽음의 문제와 깊숙이 관련되어 있는 길가메시[*] 서사시Epic of Gilgamesh 는 바빌론 문학에서 가장 장문의 시이며 가장 아름다운 시이다.[3] 이 시를 다루는 현존하는 점토판 대부분은 기원전 650년경 이후의 것들이지만, 간접적인 증거들에 의하면 그 이야기의 기원이 적어도 기원전 3000년경 수메르 문명까지 거슬러 올라감을 시사한다.[4]

간추려 보자면 그 이야기는 다음과 같다.[5] 길가메시는 충만한 자신 감과 교만에 휩쓸려 과도한 부담을 진 백성들을 괴롭히는 혈기왕성한 젊 은 왕이다. 독재자를 향한 그의 길을 바꾸기 위해 신들은 야수 같은 모습 에 엄청난 힘을 가진 사람인 엔키두를 창조했다. 처음에 길가메시와 엔키 두는 격렬히 싸웠지만, 서로의 힘과 기술을 인정한 후에 절친한 친구가

---

[*]　Gilgamesh(BC 2750?), 우루크 제1왕조의 5대 왕이었으며 수메르 · 바빌로니아 등 고대 동양의 전설적인 영웅.

되었고 명성과 모험을 찾아 함께 여행을 떠난다.

수많은 초인적인 공적을 쌓은 후 자만에 찬 두 영웅은 신성한 동물을 죽이고 여신들을 모욕함으로써 신의 계율을 위반한다. 신들이 엔키두의 죽음을 명하자 엔키두는 바로 병에 걸려 죽는다. 길가메시는 그 역시 언젠가 죽어야 한다는 사실을 처음으로 깨닫게 됨으로써, 엔키두의 죽음은 엄청난 충격으로 다가온다.

> 길가메시는 그의 친구 엔키두를 위하여
> 비통하게 울면서 사막을 배회한다.
> "내가 죽을 때, 나는 엔키두와 다를 것인가?
> 슬픔이 내 심장을 파고든다.
> 나는 죽음이 두려워 사막을 배회한다."[6]

길가메시는 영생의 비밀을 얻으려는 욕망에 사로잡히게 되며, 먼 곳에 살고 있는 바빌론의 노아, 우트나피쉬팀*과 상의해 보기로 결심한다. 육지와 바다를 넘나드는 길고 위험한 여행 후에 길가메시는 성공적으로 우트나피쉬팀의 집에 도달하며, 우트나피쉬팀은 그에게 여섯 날 일곱 밤 동안 깨어 있으라고 말한다. 이 조언이 시사하는 바는 죽음의 정복을 추구하는 사람은 먼저 잠을 정복할 수 있어야 한다는 것이다. 그러나 여행으로 인해 기진한 길가메시는 잠에 빠져든다.

길가메시에게는 한 가지 마지막 희망이 남아 있다. 우트나피쉬팀에 따르면, 바다 밑바닥에 회춘의 힘을 가진 가시 난 풀이 있다. 길가메시는

---

* Utnapishitim, 기원전 3000년경의 수메르 신화에서 대홍수 때 살아남은 인류의 조상으로 그려진 현인.

그 풀을 가지고 나오는 데 성공하지만, 집으로 돌아오는 길에 차가운 물
이 가득한 연못을 보고 목욕을 하기로 결심한다. 그가 목욕을 하는 동안
뱀 한 마리가 나타나 그 귀한 풀을 먹게 되며, 그로부터 뱀들은 오래된 껍
질을 벗고 삶을 다시 시작하는 힘을 얻게 된다.[7] 길가메시는 침통하게 울
지만, 결국 집으로 돌아와 그의 몫에 만족하기로 결심한다.

하이델*에 따르면, 길가메시 서사시의 중심 주제는 죽음이 필연적이
라는 냉혹한 사실의 수용이다.[8] 삶과 죽음은 신이 결정하는 문제다. 삼분
의 이는 신이었던 길가메시조차 죽음을 회피할 수 없었다. 그는 모든 면
에서 초인적인 위업을 달성했지만, 불멸은 그의 손 밖에 있었다.

> 길가메시, 너는 어디로 가느냐?
> 네가 찾던 삶은 발견할 수 없을 것이다.
> 신들이 인간을 창조할 때,
> 죽음을 인간에게 배정하고
> 삶은 그들이 움켜쥐고 있었음이라.[9]

만일 길가메시 같은 초인에게 영원한 삶이 금지되어 있었다면, 일반
인들은 쓸모없는 갈망을 버려야 하며 운명을 가능한 좋은 축복으로 받아
들여야 함이 분명하다.

따라서, 역사의 여명기에도 인간은 죽음의 문제로 씨름했던 것으로
보인다. 반항 혹은 복종의 두 가지 태도가 나타나며, 이 경우에 있어서는
복종의 길이 옳은 것으로 여겨졌다.

---

* Alexander Heidel(1907~1955), 바빌론학과 성서학을 전공한 미국 학자.

프로메테우스와 판도라

가장 강력한 반-개선론적 이야기인 프로메테우스 신화에 대한 고전적인 평가는 헤시오도스*의 두 가지 짧은 작품 「신통기The Theogony」와 「노동과 하루하루Works and Days」에서 발견된다. 헤시오도스는 기원전 8세기 혹은 9세기에 살았던 것으로 추측된다.[10]

요약하자면 그 이야기는 다음과 같다.[11] 프로메테우스는 제우스를 비롯한 올림푸스의 신들에게 지배권을 빼앗긴 신들인 티탄족의 일원 이아페토스의 아들이었다. 또한 그는 (하늘을 어깨로 떠받치고 있는) 아틀라스의 동생이었다. 아틀라스가 힘으로 주목을 받았다면, 프로메테우스는 총명함과 인류에 대한 동정심으로 유명했다.

프로메테우스가 제우스를 처음으로 화나게 한 것은 희생물로 황소를 바친 일이었다. 그 황소는 겉보기에는 거대해 보였지만 실제로는 대부분이 뼈로 되어 있었다. 이 사건은 제우스로 하여금 프로메테우스뿐 아니라 인류에 대해서 분노하게 하였으며, 그 결과, 필멸必滅의 인간들에게 불의 사용을 금지하였다. 그러나 프로메테우스는 제우스에 반항하여 작은 불씨를 훔쳐 지상의 인간에게 가져다주었다. 이제 제우스는 다음과 같이 선포한다.

이아페토스의 아들이여, 너의 교활함이 극치를 넘어 감히 나를 속이고 — 너 자신과 인간들에게 지독한 역병이 될— 불을 훔치며 즐거워하는구나. 하지만 나는 인간들에게 불이라는 사악한 것에 대한 대가를 치르게 할 것인 바, 그들은 이를 진심으로 반기겠지만 그들 자신의 파멸을 품게 될 것이다.[12]

제우스는 복수의 수단으로 사악한 본성을 숨기기 위해 수많은 매력적인 특성이 부여된 최초의 여인 판도라를 만들라고 신들에게 명령했다. 판도라는 온갖 종류의 질병과 악이 가득 담긴 단지를 지니고 있었으며, 그녀가 그 단지의 뚜껑을 열었을 때 세상의 모든 사악함이 시작되었다.

이 일이 있기 전에 인간 족속들은 재난과 심한 노역 그리고 중병에서 멀리 떨어진 채 시달리지 않고 지상에서 살았다. (……) 그러나 여인이 그 단지의 큰 뚜껑을 열어젖히자 (……) 수없이 많은 역병들이 사람들 사이로 돌아다니며 (……) 밤낮없이 사람들을 괴롭혔으며 (……) 비참하게도 사람들은 빠르게 늙어갔다.[13]

한편 제우스는 프로메테우스를 고통스런 쇠사슬로 꽁꽁 묶고 철주로 그의 몸을 관통시키는 벌을 내렸다. 큰 독수리를 시켜 프로메테우스의 간을 쪼아먹도록 했으며, 고통을 더 크게 하고자 독수리가 낮 동안 먹은 양 만큼씩 매일 밤 간이 다시 자라도록 했다.

헤시오도스가 말하는 프로메테우스 신화의 교훈은 "제우스의 뜻을 피할 길은 없다"는 것이다.[14] 다른 모든 폐해와 더불어 늙음과 죽음의 원천은 제우스의 분노를 촉발한 불복종과 지나친 자부심이라는 프로메테우스의 원죄로 귀납한다. 프로메테우스의 경솔한 행위로 인해 제우스가 인류에게 밤의 자식들이라는 두려움을 안겼는데, 이에는 '저주받은 늙음'과 '고통스런 슬픔' 그리고 '죽음'이 있었다.[15] 따라서 헤시오도스는 늙음과 죽음을 옹호론적 전통에 따라 신들의 의지로 설명했던 것이며, 겸손과 복종을 인간의 적절한 역할이라고 시사했던 것이다.

황금 시대

헤시오도스는 프로메테우스 신화의 충격을 더 증폭시키기 위해 황금 시대 신화를 이야기했다.[16] 이 이야기에 따르면, 세상에는 다섯 시대가 있었다. 첫 번째는 '황금 시대'로 행복한 인간 종족이 평화와 풍요 속에 살았다. 이 행운의 인간들은 결코 늙지 않았으며, 죽을 때가 되면 '깊은 잠에 빠지듯' 온화하게 죽어갔다.[17] 그들은 인류에게 선행을 베푸는 수호신으로 계속 남아 있다.

황금 시대가 지난 후, 어린 시절이 100년 동안 지속되는 '은의 시대'가 도래했다. 은의 시대 인류는 신들에 대한 숭배 의무를 다하지 않았고, 이에 제우스가 크게 노하여 그들의 세상 지배력을 빼앗고 인간의 역할을 지하세계 혼령으로 격하시켰다. 인류의 제3시대는 청동 종족으로서 끔찍한 힘과 폭력을 부여 받아 자신을 죽이고 음습한 염라국의 영역으로 떨어졌다. 이러한 '청동 시대' 다음으로 영웅 종족과 반신반인 종족이 등장하는 잠시 동안의 '개선된 시기'가 있었다. 이들은 트로이에서 싸웠던 용맹한 사람들로 지금은 이 세상의 끝에 위치한 축복받은 섬에서 만족스런 삶을 살고 있다.

헤시오도스는 끝없는 노역과 고통으로 규정되는 제5시대 즉, '철의 시대'에 자신이 태어난 것을 개탄했다. 제우스가 그들을 파멸시킬 것이 분명하기 때문에 철 종족의 미래는 절망적이다. 헤시오도스는 갈등, 질시, 부정의, 기만이 지속적으로 증가할 것임을 예견했다. 사람들은 신생아들조차 늙음의 징표가 나타날 때까지 점점 더 빨리 늙을 것이다.[18]

황금 시대 신화는 진보 개념과는 반대에 가까워 보여 대단히 흥미롭다. 헤시오도스가 황금 시대를 과거에서 보았던 반면, 계몽사상가philosophe와 다윈주의자는 미래에서 황금 시대를 찾았다. 헤시오도스에게 있어 늙음과 같은 악의 존재는 인류의 퇴보와 퇴락이라는 의미로 설명되었으며, 그는 수명의 지속적인 단축을 예상했다. 수명 연장을 믿었던 다원주의자에게 있어 늙음은 과거의 흔적이었으며, 이는 인류가 진보함에 따라 개선될 것이었다. 하지만, 퇴보론에 대한 헤시오도스의 믿음의 정도를 과장하는 것은 위험할 수 있다. 어쨌든 헤시오도스는 제4시대가 제3시대보다 좋았다고 주장했으며, 제6시대는 제5시대보다 좋을 수 있을 것임을 암시했다.[19] 하지만 헤시오도스가 서술한 황금 시대 신화가 늙음과 죽음을 신들의 의지와 함께 인간 본성의 결함이라는 말로 설명함으로써 옹호론적 역할을 했다는 것에는 의심의 여지가 없다.

티토노스

기원전 7세기 혹은 8세기의 것으로 추정되는 〈아프로디테 찬가〉에는 수명 연장과 관련된 이야기인 티토노스 전설이 들어 있다. 그 전설은 아프로디테의 모험을 묘사하는 또 다른 이야기의 중간 부분에도 나타나며, 이 두 이야기 간의 관계가 밀접하므로 아래 요약에서는 두 이야기 모두를 포함시키고자 한다.[20]

사랑의 여신 아프로디테는 다른 신들로 하여금 품위 없는 짓으로 여겨지던 인간들과의 짝짓기에 끌리도록 하는 힘을 가지고 있었다. 제우스는 그녀의 오만을 억제시키기 위하여 매혹적으로 잘생긴 트로이 사람 안키세스에 대한 욕정이 불타오르도록 했다. 아프로디테는 안키세스와 만남의 자리를 마련했고, 이 불륜의 과정에서 후일 불타는 트로이를 빠져나와 이탈리아로 건너가서 로마를 건국한 영웅인 아이네이아스를 잉태하게 된다.

사랑의 유희를 즐긴 뒤 안키세스는 그의 건강을 유지시켜 줄 무언가를 해주도록 아프로디테에게 간청했다. 처음에 아프로디테는 제우스에 의해 불사신의 일원이 된 트로이의 매혹적인 청년 가니메데스 이야기를 하면서 그의 요구에 긍정적인 듯했다. 그러나 여신은 곧 티토노스의 전설을 떠올리며 마음을 바꾸었다.

새벽의 화신이며 티탄족의 딸인 에오스가 트로이 사람 티토노스를 사랑했다. 에오스는 티토노스의 영원한 삶을 허용해주도록 제우스에게 부탁했고, 제우스는 그녀의 바람을 이루어 주었다. 하지만 에오스는 티토노스가 젊음 역시 유지하도록 부탁하는 것을 잊어버렸다. 연인들은 잠시 행복하게 살았지만 에오스가 저지른 끔찍한 실수의 결과가 곧 나타나기 시작했다. 티토노스의 머리카락은 허옇게 세고, 그 후로 늙음의 고통들이 하나둘 나타나 마침내 사지를 움직이기조차 힘들어졌다. 에오스는 그를 옆방에 가두어 둘 수밖에 없었으며, 티토노스는 지금도 그 방에 누워 끊임없이 횡설수설하고 있다. 다른 이야기에 따르면 에오스가 그를 메뚜기로 변신시켰다고도 한다.[21]

아프로디테는 안키세스에게 티토노스의 이야기를 해주면서, 티토노스의 불쌍한 운명을 그 역시 겪어야 한다면 그녀는 그의 불멸을 원치 않을 것이라고 말했다. 동시에 여신은 그에게 진정한 불멸을 얻어 줄 의지도 없었던 듯하다. 이는 여신이 그를 한낱 스쳐지나가는 연인으로 여겼을 뿐 아니라 오히려 수치로 여겼기 때문임에 의심의 여지가 없다.

그러나 이렇듯 냉혹한 늙음이 곧 그대를 감쌀 것이라. 모든 사람의 곁에 언젠가는 다가올 고달프고 치명적이며 신들조차 두려워하는 무자비한 늙음이.[22]

그리고 안키세스는 불타는 트로이에서 그의 영웅적인 아들 아이네이아스에게 업혀 나오는 허약한 늙은이가 되었다.

옹호론적으로 편향된 티토노스 전설은 필멸의 인간들이 죽음을 회피하려는 시도는 부자연스럽고 위험한 것임을 말하고 있다. 오직 신들만이 본질적으로 불멸하는 것이다. 이 이야기는 또한 노년에 대한 공포가 수명을 연장시키려는 인간의 욕망을 마비시키고 있음을 말하고 있다. 만일 수명을 연장함으로써 노년의 고통과 질환들이 증폭되는 것이라면 오래 사는 것이 무슨 소용인가? 티토노스 주제는 문헌에 드물지 않게 등장한다. 잘 알려진 두 가지 예로는 유베날리스*의 열 번째 「풍자시」(188-288행)와 스위프트**의 『걸리버 여행기』에 나오는 스트럴드브러그 족(3부, 10장)을 들 수 있다.[23] 이 주제에 대한 더 최근의 변형으로는 오스카 와일드***의 『도리언 그레이의 초상』과 올더스 헉슬리****의 『수많은 여름이 지나간 뒤 백조는 죽는다』가 있다. 이 생각은 매우 지속적이어서, 노년학회는 "단지 삶에 시간을 보태는 것이 아니라, 시간에 삶을 보태는 것"이라는 좌우명 채택을 두고 신중하게 생각을 했었다.

아담과 이브

비록 학자들 간의 이견이 있지만, 창세기에 관한 히브리 전승들이 처음 쓰여진 시기는 기원전 9세기 중반이었을 가능성이 높다.[24] 히브리판 인류의 타락the fall of man*****은 물론 신학에서 엄청난 중요성을 가지지만, 여기에서 우리의 목적은 그것을 오로지 옹호론적 민간전승의 한 예로 분석

---

*   Decimus Junius Juvenalis(55?~140?), 부패한 사회상을 풍자한 시 16편을 쓴 고대 로마의 시인.

**   Jonathan Swift(1667~1745), 영국의 풍자 작가이자 성직자.

***   Oscar Wilde(1854~1900), 아일랜드의 시인, 소설가, 극작가이자 평론가.

****   Aldous Leonard Huxley(1894~1963), 영국의 저명한 동물학자 토머스 헉슬리의 손자이며 소설가이자 비평가.

***** 아담과 이브가 선악과를 먹지 말라는 신의 명령을 어김으로써 불복종의 죄를 저지른 행위를 규정한 기독교의 교리.

하는 것에 있다. 그 이야기는 다음과 같이 간략히 정리될 수 있다.(우리는 이를 마치 생소한 듯, '쓰여진 그대로' 서술할 것이다.)[25]

신은 먼지와 물과 신성한 입김으로 아담을 창조한 후, 그를 두 종류의 특별한 나무들이 —생명의 나무와 선악을 알아보는 지혜의 나무— 자라는 에덴 동산에서 살게 했다. 신은 아담에게 선악을 분별하는 지혜의 나무를 먹어서는 안 된다고 경고하면서, 이를 어기면 죽음을 벌칙으로 내리겠다고 했다. 하지만, 아담은 영생을 보장하는 생명의 나무를 포함한 다른 모든 나무의 과실들은 자유로이 먹을 수 있었다.

신은 사람의 동반자로 최초의 여성인 이브를 아담의 갈비뼈 하나로부터 창조했다. 이때 야생동물 중 가장 약삭빠른 뱀(길가메시 이야기 참조)이 등장하며, 뱀은 이브로 하여금 지혜의 나무 과실을 먹도록 설득하는 데 성공했다. 그녀는 또한 그 과실의 일부를 아담에게도 나누어 주었으며, 따라서 처음으로 선과 악을 분별하는 마음이 생겨났다. 그들이 처음으로 알게 된 '악' 중 하나는 성性이었으며, 그래서 그들은 무화과 잎으로 성기를 가리는 옷을 만들어 입게 되었다. 물론 신은 옷을 입으려는 그들의 노력을 알아채고 그에 합당한 벌을 내렸다. 뱀은 배로 기어다니며 인간의 증오 속에 살아가도록 저주받았다. 여인에게는 다음의 벌을 내렸다.

> 내가 너의 출산 시 고통을 배가시킬 것이다. 너는 고통 속에서 아이를 낳게 될 것이며, 또한 네가 남편을 갈망하게 될 것이며, 그는 너를 지배할 것이다.

아담은 농사일로 힘든 삶을 살아가는 벌을 받았으며, 아담과 이브 모두 죽음의 대상이 되도록 했다.

> 너는 흙에서 얻은 빵을 먹게 되리니 네가 흙으로 돌아갈 때까지 네 얼굴에

땀이 가득할 것이다. 너는 먼지이니 먼지로 돌아갈 것이다.

그리한 후 신은 "그가 생명의 나무에 손을 뻗어 그것을 먹고 영원히 살지 못하도록" 아담을 에덴 동산에서 내쳤다.

아담과 이브의 이야기는 여러 면에서 옹호론자의 사고방식을 보여준다. 예를 들어, 열등한 여성의 사회적인 지위를 첫 여성이 저지른 죄로 설명한다. 뱀에게 유혹당했던 것이 이브였기에, 이브와 그 후의 모든 여성들이 그들의 남편에게 복종해야 하는 위치에 놓이게 되었다. 비슷하게, 출산의 고통이 너무 효과적으로 설명되었기 때문에 심지어 19세기에 이르러서도 산과產科에 마취를 도입하려는 시도가 창세기 3장에 기초한 저항의 물결에 직면해야 했다.[26]

죽음의 문제에 관하여, 위대한 비교신화학자 프레이저*는 "인류의 타락 이야기 전체의 요지는 어떻게 세상에 죽음이 있게 되었는지를 제시함으로써 인간의 필멸성을 설명하려는 시도로 보인다"고 썼다.[27] 프레이저는 원시 민간전승들에 대한 연구를 바탕으로 에덴 신화의 원전은 불멸의 문제를 중심으로 쓰였을 것이라고 추론했다. 선과 악을 분별하는 지혜의 나무는 후대에 첨가되었을 것이라 생각했다. 프레이저에 따르면, 그 이전 버전에서 두 나무는 단순히 생명의 나무와 죽음의 나무였을 것이다. 신은 아담과 이브에게 생명의 나무를 먹되 죽음의 나무는 피하라고 말했으나 뱀이 그들을 속여 엉뚱한 나무를 선택하도록 함으로써, 길가메시 신화에서처럼 뱀은 껍질을 주기적으로 벗겨내는 방법으로 회춘의 힘을 얻었다는 것이다. 프레이저에 의해 재구성된 에덴 이야기는 신과 인간 모두를 보다 정감 있게 그린다. 신은 인간에게 영생의 축복을 부여하려 하고,

<hr>

*   James G. Frazer(1854~1941), 영국의 인류학자이자 종교사학자.

인간은 무고한 판단 실수로 인해 그 기회를 잃는다. 하지만, 실제로 문서화된 버전은 신의 명령에 노골적으로 불복종하는 인간의 타락을 추적하고 여기에 함축된 죄악이라는 무거운 짐을 지움으로써, 사람들이 반드시 죽어야 하는 이유에 대한 강력한 옹호론적 설명을 제공해 왔다.

철학

에피쿠로스 철학: 루크레티우스

그리스의 철학자 에피쿠로스*가 기원전 4세기에 처음으로 설파한 교리들은 기원전 1세기에 이르러 로마의 시인 루크레티우스**라는 가장 걸출한 대변인을 얻었다. 에피쿠로스는 만일 인간이 죽음에 대해 올바른 자세를 갖추게 된다면 죽음에 대한 두려움을 없애게 될 것이며, 더욱 평온하고 즐거운 삶을 살 수 있으리라고 가르쳤다.[28] 그는 또한 짧은 삶 안에서도 긴 삶과 마찬가지로 행복할 수 있으며, 따라서 삶을 연장하는 것은 중요한 일이 아니라고 설명했다.[29]

루크레티우스의 위대한 시 〈사물의 본성에 관하여De rerum natura〉에는 "죽음은 우리에게 아무것도 아니다"라는 논제를 지지하는 수많은 에피쿠로스의 주장이 담겨 있다.[30] 그는 죽음에 이르러 모든 감각은 멈추게 되며, 따라서 죽은 자는 어떤 식으로도 고통을 받지 않는다는 생각을 크게 강조했다. 또한 그는 모든 세대는 새로운 세대에 자리를 마련해 주기 위해 늙고 죽을 필요가 있음을 주장했다(8장 멜더스 참조). 또한 죽음은 가장

---

*   Epicurus(341~270 BC), 영혼의 평정 상태인 아타락시아를 추구하며 이를 쾌락이라 칭했던 헬레니즘 시대의 그리스 철학자.

**   Lucretius Carus(96~55 BC), 에피쿠로스의 열렬한 신봉자였던 고대 로마의 시인이자 철학자.

위대한 사람을 포함한 모든 사람들의 공통된 운명이었다는 점이 위안을 준다. '왕 중의 왕' 다리우스 1세, 카르타고를 정복한 스키피오, 시인 호메로스, 그리고 비교 불가한 에피쿠로스 자신을 압도했던 운명을 회피하려 시도하는 것은 주제넘은 짓일 것이다.

루크레티우스는 죽음 속에서 지내게 될 무한히 지속되는 시간과 비교하면, 우리가 얼마나 오래 살든 우리 삶의 길이는 미미하기 이를 데 없는 것이어서 수명을 늘리려는 시도는 별 의미가 없다고 생각했다.

> 우리를 그런 불확실성과 위험들에 묶인 채 떨고 있게 하는 이 개탄스러운 삶에 대한 욕망은 대체 무엇이란 말인가? (……) 우리가 아무리 수명을 늘린다 해도 죽음의 기간을 조금도 감하거나 깎아내리지 못한다. (……) 하지만 너의 삶에 많은 세대의 시간을 더한다 해 보자. 그래 봤자 똑같은 영원한 죽음이 너를 기다리고 있음이라.[31]

루크레티우스는 삶을 연장하려는 욕망에 맞서 '충만한 즐거움'이라는 에피쿠로스 개념을 사용했는데, 오직 제한된 수의 희열만이 있기 때문에 이것들을 한번 경험했다면 더 길게 사는 것은 쓸모가 없는 것이다.[32] 〈사물의 본성에 관하여〉에서는 다음과 같이 말한 것으로 그려진다.

> 네 즐거움을 위해 어떤 새로운 장치를 고안해 주기를 내게 기대하고 있는가? 아무것도 없다고 내가 말해주마. 모든 사물은 항상 같으니 (……) 네가 모든 생명체들보다 더 오래 산다 할지라도 혹은 네가 결코 죽지 않는다 할지라도 새로이 찾아 나설 것은 아무것도 없다.[33]

'충만한 즐거움'이라는 개념은 에피쿠로스학파의 옹호론을 이해함에 있어 핵심적인 개념이다. 고대 서구세계에서는 자연에 대해 통제력을 가지는 인간의 힘을 거의 인정하지 않았다.[34] 그러므로 수명 연장에 대한 가능성을 좀처럼 심각하게 고려하지 않았다. 이와 동시에, 아직 진보 개념이 떠오르지 않았기 때문에 철학자들은 삶을 차라리 같은 경험들의 따분한 반복으로 보았으며, 따라서 수명 연장이 바람직하냐에 대한 의문을 제기했다. 이에 따라 에피쿠로스학파 사람들은 미래가 가져올 무엇인가를 보기 위해 계속 살아가야 할 이유가 없었다. 에피쿠로스 철학은 가장 바람직한 삶의 방법으로 온건하고 고결한 쾌락주의hedonism를 생각했다. 그러나 이 견해가 대중적 수준에서는 "먹고 마시고 즐겨라, 우리는 곧 죽게 될 터이니"라고 지나치게 단순화되는 경향이 있었다.[35]

절충주의: 키케로

기원전 1세기 로마의 고명한 정치가이자 문학자였던 키케로*는 당대의 거의 모든 지적 흐름에서 영향을 받았다.[36] 젊은 시절에는 에피쿠로스 철학에 경도되어 있었고, 성인이 되어서는 자신이 회의적인 신아카데미학파**에 속한다고 여겼으며, 말년에는 스토아 철학***에 더 동조하게 되었다.[37]

키케로는 예순두 살에 쓴 노년에 대한 평론에서, 노년이 잘못이 아니라 노년을 대하는 우리 자세가 잘못이라고 주장했다.[38] 피고인 측 변호사처럼, 키케로는 노년에 대한 네 가지 기본적인 불평들을 적시하고 그

---

*   Marcus Tullius Cicero(106~43 BC), 고대 로마 공화정 말기의 정치가이며 변호사이자 철학자.

**   Neo-academic, 플라톤(427~ 347 BC)의 철학적 유산을 계승, 발전시킨 철학자 집단을 아카데미학파라 하며, 철학적 회의론을 채택했던 대략 BC 160~BC 84 기간을 신아카데미아 시대라 이른다.

***   Stoicism, 윤리를 중심 문제로 하여 욕망을 억제하고 자연의 법도를 따를 것을 주장하는 철학의 한 갈래.

각각에 대한 반론을 펼쳤다.[39] 세상의 중요한 일에서 배제된다는 노인들의 불평에 대해서, 키케로는 용기 있는 노인들은 다양한 자문 기능과 지적 기능 그리고 행정 기능에 유용하게 쓰일 방법을 스스로 찾을 수 있다고 답한다. 노화가 육체적인 힘을 쇠퇴시킨다는 주장에 대해서, 키케로는 마음과 성격을 가꾸는 일에 비교한다면 육체적인 개발은 사소한 일에 지나지 않는다고 답변한다. 늙음이 감각적인 즐거움을 향유하지 못하게 방해한다는 불평에 대해서, 키케로는 그런 종류의 상실은 노인을 이성과 덕의 고양에 집중하도록 해주는 좋은 면탈이라고 답한다. 끝으로 늙음은 죽음에 대한 두려움을 증폭시킨다는 불평에 대해서, 키케로는 죽음이 이 불완전한 세상에 있는 육신이라는 감옥으로부터 불멸하는 영혼을 자유롭게 한다는 플라톤주의적 입장에 따라 죽음을 축복으로 여겨야 한다고 답한다. 설령 영혼이 불멸하지 않는다 해도, 연극에 제한된 길이가 있듯이 삶의 지속 기간도 제한되는 것이 바람직하다고 덧붙인다. 이 주장은 에피쿠로스 철학의 '충만한 즐거움'이라는 개념과 유사한 것이다.

키케로는 고대 철학의 주요 체계들을 반추하면서, 현자의 길은 자연이 지시하는 바에 겸손하게 따르는 것이라고 생각했다. 사실, 철학의 주 목적 중 하나는 사람이 평온한 마음으로 삶의 우여곡절을 지나갈 수 있게 하는 것이다.[40] 이러한 옹호론적 시각은 늙음과 죽음을 쉽게 받아들이도록 하며, 동시에 삶의 연장을 바람직하지 않은 것으로 만든다.

> 사실 어느 신이든 나를 지금 내 나이에서 소년기로 돌아가게 해 주거나 혹은 요람 속의 우는 아기가 되도록 제안한다면, 나는 끊임없이 이를 거부해야 할 것이다. 또한 이미 끝마친 경주에서 결승선으로부터 출발점으로 되돌아가려 하지 않을 것이다. 거기에 무슨 삶의 이득이 있겠는가?[41]

스토아 철학: 마르쿠스 아우렐리우스

스토아 철학은 기원전 4세기 그리스에서 키티온의 제논*에 의해 수립되었고, 후일 로마에 널리 퍼져 독보적인 지위를 얻게 되었다.[42] 그후 1세기 중반부터 2세기 후반까지 스토아 철학은 사실상 로마제국의 국가 철학이었다. 서기 161년부터 180년까지 통치했던 마르쿠스 아우렐리우스** 황제는 로마 스토아 철학의 마지막 주요 인물이었다.

스토아 학파 사람들은 인간은 자연의 과정에 복무하는 것을 배워야 한다고 주장했다. 죽음이 악이 아니라 죽음에 대한 우리의 두려움이 악이다.[43] 만일 누군가가 올바른 자세를 함양한다면, 죽음은 필연이며 그 필연성을 감수해야 함을 깨닫게 될 것이다.

마르쿠스 아우렐리우스는 『명상록Meditations』에서 스토아 철학의 관점을 상세히 설명했다.[44] 죽음이 전혀 두렵지 않음을 배워야 한다고 적었다. 사실, 죽음은 자연적이며 또한 우주의 적절한 운행에 필요하므로 선善으로 간주되어야 한다. 마르쿠스 아우렐리우스는 인간의 중요성을 강조했으며 또한 인내와 겸손의 미덕을 찬양했다. 그는 우리가 죽음에 대해 자주 생각해야 하며, 그럼으로써 육신을 경시하는 것을 배우게 된다고 주장했다.

> 너는 지금도 죽음의 극심한 고통 속에 있는 것이다. 그러니 육신을 경멸하라. 육신은 그저 조금의 피와 수 개의 뼈, 그리고 보잘것없는 신경과 정맥과 동맥으로 엮어진 그물에 지나지 않는다.[45]

---

*　　Zenon of Citium(334~262 BC), 자연의 섭리에 따른 삶을 통해 도덕적 선과 마음의 평화를 추구한 헬레니즘 시대 스토아 철학의 창시자.

**　　Marcus Aurelius Antonius(121~180), 대표적 후기 스토아 철학자인 로마제국 5현제 시대의 마지막 황제.

그는 삶의 길이는 하찮은 것이라는 논제로 반복하여 되돌아간다.

비록 네가 삼천 년을 살고 또 삼만 년을 살 것이라 해도, 사람이 지금 살고 있는 삶 이외의 다른 삶을 잃는 것이 아님을 여전히 기억하라. (……) 따라서 가장 긴 삶과 가장 짧은 삶이 같은 것이 된다. (……) 영겁의 시간 전부터 이어져온 만물이 순환 속에서 같은 형태로 다시 돌아오는 것이니 (……) 백 년이든 이백 년이든 혹은 영원한 시간이든 그동안 인간이 보는 것은 매한 가지다.[46]

따라서, 스토아 학파는 수명 연장의 가능성만이 아니라 그것의 바람직성 역시 배제하는 옹호론적 입장에서 추론을 개발했던 것이다.

생물학과 의학

아리스토텔레스

아리스토텔레스의 철학적 영향력은 굳이 언급할 필요가 없지만 그가 인류 역사상 가장 위대한 생물학자였다는 사실은 별로 알려져 있지 않다.[47] 생물학자로서 아리스토텔레스는 거의 백과사전 영역의 문제들을 연구했으며, 늙음의 본질은 그 문제 중 하나였다. 늙음에 관한 아리스토텔레스 연구의 핵심은 그의 평론들인 「장수와 단명에 관하여On Longevity」, 「젊음과 늙음, 삶과 죽음에 관하여On Youth and Age, On Life and Death」, 그리고 「호흡작용에 관하여On Respiration」에서 찾을 수 있지만, 이와 관련된 소재들은 그의 과학 저술 거의 대부분에 나타난다.[48]

아리스토텔레스에 따르면, 늙음에 따른 현상은 늙은 육신이 비정상적으로 차고 건조해진다고 가정하면 이해될 수 있다.[49] 사실 늙음에 대한 이러한 설명이 새로운 것은 아니다. 기원전 5세기의 히포크라테스[*] 학파 의사들의 저술에는 네 종류의 '체액humors'과 네 종류의 '특성qualities'에 기초한 생리학적 도식이 등장한다.[50] 그러므로 혈액은 뜨겁고 습하며, 황담즙은 뜨겁고 건조하며, 흑담즙은 차고 건조하고, 점액은 차고 습한 것이었다. 히포크라테스의 체계에서 가장 흥미로운 측면은 삶의 단계를 특성에 따라 네 단계의 연령대로 나누는 방식이다. (뜨겁고 습한) 소년기, (뜨겁고 건조한) 청년기, (차고 건조한) 성인기, (차고 습한) 노년기.[51] 늙음을 설명하려는 고대와 중세의 시도 안에는 이러한 네 가지 체액과 네 가지 특성, 네 단계의 연령대와 같은 전통적인 개념들이 지배적이었다. 노년이 (히포크라테스 체계가 말하듯이) 차고 습한 것인지 혹은 (아리스토텔레스가 서술하듯이) 차고 건조한 것인지 항상 불분명한 점들이 있었지만 우리가 이 문제를 다룰 필요는 없다. 갈레노스와 아비센나 모두 아리스토텔레스의 분류를 따랐으므로, 우리로서는 늙음에 대한 이런 형식의 설명을 '차고 건조함 가설'로 언급하는 것이 편리할 것이다.

차고 건조함 가설이 왜 늙음에 대한 옹호론적 입장을 초래하는지와 관련된 본질적인 이유는 없다. 하지만, 늙음에 대한 아리스토텔레스의 설명은 옹호론적 경향을 내포한 그의 우주론 체계의 작은 한 측면이었을 뿐이다. 아리스토텔레스의 우주론은 땅과 하늘 간의 차이를 강조한다.[52] 지상의 사물은 흙, 공기, 불, 물의 네 가지 일상적인 성분들로 구성되어 있다. 하늘의 사물(태양, 행성, 별)은 '에테르'라는 독특한 제5원소로 만들어졌다. 지상의 사물은 그 본질상 존재하게 되고 사라지게 되는, 즉 생성되고 소멸되는 끊임없는 변화의 대상이다. 에테르로 되어 있는 하늘의 사

---

[*]　Hippocrates(460?~377? BC), 체액론에 기초한 병리 현상을 주장한 고대 그리스의 의학자.

물은 불멸하며 불변한다. 지상의 유기체들은 위의 네 가지 성분들의 혼합체이므로 죽음이 필연적인 것이다.

> 상반되는 것들은 서로를 파괴시킨다. (……) 물질을 품고 있는 것은 그 어느 것도 어떤 식으로든 상반된 것들을 가지지 않을 수 없다. (……) 그러므로 지상의 모든 사물은 항상 일시적인 상태에 있으며, 존재하게 되고 사라지게 된다. (……) 상반된 성질들을 포함하고 있을 때 그것들은 영원할 수 없는 것이다.[53]

이어서 "태어난 것은 반드시 자라고 성숙해지며 소멸한다"고 서술했다.[54]

아리스토텔레스의 과학은 동적이며 개선론적이기보다 정적이며 옹호론적이다. 그는 자연 현상들의 동적인 기제인 '작용인efficient cause'에 대한 연구를 도외시했다.[55] 대신 정적인 묘사와 분류를 뜻하는 '형상인formal cause'에 집중했다. 또한 자연 현상을 그 목적으로 이해하려는 시도인 '목적인final cause'을 강조했다. 아리스토텔레스는 자연에 대해 반항하는 태도를 피하는 대신, 자연은 모든 면에 있어 최선을 행하고 있다는 수칙을 가지고 자신을 이끌었다.[56] 그의 사상에 있어 보수적인 측면은 어떤 사람은 천성적으로 노예가 될 운명을 가지며 남성에 비해 여성은 본질적으로 열등하다는 그의 가정에서 분명하게 드러난다.[57] 이러한 경향의 또 다른 예는 임박한 죽음으로 인해 더 이상 필요가 없어진 노년에 치아가 빠지도록 한 자연의 재간에 감탄을 표한 것이다.[58] 아리스토텔레스에게 있어 늙음과 죽음은 적당하게 옹호론적인 목적론의 틀 내에서 숙고하고 기술할 자연적이며 필연적인 현상이었다.

갈레노스

2세기 의사였던 갈레노스의 저작들은 그리스-로마 의학의 절정기를 대표한다.[59] 갈레노스는 소아시아 태생으로 로마에서 탁월한 지위를 얻었으며, 스토아 철학자인 마르쿠스 아우렐리우스 황제의 주치의로 활약했다. 그러나 갈레노스의 지대한 영향력은 그의 저술들이 독보적인 권위를 얻게 된 그의 사후에 얻어졌다. 아리스토텔레스가 철학자들의 왕자로 알려지게 되었던 중세시대 동안 갈레노스는 이와 비슷하게 의사들의 왕자로 숭상되었다.

갈레노스 노년학의 가장 완벽한 형태는 위생학에 관한 저술에서 잘 나타난다. 여기에서 그는 전통적인 차고 건조함 가설의 한 변형을 제시한다.[60] 갈레노스에 따르면, 노화는 한 생물체가 수태되는 바로 그 순간부터 시작된다고 할 수 있다. 배아 안에서, 수컷의 정액이 제공했던 열은 암컷이 제공한 무정형 물질에 대한 건조 과정의 수단으로 작용한다. 이 건조 과정으로 인해 신체가 자라고 발달하면서 조직과 장기들이 형성된다. 하지만, 초기 성인기 중에 균형이 무너지는 때가 도래하면서 건조 과정은 더 이상 유익하지 않고 오히려 유해하게 된다. 그것은 육신의 연료인 '선천적 습기innate moisture'가 마르기 시작하는 때이며, 그 결과 육신은 점점 더 차가워지게 된다.[61]

갈레노스의 노화 이론이 왜 수명 연장의 가능성을 배제시켜야 하는지 뚜렷한 이유는 없다. 사실, 그 이론은 만일 육신의 습함을 유지할 수만 있다면 영원히 살 수도 있음을 시사하는 것이었다. 하지만 갈레노스는 건조 과정이 필연적이라고 믿었다.[62] 그는 노년에 가차없이 전개되는 체질적 불균형을 누그러뜨리기는 하지만 근본적으로 변경시키지 않도록 고안된 신중한 위생학적 방안들에 자신의 한계를 두었다.[63]

갈레노스 사상의 일반적인 틀은 여러 면에서 옹호론적인 경향을 가졌다. 아리스토텔레스처럼 그는 지상의 필멸과 천상의 불멸 간의 경탄할 만한 대비를 강조했다.

> (……) 태양처럼 고요하고 끊임없이 움직이며 밝게 빛나는 혹은 태양처럼 잔잔한 불멸의 동물이 생리혈과 정액으로부터 만들어질 것이라고 분별없이 기대하지 말라. (……) 그러나 자연에 익숙했던 옛사람들은 동물 자체를, 말하자면, 작은 우주라고 생각했다. (……) 그렇다면 동물의 몸안에 있는 태양을 내게 보여달라고 누군가 말할 것이다. 도대체 무엇을 요구하는 것인가? 피처럼 부패하고 더러운 물질로부터 만들어진 태양을 가지고 싶은가? 미쳤구나, 이 가엾은 사람아! 이는 희생물이나 향 피우기를 기피하는 정도가 아니라 실로 불경한 짓이다.[64]

갈레노스의 서술들은 자연이 항상 최선을 위해 작동한다고 강조하는 목적론적 주장들로 가득하다.[65] 늙음이 질병인지를 묻는 질문에 대하여, 갈레노스는 늙음이 자연에 반하지 않으므로 질병이 아니라고 답한다.[66] 갈레노스 사상에 있는 옹호론적인 암시는 이 두 가지 가정으로부터—자연은 최선을 위해 모든 일을 한다는 것, 늙음은 자연에 반하지 않는다는 것— 불가피하게 생겨난다.

아비센나

서구에서 아비센나로 알려진 이븐시나는 중앙아시아의 부카라에서 980년 태어났으며, 대부분의 삶을 페르시아에서 보냈다.[67] 그는 위대한 아랍 철학자들 중 한 명이었을 뿐 아니라, 알-라지*와 함께 가장 영향력

---

*   Abū Bakr Muhammad ibn Zakariyyā al-Rāzī(854~925), 의학, 화학, 철학 분야에서 명성

있는 아랍 의사 중 하나였다. 중세 후반 라틴 유럽에서 그는 탁월한 의학의 권위자로서 갈레노스와 어깨를 견주었다.[68]

아비센나는 다섯 권으로 된 『의학 정전Canon of Medicine』1권에서 '의학의 과학과 관련된 일반 사안들' 고찰에 매진했으며, 그 사안들 중 하나가 노년의 문제였다.[69] 노화에 관한 아비센나의 설명은 갈레노스의 것을 기반으로 했다. 유익한 효과를 가지는 건조 과정은 배아 때부터 시작되어 성장과 발달이 끝나는 서른 살 정도까지 계속 진행된다. 그 시기부터 시작되는 육신의 쇠퇴를 등잔 유비로 설명한다. '선천적 습기'는 육신의 연료이며 등잔의 기름처럼 '선천적 열'이라는 불꽃을 태운다. 선천적 습기가 말라감에 따라 선천적 열이 감소하며, 이에 따라 늙은 육신은 차고 건조하게 된다.

갈레노스와 비슷하게, 아비센나 역시 늙은 육신의 쇠퇴를 차단할 의학의 능력에 대해 비관적인 시각을 견지했다. 노화는 삶에 수반되는 필연적인 것이라 언명하면서 그는 수명 연장을 정당한 의학적 목표에서 배제했다.

> (······) 건강을 유지하는 기술은 죽음을 방지하는 기술이 아니며 (······) 혹은 인간에게 가능한 최장의 수명을 보장하는 기술이 아니어서 (······) 모든 사람들이 그들 각자의 수명을 가지는 바 (······) 건강을 유지하는 기술은 육신이 그것의 자연적인 수명을 살도록 하는 것이다. (······)[70]

을 떨친 9세기 페르시아의 대학자.

종교

구약 성서

구약 성서의 가장 앞부분에 있는 아담과 이브 이야기는 인간의 능력을 사용함에 있어 신이 분명한 한계를 설정해 두었음을 가르치고 있으며, 인간이 이를 거역하는 것은 어리석다고도 가르치고 있다.[71] 바벨탑 이야기에서 건방진 인간의 도전으로부터 전반적인 지배권을 지키기 위해 재빠르게 개입하는 신을 또 다시 그리고 있다.[72] 인류의 적절한 역할은 신성한 계율이 적시하는 길을 '겸손하게 걸어가는' 것이며 또한 인간 능력의 한계를 인식하는 것임을 분명히 했다.[73]

> (……) 영혼이 아픈 환자가 영혼이 오만한 자보다 낫다. (……) 신의 위업을 생각해 보라. 그분이 구부러지게 만든 것을 누가 똑바로 펼 수 있겠는가?[74]

구약 성서에서는 장수의 바람직함이 인지되고 있으며, 수명의 연장이 정의로움에 대한 중요한 보상으로 자주 언급되고 있다.[75] 하지만, 그런 일들은 철저하게 신의 손 안에 남겨진다. 원죄에 대한 벌로서 인간은 반드시 죽어야 함을 명했던 것이 신이다. 건강과 질병을 관장하는 것이 신이다.[76] 인간의 적절한 수명을 정하는 것도 신이다.

> (……) 그가 살 날들은 정해져 있으며, 그가 살 달들이 그분 손에 달려 있으니, 그가 넘을 수 없는 한도를 그분께서 정하셨습니다.[77]

구약 성서에는 구원과 관련되어 불분명한 점이 많이 있다. 모든 것이 헛되다, 태양 아래 새로운 어떤 것도 없다는 '전도자'의 견해는, 사람들이 아주 오래 살게 되어 백 살에 죽는 사람이 겨우 어린이에 불과한 것으로 여겨지게 될, '새로운 세상과 새로운 천국'이라는 이사야의 종말론적 전망과 놀랄 정도로 대비된다.[78] 신이 사람들을 무덤에서 구해낼 것이라는 일부의 희망은 인간은 죽음을 벗어날 가망이 없다고 보는 다른 이들의 절망과 뚜렷하게 차이가 난다.[79] 인류의 진보에 대한 명확한 믿음 없이 그리고 초자연적 구원에 대한 설득력 있는 계획도 없이, 고대 히브리 사람들은 때로 지독한 비관론에 빠져들었다.

> 당신께서 사람들을 쓸어 내었으니 그들은 꿈과 같고,
>
> 아침에 다시 자란 풀 같아서
>
> 아침이면 번창하고 새로이 나지만
>
> 저녁이면 바래고 시드는구나. (……)
>
> 우리 삶의 시간은 칠십 년
>
> 혹은 강하다는 이유로 팔십 년이라
>
> 그럼에도 그들의 시간은 힘들고 어려워
>
> 그들은 곧 사라질 것이며, 우리는 날려 갈 것이다.[80]

이러한 고대 유대주의의 문제들 중 일부가 욥의 이야기로 드러나는데, 욥은 이 세상의 질환과 불운으로 불공정하게 피해를 입었다고 생각했던 정의로운 사람이었다. 욥이 인간의 조건을 애통해하는 일련의 아름답고 감동적인 구절들 뒤에, 주께서 나타나 인간의 미약함과 신의 전능함 사이의 엄청난 차이를 강력히 설파한다. 그러자 욥은 자신의 사소함을 고백하고 깊이 뉘우친다.

이 일이 있은 후 욥은 백사십 년을 더 살았으며, 그의 아들과 아들의 아들

등 4대의 후손들을 보았다. 노인이 된 욥은 그의 날들을 완전히 살고 난 후 죽었다.[81]

욥의 이야기는 장수에 대한 구약 성서의 입장을 보이는 것으로, 장수는 자연에 대한 인간의 지배력으로 얻어지는 것이 아니라 초자연적 권위에 대한 인간의 겸손한 복종에 대해 주어지는 신의 보상이라는 것이다.

신약 성서

구약 성서와 비교하여 신약 성서는 초자연적인 구원에 대해 훨씬 더 분명하며 훨씬 더 내세적來世的이면서 지상에서의 인간 수명에는 훨씬 적은 관심을 둔다. 신이 정의로운 사람을 부활시킬 것이라는 굳은 믿음을 반복하여 제시하는데, 가장 강력한 것은 아마 사도 바울이 코린토 신자들에게 보낸 첫째 서간일 것이다.[82] 천국에 초점을 맞추는 믿음으로, 현 세상의 일들은 별로 중요하지 않은 것으로 보이는데, 이 주제는 신약 성서에서 반복적으로 강조된다.[83] 이와 비슷하게, 영혼에 비해 육신은 별로 중요하지 않았다.[84]

> (……) 우리가 육신의 집에 있는 동안 우리는 주님으로부터 떨어져 있음을 우리가 알고 있으며 (……) 육신으로부터 떨어져 주님의 집에 함께함이 오히려 나을 것이라.[85]

이런 생각에서 수명 연장은 지극히 무관심한 사안이 되었으며, 지상에서의 긴 삶은 정의로움에 대한 보상으로조차 거론되지 않았다.[86]

죽음은 구약 성서에서와 마찬가지로 아담의 원죄의 결과로 여겨졌다. 그러나 그리스도의 희생이 인간의 죄에 대한 속죄로 간주됨으로써 죽음으로부터 정의로운 자의 구원을 가능케 했다.[87] 하지만, 죽음에 대한 기독교의 승리는 즉각적이고 직접적인 것이 아니다. 여전히 사람은 죽을 필요가 있으며, 그럼으로써 부활의 날 더 높은 형태의 존재로 변환될 수 있는 것이다. '죽은' 씨앗이 땅에 떨어져야 나무가 자라날 수 있는 것처럼, 인간도 반드시 죽어야 하며 그리하여 필멸의 육신이 정신적이고 불멸하는 존재로 바뀔 수 있게 되는 것이다.[88] 따라서, 죽음은 필요한 것으로 보일 뿐 아니라 바람직한 것으로 간주되는 것이다. 예를 들어 바울은 다음과 같이 명상했다.

> 내게는 삶이 곧 그리스도이며, 죽는 것도 이득입니다. 육신의 삶을 살게 된다면, 그것은 내게 유익한 일을 함을 의미합니다. 하지만 내가 어느 쪽을 선택해야 할지 모르겠습니다. 이 둘 사이에서 깊은 고민에 빠져 있습니다. 내 욕심은 이 세상을 떠나 그리스도와 함께하는 것입니다. 그것이 훨씬 낫기 때문입니다.[89]

아우구스티누스과 토마스 아퀴나스

두 명의 탁월한 중세 라틴 신학자 성 아우구스티누스*와 성 토마스 아퀴나스**의 저술에는 위에서 언급한 성서의 주제에 대한 자세한 해설이 나타난다. 예를 들면 원죄의 본질이 분석되었는데, 그것은 근본적으로 교만의 죄로 드러난다.[90] 교만이라 함은 신에 구애받지 않고 자신에 의지하려는 그리고 자신의 능력으로 자신을 초인간 혹은 신 같은 상태로 고양

---

*   Aurelius Augustinus Hipponensis(354~430), 초기 기독교 교회의 사상적 토대를 정립한 성인.

**   Thomas Aquinas(1225?~1274), 신앙에 이성적 사유를 적용시킨 중세 이탈리아의 스콜라 철학자이자 신학자.

하려는 인간의 성향을 의미했다.[91] 이러한 겸손과 복종에 대한 찬사는 옹호론적 전통에 충실했던 것으로, 많은 친-수명 연장주의 지지자들을 규정하는 프로메테우스적 반항을 약화시키려던 것이었다.

죽음에 관한 토마스 아퀴나스의 설명은 특히 흥미로운데, 그 이유는 아리스토텔레스적 전통과 기독교적 전통이라는 두 가지 서로 다른 전통을 혼합했기 때문이다.[92] 토마스 아퀴나스는 죽음을 자연적인 것이며(아리스토텔레스적) 또한 형벌로(기독교적) 간주했다. 토마스 아퀴나스에 따르면, 아담이 결백한 상태로 있었을 때조차 그의 육신은 아리스토텔레스가 묘사한 자연적 죽음이라는 필연적인 과정의 대상이었다. 즉, 육신 안의 성분들은 서로 충돌하고 파괴하는 상반된 성질들을 가지고 있다. 하지만, 신은 축복의 선물로 아담의 영혼에 자연적인 죽음의 쇠퇴 과정을 억제할 수 있는 초자연적 능력을 부여했다. 원죄를 저지른 이후 상황이 결정적으로 바뀌었다. 신은 아담의 영혼에서 초자연적 능력을 제거함으로써 아담을 징벌했고, 그 결과 자연적인 쇠퇴 과정이 늙음과 죽음을 초래할 수 있게 되었다.

아퀴나스에 따르면 죽음은 육신이 정신의 통제로부터 벗어남에 따른 결과였으며, 따라서 정신의 지배력 재구축이 완벽한 건강과 불멸을 제공할 것이라는 요지를 독자들은 간파해야 할 것이다. 여기에서는 정신의 지배력을 복구하는 데 신의 개입이 요구되었다. 그러나 이후 시대에 와서는 이 같은 육신에 대한 정신 우위형 불멸의 세속화된 설명이 일부 친-수명 연장주의 지지자들의 견해로 나타나는데, 그 예로서 윌리엄 고드윈과 조지 버나드 쇼*를 들 수 있다.[93]

<hr>

*　George Bernard Shaw(1856~1950), 창조적 진화론을 주장했으며, 1925년 노벨 문학상을 수상했던 아일랜드 출신의 극작가이자 소설가이며 비평가.

또한 흥미로운 점은 정신에 대한 육신의 반란이 죽음과 함께 성적 욕망을 일으켰다는 믿음이다.[94] 이러한 성과 죽음의 상호관계는 수명에 대한 사색의 역사를 관통하며 존재했다. 이미 음란한 남성들은 단명하다고 아리스토텔레스가 기술했던 한편, 중국에서는 이와 관련된 생각이 육신의 '정精'을 증진시키고 보존하기 위한 도가의 정교한 성교 기법으로 이어졌다.[95]

아우구스티누스의 『신국론City of God』에서 가장 중요한 부분 중 하나는 역사 순환론에 대한 공격이다.[96] 뷰리*가 지적했듯이, 아우구스티누스는 진보 사상을 향한 길을 마련하는 데 도움이 되었던 두 가지 기독교 사상을 제시했다.[97] 첫째, 역사는 원을 그리는 것이 아니라 시작이 있으며 마지막이 있게 될 하나의 과정이라는 개념이다. 둘째, 역사는 의미를 가진다는 믿음이다. 친-수명 연장주의 연구와 특히 유관한 세 번째 견해를 이 두 가지 생각에 보탤 수 있는데, 이는 역사의 목적 중에 죽음으로부터 인간의 구원이 포함된다는 믿음이다. 사도 바울의 말 중에 "괴멸시켜야 할 마지막 적은 죽음"이라는 말이 있다.[98] 따라서, 비록 많은 기독교적 견해들이 옹호론적 전통의 일부로 간주되어야 하겠지만, 기독교 사상은 진보 사상과 친-수명 연장 사상, 자연주의적 구원 사상에 나타나는 요소들 역시 가지고 있었다.[99]

---

*　John Bagnell Bury(1861~1927), 영국계 아일랜드 역사학자이자 중세 로마 문헌학자.

결론

옹호론은 다음의 주요한 여섯 주제들로 요약될 수 있을 것이다.

1. 인간 본질상 내재하는 선천적인 결핍들로 인해 수명 연장이 배제된다. 인간에게는 수명 연장을 성취하고 그것을 지혜롭게 사용할 능력과 자제력이 결핍되어 있다고 주장하는 관점을 여기에서 만나게 된다. 이에 포함되는 것으로 경솔한 실수, 권력이나 성적 만족에 대한 욕망, 건망증, 그리고 꼭 죄악이라 할 수 없는 여타의 실수들을 들 수 있다. 몇 가지 예를 들자면, 잠을 이기지 못하는 길가메시의 무능력, 뱀이 생명초를 훔칠 수 있도록 한 길가메시의 부주의, 그리고 판도라를 초대한 경솔하고 탐욕스런 인간의 행위가 있다.

2. 수명 연장은 자연 질서에 위배된다. 첫 번째 주제에서 인간의 본질(소우주)과 그것의 결함들을 다루었던 반면, 이제 우리는 더 큰 세계(대우주)와 그것의 질서를 고려하게 되는데, 이는 올바르며 인상적인 것으로 여겨진다. 가장 설득력 있는 예로는 아리스토텔레스의 우주론이며, 이는 후일 아비센나에 의해 이슬람에 이식되고 토마스 아퀴나스에 의해 기독교에 이식되었다.

3. 수명 연장은 신성한 질서를 침해한다. 이 범주는 명쾌하게 수명에 초점을 맞춘다. 그것은 자연 질서가 아닌 초자연적 질서와 분명하게 그리고 직접적으로 연관시킨다. 한가지 예로는 "그가 살 날들은 정해져 있으며, 그가 살 달들이 당신 손에 달려 있으니, 그가 넘을 수 없는 한도를 당신께서 정하셨습니다"라는 〈욥기〉 안의 진술을 들 수 있다. 또한, "우리 삶의 시간은 칠십 년"이라는 〈시편〉의 구절 역시 큰 영향력을 가진다. 그리고 『길가메시 서사시』에서 "신들이 인간을 창조했

을 때, 그들이 인간에게 죽음을 배정했다"는 구절을 읽을 수 있다.

4. 수명 연장은 원죄에 의해 배제된다. 이 범주에서는 늙음과 죽음의 원인으로 죄스러운 행위, 특히 교만을 강조한다. 가장 친숙한 것은 아우구스티누스와 아퀴나스가 해석했던 아담과 이브 이야기이다. 이와 다소간의 유사성을 띠는 것으로는 신의 계율을 범한 길가메시와 엔키두의 오만, 그리고 헤시오도스가 묘사한 은의 시대 사람들의 불경이 있다.

5. 수명 연장은 그 자체로 바람직하지 않다. 이 주제는 앞의 주제들 중 어느 것이든 그것의 논리적 결론으로 제시될 수 있다. 하지만, '그 자체로'라는 말은 더 긴 삶에 대해서 그것이 결코 사소한 일이 아니라는 입장에서 비난을 전하고자 하는 것이다. 따라서, 늙음의 가장 끔찍한 모습들을 묘사하는 티토노스의 이야기가 있는 것이며 유베날리스, 스위프트, 오스카 와일드, 그리고 올더스 헉슬리가 비슷한 경고를 하는 것이다.

6. 늙음과 죽음은 바람직한 것이다. 위의 일부 신념들이 더 나아가면 이 주제에 닿는다. 예를 들면, 신약 성서는 죽음을 더 높이 고양된 형태로의 변형에 필수적인 과정으로 보는데("죽는 것이 이득이다"), 이는 삶의 "목표로서의" 죽음(육신이라는 감옥으로부터 영혼의 해방)이라는 키케로의 견해와 연관된 개념이다. 이 주제의 또 다른 예는 인구 과잉을 방지하기 위해 늙음과 죽음이 필요하다는 루크레티우스의 주장이 있는 바, 그는 가히 맬서스 가설의 선구자라 하겠다(뒤에 나오는 8장 참조).

이 장에서 언급되었던 옹호론의 예들은 반드시 그 예들이 도출된 관념의 모든 부분을 대표하는 것은 아니라는 점을 반복해 말하는 것이 꼭 필요하겠다. 앞에서 다뤘던 세계관들(예를 들어, 그리스 신화, 에피쿠로스 철학, 아리스토텔레스 철학, 그리고 토마스 아퀴나스 사상) 안에는 친-수명 연장주의 개념에 우호적인 경향들 역시 존재한다.

옹호론의 곤혹스러운 특징들 중 하나는 이 계열의 사상에 밀착되어 있는 강한 정서이다. 어떤 이유에서인지 수명 연장이 가능하지 않은 것으로 판단한 사람은 수명 연장이 바람직하지 않다는 (불필요한) 가설로까지 더 나아간다. 오늘날에 이르러서 늙음과 죽음이 극복될 수 없는 것이라는 서술이 좀처럼 나타나지 않는 것은 주목할 만하다. 그러한 언급이 옹호론적 맥락에서는 거의 항상 나타나는데 말이다. 사실에 대한 서술은 원래의 결정을 모호하게 하는 윤리적이며 심미적인 판단들의 핵심적인 그물망으로 만들어진다.

일부 심리학자들과 정신과 의사들은 '정상적'이고 '잘 적응된' 개인들에게는 죽음이 큰 고려 대상이 아님을 발견한다.[100] 하지만, 죽음과 관련된 정신적 위기가 다섯 살 무렵 나타났다가, 어떤 이유에서인지 아홉 살과 열두 살 사이에 그 문제가 의식으로부터 사라지는 것으로 보이는데, 이는 아마 죽음에 대한 분노나 공포에 맞서 우리 문화가 이를 강력히 억압하기 때문일 것이다.[101] 일부 적절한 개념으로 '인지 부조화'가 있는데, 이는 인간이 내적인 노력과 부합하지 않는 불편한 결정을 내린 후에는 그가 내린 결정의 '합리성'을 지지하기 위해 무의식적으로 그의 믿음을 재조정하려 한다는 심리학적 연구 결과이다.[102] 어쨌든, 이 장에서 우리가 다뤘던 것들이 친-수명 연장주의자를 공포와 죄의식과 절망의 그물 안에 얽어 매는 근거와 이론적 설명들 중 일부이다.

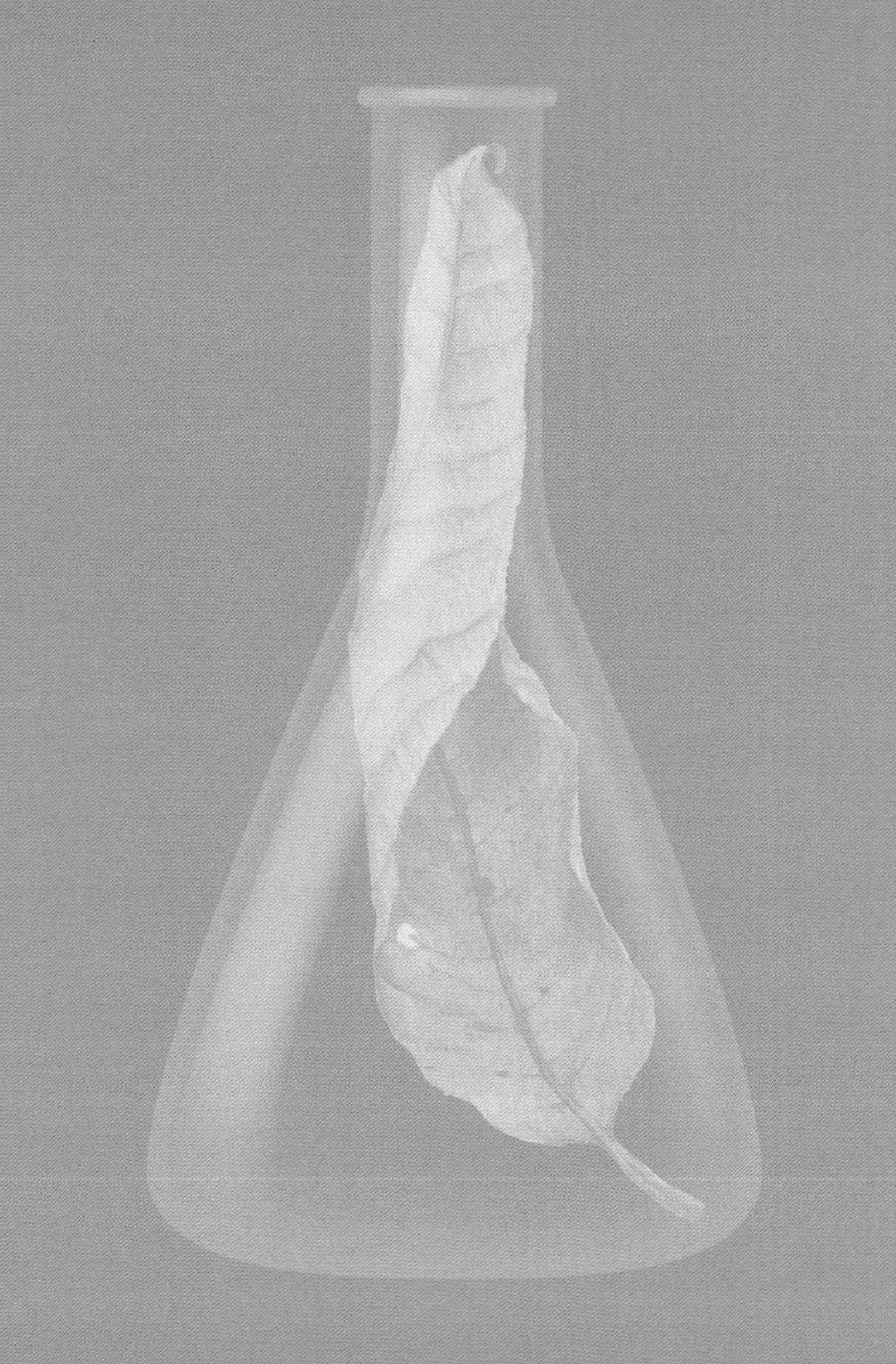

THREE

친-수명 연장주의 전설들

그리고 산 기슭에 제법 큰 샘이 있다.
(⋯⋯) 어떤 사람들은 그것을 청춘의 샘이라 부른다. (⋯⋯)
그리고 사람들은 말한다.
그 샘은 낙원에서 온다고.
— 존 만데빌 경, 『여행기』[1]—

신화와 전설들은 친-수명 연장 사상의 진화에 중요한 역할을 한다. 오늘날 일반 대중들이 전설과 역사, 마술과 과학 간의 차이를 항상 정확히 구분하는 것은 아니다. 과거에는 그런 경계들이 덜 분명하게 구분되어 있었고, 그에 대한 관심 역시 더 작았으며, 학자들조차 잘못된 방향으로 유도되었다. 현대적인 고고학, 지질학, 역사학, 지리학이 발달하기 전에는 과거에 있었던 기적들의 발현 혹은 천재들의 존재와 세상 외딴 곳에서의 경이로운 일들을 부정하기 어려웠으며, 지금 우리가 단순히 전설이라 치부하는 전승된 이야기들이 수명 연장에 대한 진실한 영감으로 작용했다. 만일 다른 시대의 혹은 다른 지역의 사람들이 당대 사람들의 수명보다 월등히 오래 살았다고 알려지면, 누구든 생명 유지에 필수적인 비밀을 발견함으로써 수명을 늘릴 수 있기를 희망할 것이다. 역사 과정에서 이러한 전승들의 허구적인 본질이 인지되었을 때, 그 전승들은 단순히 지하로 스며들어 무지한 사람들의 민간전승과 아이들의 우화 그리고 예술가들과 문필가들의 상상력 풍부한 창작품 안에서 그 존재를 유지했다. 이 것들을 출처로 하여 고대의 믿음들이 영향력을 유지하는 것이며, 수명을 늘리는 주제의 논의에서 적어도 므두셀라 혹은 청춘의 샘에 대한 은밀한 언급이 없는 경우는 거의 없다.

복잡한 주제를 단순화하기 위해, 동 연구는 친-수명 연장 전설들을 세 가지 주요 그룹 —태고형antediluvian type, 북방형hyperborean type, 샘물형 fountain type—으로 나눌 것이다.[2] 태고형 주제는 옛날에는 사람들이 지극히 오래 살았다는 것이다. 북방형 전승은 어느 다른 지역에서는 사람들이 특이하게 긴 삶을 산다는 것이다. 샘물형 전설은 어떤 놀라운 물질을 이용하여 수명을 늘릴 수 있으리라는 생각에 기초를 두고 있다. 이 세 가지 지배적인 형태에 더하여 여러 작은 주제들에 대해 간단히 논의할 것이다. 하나 이상의 주제를 포함하는 전설들은 어느 주제가 더 중요한 것으로 보이는지에 따라 분류할 것이다.

이번 장에서는 인간의 직접적인 통제하에 있지 않은 방법으로 수명이 연장되는 전설들을 언급함에 있어 "친-수명 연장주의"라는 단어를 보다 느슨하게 사용할 것이다. 하지만, 인간 행위에 의한 수명 연장 개념을 타당하게 고무할 수 있는 전설들만을 고려 대상으로 삼음으로써, 그 표기가 한도를 벗어나지 않게 하려 시도했다.

태고형 주제[3]

옛날에는 사람들이 훨씬 오래 살았다고 하는 태고형 주제는 친숙한 히브리 전승으로 전해진다. 창세기에는 대홍수 이전에 살았던 족장들 10명의 수명이 기록되어 있다.

아담	930년
셋	912년
에노스	905년
게난	910년
마할랄렐	895년
야렛	962년
에녹	365년
므두셀라	969년
라멕	777년
노아	950년

에녹의 365년부터 므두셀라의 969년까지 수명이 분포되어 있으며, 므두셀라의 이름은 장수의 대명사가 되었다.[4]

태고형 전설들은 전 세계의 민간전승에 자주 나타난다. 예를 들면, 인류가 한때 죽음을 피할 수 있는 방법을 가지고 있었다는 생각이 고대인들 사이에서 나타난다. 일례로 트로브리안드 군도 사람들, 아이누족, 그리고 뱅크스섬 사람들은 그들의 선조들이 뱀처럼 피부를 벗겨 냄으로써 회춘할 수 있었다고 믿었다.[5] 그리스와 로마의 역사적 전승들은 엄청난 수명을 성취했던 과거의 많은 사람들을 거론한다. 플리니우스*가 수집

---

*　　Gaius Plinius Secundus(23~79), 티투스 황제에게 헌정한 『박물지』 37권을 저술했던 로마의 고관.

한 이런 류의 자료에서는 수명이 150년부터 800년까지 분포되어 있다.[6] 인도의 전승에는 엄청난 수명의 태곳적 인간들이 묘사되어 있다.[7]

이러한 태고형 전승들은 일반적으로 과거 언젠가는 상황이 훨씬 좋았다는 믿음인 원시주의primitivism의 변종들로 이해될 수 있다.[8] 원시주의적 민간전승에는 보통 긴 수명에 대한 언급이 들어 있다. 예를 들어, 헤시오도스에 따르면, 황금 시대의 사람들은 전혀 늙지 않았으며 죽음이 다가올 때 그 죽음은 마치 잠처럼 부드러웠다.[9]

성서에 고대인들의 수명 기록이 나타남에 따라 유대교와 기독교 신학자들은 해석의 문제와 마주치게 된다. 세 가지 —신화적, 은유적, 문자주의적— 형태의 설명이 제시되었다.[10] 신화적 해석은 그 기록들에 어떤 역사적인 가치도 부여하기를 거부한다. 은유적 해석은 각각의 족장이 한 부족이나 왕조를 상징한다고 추론하거나, '년年'이라는 단어가 우리들이 사용하는 의미와는 다르게 사용되었다고 추론한다. 이 두 가지 해석들 중 어느 것도 친-수명 연장 개념을 도출하지 않는다. 여기에서 흥미를 끄는 것은 문자주의적 해석으로, 로마의 유대인 역사가였던 요세푸스*의 예를 들 수 있다. 요세푸스는 유대 고대사에 관한 저술에서 고대인들은 '신의 총애를 받는 사람들'이었으며 장수를 유도하는 식품을 가지고 있었다는 이유로 그들의 수명을 정당화했으며, '고대인들은 1,000년을 살았다'는 생각을 뒷받침하기 위해 이집트, 바빌로니아, 페니키아, 그리스의 전승들을 언급했다.[11] 성 아우구스티누스는 『신국론』에서 고대인들의 수명 데이터에 대한 문자주의적 해석을 선호하는 주장을 길게 늘어놓았다.[12]

옹호론이나 개선론 어떤 것이든 구약 성서 연대기의 문자주의적 해석으로부터 지지를 끌어낼 수 있을 것이다. 어떤 사람들에게는 900년 이

---

*   Flavius Josephus(37~100?), 유대의 전쟁사와 고대사를 저술한 로마시대 유대 역사가.

상에서 120년으로(창세기 6: 3) 혹은 70~80년으로의(시편 90: 10) 인간 수명의 감소가 지상의 삶을 늘리기보다는 오히려 줄이려 하는 신의 의지를 나타내는 것임이 틀림없어 보였다. 그러나, 로저 베이컨 같은 비정통적 사상가는 고대인들의 긴 삶에서 영감을 찾을 수 있었다. 베이컨은 만일 인류 타락 이후의 사람들이 거의 1,000년을 여전히 살 수 있었다면 우리 시대의 짧은 수명은 신의 의지가 아니라 인간의 무지에 따른 결과일 것이라고 추론했다.[13]

비록 황금 시대는 일반적으로 먼 옛날로 상정되었지만, 그 생각이 너무 매력적이어서 다른 형태로 다시 나타났다. 이 세상의 외진 어떤 곳에서는 황금 시대가 존속하고 있다고 생각되었을 것이다. 이는 축복의 땅 Abode-of-the-Blest 주제에 해당하며 다음 섹션에서 논의될 것이다. 또 다른 한 가지 믿음은 황금 시대가 어쩌면 가까운 미래에 다시 도래하리라는 것이었다. 초기 로마제국 시대에는 역사가 한 바퀴 완전히 돌게 됨에 따라 곧 다시 시작하게 될 것이라는 희망이 자리하고 있었다.[14] 외세의 지배로 억압받던 히브리 사람들은 신이 예루살렘 중심의 낙원을 구축하고자 보낸 메시아에 의해 새로운 황금 시대가 시작될 것이라는 절박한 비전을 개발했다. 그리되면, 다른 여러 경이로움과 함께 그 족장들의 수명이 복원됨으로써 100살 먹은 사람이 어린아이로 여겨질 것이었다.[15]

> 그리고 그들은 지상에서 긴 삶을 살 것이라,
> 그대의 조상들이 살았던 것 같이.
> 그리고 그들의 시대에는 (슬픔)이나 역병이나
> 고통이나 재앙이 그들을 건드리지 않으리라.[16]

기독교는 메시아의 역할을 고통받으며 구원하는 역할로 바꾸었다.

그럼에도 지상 낙원에 대한 욕망은 그리스도 재림 사상 안에서 살아있어 왔다. 여기에서 그리스도 재림 사상은 황금 시대 주제의 전통적인 속성들 대부분으로 규정되는 지상의 영광 천년(밀레니엄)의 시작을 알리는 것이 었다.[17] 정통파 신학자들의 불인정에도 불구하고, 기독교 역사는 천년왕 국 성향의 주기적인 반복으로 점철되어 왔으며, 가장 최근의 것으로 사회 복음주의 운동과 다양한 그리스도 재림파가 있다.[18]

북방형 주제[19]

북방 사람들에 대한 그리스 전설은 이 세상 어느 외딴 곳의 주민들 은 굉장히 긴 삶을 즐긴다고 생각하는 북방형 주제의 원형이다. 고대 그 리스의 전승들에 따르면, 북풍(Boreas) 너머에(hyper) 모든 자연의 질병들 로부터 자유로운 운 좋은 사람들이 살고 있다.[20]

> (……) 머리에 황금빛 월계수 잎 영관을 쓰고 그들은 즐거운 주연을 계속한 다. 어떤 질병이나 사악한 늙음도 그 선택된 사람들 사이로 섞여 들지 않는 다. 고난과 갈등으로부터 떨어진 채 그들은 아득히 먼 곳에 살고 있다. [21]

스트라본*은 북방 사람들은 1,000년의 수명을 누렸다고 말했고, 플리니우 스는 그들이 삶과 호사스러움에 물려 바다에 뛰어들 때까지 '지극히 오 랜 기간'을 살았다고 기술했다.[22]

교통과 통신이 어려운 상태로 있는 한, 고립된 외딴 곳 사람들의 수

---

*   Strabon(64 BC~24), 『지리지』를 저술했던 고대 그리스의 지리학자이자 철학자.

명에 대해 과장된 생각을 떠올리는 것은 지극히 간단한 일이었다. 소아시아 지역의 트몰로스산 거주자들에게 150년의 수명이 주어지고, 그리스의 아토스산 거주자들에게 400년의 수명이 주어질 수 있었다. 세상의 남쪽 변방에는 400년까지 살았던 에티오피아 사람들이 있었다. 한편, 동쪽 끝에는 역시 400년을 사는 인도의 시르니 사람들이 있었고, 실론 사람들의 삶은 "지극히 길게 연장되었다."[23]

하지만, 북방형 전설은 여행자들과 지리학자들의 추측을 초월하는 것이며, 전 세계적 민간전승의 기본 주제들 중 하나인 축복의 땅의 변종으로 이해하는 것이 가장 타당할 것이다.[24] 많은 문화들이 이 세상 어딘가에 진정한 낙원이 존재한다는 전승을 가지고 있다. 그 생각은 어딘가에 황금 시대가 여전히 존재하리라는 믿음에서 비롯된 것으로 보인다. 축복의 땅은 사후 세계 혹은 내세와는 신중히 구별되어야 한다. 축복의 땅 사람들이 초자연적인 특성을 지녔을 수는 있지만, 그들은 살아 있고 이 세상 어딘가에 거주하고 있다. 축복의 땅 개념은 자연적인 것과 초자연적인 것의 경계에서 맴도는 비교적 순박한 관념이다. 종교가 더 진화함에 따라, 지상의 낙원은 정의로운 영혼에 대한 사후 보상으로 발전하며 마침내 낙원이 지상에서 모두 제거되고 하늘나라에 그 자리를 잡았다.

그리스 민간전승에는 서로 다른 두 축복의 땅이 있다. 북방 사람들의 나라와 축복의 섬이다.[25] 북방 사람들의 이야기는 북쪽에서 이주해온 그리스 종족들과 연관되어 유래되었던 것으로 보인다.[26] 축복의 섬들은 보다 더 초자연적인 특성을 가지고 있으며 테베와 트로이에서 싸웠던 반신반인족이 거주했다.[27] '슬픔이 닿지 않는' 이 섬들은 대체로 대서양에 위치해 있었다.

고대 인도의 전승들은 최북단에 살면서 경이롭게 긴 수명을 즐기는 행운의 종족인 우타라쿠루족Uttarakurus에 대해 이야기한다. 이 전설과 그리스의 북방 사람들 이야기 간의 유사점이 고대에 이미 인지되고 있었다.[28] 우타라쿠루족의 땅에는 '잠부'라는 마법의 나무가 자라는데, 그 나무의 열매는 질병과 늙음에 대한 면역력을 제공하며, 사람들은 이 열매의 도움으로 수명을 천 년까지 늘리거나 심지어 어떤 이야기에서는 만천 년까지도 늘린다. 오감을 만족시키는 그들의 즐거움은 현대적인 유토피아에 대한 전망을 별 볼 일 없게 보이도록 한다. 그 중에서도, 그들의 왕국에는 진귀한 보석과 나무들로 만들어진 정원이 있는데, 그 나무들은 아리따운 처녀들을 길러내는 가지를 가지고 있다! 축복의 땅 전설들에서 일반적이듯이 우타라쿠루족의 지위는 모호하게 남아 있는데, 이는 어느 점에서 그들은 히말라야의 평범한 종족들로 확인되는 듯 보이지만, 정반대되는 점에서 그들은 초자연적 존재가 되며 그들의 땅은 필멸의 인간들이 접근할 수 없는 곳이 되기 때문이다.

엄청나게 연장된 수명은 페르시아, 튜턴족, 일본, 히브리, 중국 판의 축복의 땅을 그린 모습에도 역시 나타난다.[29] 이마 왕국Land of Yima 주민들에게는 삼백 년의 수명이 부여되는데, 고대 페르시아 구전 설화는 그 왕국이 북방 어느 곳에, 어쩌면 지하에 있다고 전한다. 게르만족의 "살아있는 사람들의 왕국" 역시 북쪽 지방의, 아마 지하에 있으나, 이 곳에는 늙음과 죽음이 전혀 없으며 주민들은 대담한 인간들을 환영하는 거인 종족이다. 일본판으로는 필멸의 인간들이 종종 다다르는 호라이산 섬이 있는데, 그 사람들은 여기에서 질병, 늙음, 혹은 죽음이 건드리지 못하는 영원한 봄의 땅을 발견한다. 히브리 사람들의 민간전승 역시 황금 시대의 흔적인 에덴 동산을 가지고 있으니, 그곳에서는 인간이 신과 친밀한 관계를 맺고 거주하며 아름다움과 풍성함 속에서 죽음이 없는 삶을 즐겼다. 인류의 타락 이후 생명의 나무는 불타오르는 칼로 무장한 천사가 지키고 있다. 그러나 티그리스강과 유프라테스강 동쪽 가까이에 있는 지상 낙원이 전설에서 한몫하고 있으며, 특히 앞으로 보게 되겠지만, 청춘의 샘 전설들을 다룸에 있어 일정한 역할을 한다. 중국에서의 북방형 주제는 수명 연장에 대한 도가의 이론에 관한 장에서 서술하겠다.

가장 생생한 북방형 전설들은 지상 낙원을 묘사하는 '티르 나 노그 Tir na nOg'(젊음의 왕국)와 여러 다른 이름으로 알려진 서유럽 켈트족의 것들이었다.[30] 황금 시대가 여전히 존재하는 서쪽 섬 혹은 일군의 섬들을 찾아나선 인간들의 모험을 서술하는 수많은 이야기들이 있으며, 그중에 가장 잘 알려진 것이 『브랜 항해기The Voyage of Bran』이다. 그곳 주민들은 초자연적 존재들이지만, 소수의 선택된 사람들의 입도가 허용된다. '젊음의 왕국'에서 가장 매력적인 점은 특정한 마법의 음식을 먹거나 마법의 가마솥을 이용해 얻을 수 있는 늙음과 죽음에 대한 면역이다. 그 나라는 다른 즐거움도 풍부하다. 주민들의 빼어난 외모, 음악과 어우러진 아름다운 풍광, 성 생활, 그리고 풍부하게 제공되는 사치품이 있다. 켈트 신앙에서 기독교로 개종한 후, 이러한 이교도적인 환상의 세계는 가장 인기 좋은 중세 영웅 전설들 중 하나인 『성 브렌든 항해기The Voyage of St. Brendan』 같은 이야기들을 통해 영향력을 유지해 갔다. 그리고 다른 어떤 종족들보다 켈트족에게 있어서의 기독교적 천국은 더욱 감각적이고 물질적인 측면을 띠었다.

북방형과 축복의 땅형의 전설들은 오랫동안 지리적 탐사의 자극제로 작용했다. 스트라본과 플리니우스 같은 학자들의 회의론에도 불구하고, 고대 세계는 전설적인 지상 낙원이 있는 대서양의 여러 실제 섬들의 발견에 쉽게 귀를 기울였다.[31] 중세시대 동안에 축복의 섬, 성 브렌든의 섬, 아발론, 아틀란티스, 안틸리아 같은 전설적인 지역들의 매력들이 혼합되면서 대서양 항해에 대한 매혹적인 분위기가 퍼지게 되었다.[32] 콜럼버스는 1498년 세 번째 항해에서 트리니다드섬 인근 베네수엘라 해변에 걸쳐 있는 지상 낙원의 위치를 찾았다고 결론지었다. 그는 파리아만으로

합수하는 네 개의 큰 강들을 낙원의 전통적인 강들인 티그리스강, 유프라테스강, 나일강, 갠지스강으로 상정했다. 또한 멀리 세 개의 산들이 있었으니, 그 정상이 낙원 그 자체임이 분명했다.[33]

거의 완전하게 지구의 지도가 만들어지고 탐사가 진행되면서 북방형 전설의 영향력은 보다 간접적인 방식으로 유지되었다. 북방 사람들과 우타라쿠루족은 아모메투스*와 (압데라의) 헤카테우스** 등 적어도 두 명의 그리스 작가들에게 유토피아 소설의 소재를 제공했으며, 수명의 연장은 지금 이 시대까지 유토피아 사상의 모습이 되어 왔다.[34] 현대 소설에 나타나는 북방형 주제의 한 예로는 히말라야 지역 내 은신처인 '샹그릴라Shangri La'를 다루는 소설(그리고 영화)『잃어버린 지평선Lost Horizon』이 있는데, 그곳에서의 수명은 외부 세계보다 월등히 더 길다.[35] 대중들의 마음에 남아 있는 북방형 장수론의 지속성은 한 콜롬비아 인디언이 1956년에 미국을 방문했을 때 그의 나이가 167살이라 주장하여 대중의 관심을 불러일으킴으로써 다시 한 번 드러나게 되었다.[36] 북방 사람들의 마지막 은신처는 외계로 나타날 듯 보인다. 미국의 다원주의자 C.A. 스티븐스는 어느 다른 행성에 불멸의 종족이 있을 가능성을 추정해 보았고 이를 과학소설 이야기의 소재로 삼았다.[37]

---

*   Amometus, 아타치라 불린 사람들에 대해 저술한 연대 미상의 고대 그리스 작가.

**   Hecataeus of Abdera, 기원전 4세기에 활동했던 고대 그리스의 역사가이자 회의주의 철학자.

샘물형 주제

친-수명 연장 전설의 세 번째 주요 형태는 수명을 크게 늘리는 성질을 가진 어떤 특이한 물질이 존재하리라는 생각에 바탕을 두고 있다. 이 주제의 원형은 젊음을 회복시켜 준다는 뜻의 회춘을 제공하는 물이 담긴 샘에 대한 전설이다. 이 전설은 어린 미국 학생들에게는 후안 폰세 데 레온*의 이야기로 친숙한데, 그는 1513년에 바로 그 샘을 찾아 나선 길에서 우연히 플로리다를 발견하게 되었다.[38]

폰세 데 레온의 모험에 대한 이야기는 신대륙의 스페인 관료였던 오비에도**가 1535년에 출간한 『인디스***의 일반 역사General History of the Indies』에 처음으로 소개되었다. 그는 폰세 데 레온에 대해 다음과 같이 적었다.

> (……) 그가 비미니 샘을 찾고 있었는데, 인디언들은 그 샘에서 목욕을 하거나 샘물을 마시면 다시 젊어지고 힘이 회복된다고 생각했다.[39]

고마라****는 1552~1553년에 출간된 저서 『인디스의 역사History of the Indies』에서 폰세 데 레온을 다음과 같이 묘사했다.

> (……) 보이카섬을 찾아 나서기 위해 두 척의 범선을 준비했는데, 인디언들은 그 섬에 노인을 청년으로 변모시키는 샘이 있다고 했다.[40]

---

* Juan Ponce de León(1474~1521), 현재 미국의 플로리다를 발견했으며 푸에르토리코의 초대 총독을 지낸 스페인의 탐험가이자 정복자.

** Gonzalo Fernández de Oviedo(1478~1557), 스페인의 식민주의자이자 역사가.

*** Indies, 서인도(West Indies)라 불리기도 하는 남북아메리카 사이에 위치하는 일련의 섬들.

**** Francisco López de Gómara(1511~1566), 스페인의 신대륙 정복 중 헤르난 코테스의 탐험을 기술한 스페인 역사가.

플로리다 인디언들에게 27년간 포로로 잡혀 있었던 스페인 사람 폰타네다는 회고록에서 그 탐험을 조금 다른 형태로 기술했다. 폰타네다는 높이 숭상되는 (에덴 동산에서 흘러나온) 요르단강을 인디스에서 찾을 수 있으리라는 전승을 폰세 데 레온과 연관시켰다.

후안 폰세 데 레온은 (……) 요르단강을 찾기 위해 플로리다로 향했던 바 (……) 그 강물에서 목욕을 함으로써 젊어질 수 있었을 것이다.[41]

폰세 데 레온의 이야기는 청춘의 샘 전설을 예증할 뿐 아니라, 또한 그 이야기 자체가 전설의 면모를 갖추고 있다. 오랜 기간 상상력 풍부한 작가들은 쉰다섯 살의 강인한 모험가를 노쇠함으로 인해 젊고 아름다운 부인을 만족시키지 못하는 감상에 젖은 노인으로 탈바꿈시켰다.[42] 19세기의 한 그림에서는 흰 수염을 휘날리며 숲속 샘에서 뛰노는 젊은 미녀들을 꿈꾸는 망령 든 폰세 데 레온으로 그리고 있다.[43] 이런 선정적인 이야기에 대한 반작용으로, 일부 학자들은 반대 입장의 극단에 서서 그 모든 것들을 '신빙성 없고' '터무니없는' 것으로 묵살했다.[44]

청춘의 샘을 찾고자 하는 욕망이 과연 폰세 데 레온의 탐험을 부추겼는지, 그렇다면 그것이 어느 정도 영향을 미쳤는지 비록 우리가 확인할 수는 없지만 그런 동기를 배제시켜야 할 어떤 이유도 없다. 청춘의 샘에 대한 관심은 14세기와 15세기에 절정에 이르렀으며, 아메리카 대륙의 발견은 16세기 초에 그 전승에 대한 새로운 추동력을 제공했다. 인디스 의회 의원이면서 스페인의 탐험가 및 관리들과 가까이 지냈던 페테르 마르티르 디안기에라*는 그 전설의 영향에 대해 증언하고 있다. 1514년경 식

---

*   Peter Martyr d'Anghiera(1457~1526), 탐험 시대의 스페인에 대해 저술했던 이탈리아 역

민지에서 청춘의 샘에 대한 보고가 처음 올라왔을 때, 페테르 마르티르는 교황에게 편지를 써 다음과 같이 말했다.

성하께서 이를 경솔하고 바보 같은 생각이라고 믿지 마시기를 당부 드립니다. 왜냐하면 그 이야기는 궁중의 모든 이들에게 매우 심각한 이야기로 전해졌으며, 모든 대중과 더불어 출신이나 영향력 면에서 월등한 사람들까지도 그것을 증명된 사실로 받아들일 정도로 감명을 받았기 때문입니다.[45]

처음에 그 독실한 학자는 회춘 능력은 자연에서 발견될 수 없으며 오직 신만이 가지고 있다는 자신의 의견을 개진했다. 그 후, 세 명의 고위 관료가 그런 샘의 존재에 대한 확신을 가지고 인디스에서 돌아왔을 때 그의 조심성은 누그러진다. 그 고위 관료 중 한 명은 기적의 샘물로 아버지가 새 생명을 얻었다고 주장하는 하인을 데리고 있었다. 이제 페테르 마르티르는, 자연 철학자들이 말하듯이, 만일 대자연이 뱀이나 독수리, 까마귀 같은 멍청한 동물들에게 회춘의 수단을 제공한다면, 대자연이 그와 비슷한 너그러움을 인간을 위해 마련하지 말라는 법이 있겠느냐고 정당화한다.[46]

학자들은 폰세 데 레온과 페테르 마르티르 시대 청춘의 샘 전설의 고대 원형 두 종류로 힌두족의 젊음의 연못과 히브리인의 불멸의 강을 밝혀냈다.[47] 힌두족의 이야기는 시야바나 전설에 들어 있는데, 이는 적어도 기원전 700년의 이야기로 어쩌면 그보다 훨씬 더 오래전의 이야기일 수 있다. 그 이야기에 따르면, 힌두족 왕의 존경하는 늙은 사제였던 시야바나는 거만한 왕자들과 갈등을 겪는다. 기분이 상한 현자를 달래려던 왕

사가.

은 그의 딸 수카니아를 시야바나의 부인이 되게 한다. 이 시점에 세상에서 의술을 펼치려는 두 명의 반신반인 아스빈Asvin이 등장한다. 그들은 매혹적인 젊은 수카니아에 푹 빠져 들었으며, 그녀의 쇠잔한 남편에게 경멸의 시선을 던지면서 그녀를 유혹하려 한다. 그러나 충실한 수카니아는 늙은 남편에 대한 신의를 선택한다. 시야바나는 아스빈들에게 회춘을 시켜주면 그 대가로 종교적 비밀 일부를 알려주겠다고 제안해서 그 상황을 활용하기로 결심한다. 거래는 성사되고, 아스빈들은 시야바나를 젊음의 연못으로 데리고 간다.

> 이에 시야바나는 아름다움에 대한 욕망을 품고 재빨리 물에 뛰어들었다. 그러자 아스빈들 역시 물에 뛰어들었다. 잠시 후 아주 공평하게도, 그들 모두 젊음으로 충만한 채 빛나는 귀걸이를 (하고) 물에서 나왔다.[48]

이 힌두 우화가 아마 아랍인들이나 근동의 네스토리우스*파 기독교인들에 의해 중세 유럽으로 전파되었을 것이다.

회춘에 대한 이 힌두족의 주제는 비록 회춘을 보장하는 것은 아니지만 불멸을 제시했던 고대 히브리인의 불멸의 강 전설과 쉽게 혼합되었다. 창세기는(2: 10) 에덴에서 흘러나오는 강을 언급하고 있으며, 시편은(36: 9) '생명의 샘'을 보다 구체적으로 묘사한다. 묵시록의(22: 1) '생명의 물이 흐르는 강'과 함께 이런 빈약한 언급들로부터 그리스도를 생명의 샘으로 규정하는 기독교 상징주의의 한 줄기가 진화되어 나왔다.[49] 이와 동시에, 이런 성서 이야기들이 지상의 낙원에서 필멸의 인간들 가까이로 흘러나

---

*   Nestorius(386~450), 예수의 위격은 신격과 인격으로 구분된다는 이성설과 이에 따라 인간 예수의 어머니인 마리아를 성모라 부를 수 없다고 주장한 콘스탄티노플의 대주교이자 신학자.

오는 진짜 샘이 존재한다는 전설에 영감을 불어넣었다. 그런 생각의 예들은 알렉산더 대왕에 대한 중세의 소설들에서 찾을 수 있다. 기독교 안에서조차 생명의 샘이 정신적 속성뿐 아니라 때에 따라 물리적 실체를 가지기도 하는데, 종교의식을 기적적인 치유력을 가지는 실제의 샘들과 연관시켰던 비잔틴 교회*에서 특히 그러했다.[50] 바루클리 샘물 사원에서 죽은 물고기의 소생과 연관시켜 들려주던 이야기는 이러한 모호성을 보여주는데, 이 주제는 청춘의 샘에 대한 세속화된 이야기에서 계속해서 되풀이된다.

고대 그리스와 로마의 저술들 중에는 수명 연장의 특성을 가지는 샘들에 대한 두 가지 흥미로운 참고 문헌이 있다. 파우사니아스**는 그의 그리스 여행 안내서에서 나플리아*** 항구 근처에 샘이 하나 있는데, 그 지역의 종교적 신앙에 따르면 제우스의 아내 헤라가 그녀의 처녀성을 갱신하기 위해 거기에서 매년 목욕을 했다고 언급했다.[51] 후일, 생명의 물에 대한 비잔틴 시대의 숭배 의식이 행해지던 사원이 딸린 한 수녀원 정원에 있는 요란하게 장식된 샘이 바로 그 샘으로 추정되었다.[52]

초자연적 색체가 비교적 적은 또 다른 고전적 참고자료로는 페르시아 황제가 에티오피아를 정탐하기 위해 보낸 밀정들에 대해 수록한 헤로도토스의 글이 있다.[53] 백성들의 기대 수명이 백이십 년에 이른다고 하는 에티오피아 왕의 주장에 밀정들은 불신을 나타냈다. 그들의 의심을 없애주기 위해 왕은 밀정들을 기름기 많고 향기 나는 물로 채워진 샘으로 데려갔다.

*   Byzantine Church, 동로마 콘스탄티노플을 중심으로 발전한 기독교의 한 교파이며, 동방 정교회(Eastern Orthodox Church) 혹은 단순히 정교회라 부르기도 한다.

**   Pausanias(110~180), 2세기에 활약한 그리스의 지리학자.

***   Nauplia, 그리스 펠로폰네소스 반도에 위치한 항구 도시로서 현재의 나플리오(Nafplio) 지역.

밀정들은 그 물은 어떤 것도 그 위에 뜨지 못할 정도로 무척 약했다고 말
했다. 나무는 물론이고 나무보다 가벼운 그 어떤 것도 모두 바닥으로 가라
앉았다. 만일 이 물이 실제로 그들이 말하는 대로라면, 그 물을 지속적으로
사용하여 백성들을 오래 살도록 할 수 있을 것이다.[54]

이 구절은 이전 장에서 논의했던 노화에 대한 차고 건조함 이론을 상기
시키는데, 그 이론에 따르면, 늙음은 '생명력 있는' 습기의 소실로 인해
나타난다. 헤로도토스의 말이 시사하는 바는 만일 에티오피아의 그 샘물
이 보통의 습기보다 더 기름지고 가볍다면 그 물은 '생명력 있는' 습기의
특성을 띨 것이며, 육신이 그에 자주 접촉하게 되면 실제로 수명을 늘릴
수도 있다는 것이다.

이러한 헤로도토스와 파우사니아스의 흥미진진한 이야기들에도 불
구하고 청춘의 샘이라는 개념은 그리스-로마 문화에 이질적으로 남아 있
었으며, 그 전설과 관련된 유일한 고전 작품으로는 간접적으로 표현된 글
라우쿠스Glaukus 이야기가 있을 뿐이다. 품격 있게 다듬어진 그 우화에서,
어부인 글라우쿠스는 당시까지 알려지지 않았던 해변가의 목초지에 이
르게 되었다.[55] 그가 잡은 물고기들을 바닥에 펼쳐 놓자, 물고기들이 풀
을 조금씩 뜯어 먹은 후 활력을 되찾아 다시 물로 뛰어드는 것을 보고 크
게 놀랐다. 글라우쿠스는 그가 목격한 대로 그 목초를 먹은 후 물에 뛰어
들었으며 불멸의 해신海神이 되었다. 이 과정에서 그의 수염과 몸이 녹색
으로 바뀌었는데, 그로부터 글라우코스glaucos 혹은 '청록bluish green'이라는
그의 이름이 유래되었다.

글라우쿠스 전설은 청춘의 샘을 찾던 알렉산더 대왕의 이야기에 원
용되었는데, 그것은 고대 근동의 상상력 풍부한 작가들이 지어낸 화려한
모험 이야기였다.[56] 그중 한 버전에 따르면, 알렉산더의 요리사가 어느 샘

에서 말린 생선을 씻는 동안 그 생선이 살아나는 것을 보고 크게 놀랐다. 이것이 생명의 샘인 것을 알아차린 요리사는 그 물로 목욕을 하고 불멸의 존재가 된다. 그 샘을 스스로 찾을 수 없었던 알렉산더는 요리사를 죽이기로 마음을 먹지만 요리사가 불사신인 것을 알아내고는 바다로 던져 넣었으며, 그 요리사는 바다 귀신으로 살아가게 된다. 이 이야기에서 그 샘은 낙원 근처에 위치한다.

아랍 전설에서는 알렉산더의 요리사가 '녹색 사람' 엘 키드르el Khidr로 대체되는데, 글라우쿠스를 각색한 것임이 분명하다.[57] 엘 키드르는 이슬람 민간전승에서 가장 인기 있는 인물로서, 성스러움에 대한 보상으로 죽음의 간섭을 받지 않고 영생을 직접 얻게 되는 인간이라는 유대 전승 상의 엘리야와 비슷한 역할을 한다. 아랍 이야기에서 엘 키드르는 장군이면서 알렉산더의 신임을 받는 조언자로 등장한다. 사실, 무슬림으로서 엘 키드르는 이교도인 알렉산더보다 더 중요한 역할을 담당한다. 한 버전에 따르면, 천사가 아라비아에 있는 "생명의 물이 솟는 우물"의 존재를 알렉산더에게 말한다.[58] 그 우물은 엘 키드르가 말린 생선을 그 물로 씻자 생선이 다시 살아나는 것을 우연히 목격함으로써 발견된다. 엘 키드르는 그 물로 목욕을 하고 불멸을 얻게 되며, 그 과정에서 그의 몸과 함께 입고 있던 옷들이 청록색으로 바뀐다. 코란에는 이미 엘 키드르의 생명의 물 발견을 언급하는 수수께끼 같은 구절이 있다.[59]

알렉산더의 전설이 가장 정교한 문학적 표현으로 도출된 것은 12세기 프랑스에서 람베르 르토*와 알렉산드르 드 베르네**가 쓴 긴 서사시 형식의 시 〈알렉산더의 로망Romance of Alexander〉에서였다.[60] 그중 한 이야기

---

*　　Lambert le Tort, 중세 프랑스 시인.
**　　Alexandre de Bernay(1150~1190?), 12세기 프랑스의 노르만족 시인.

에 따르면, 인도 인근으로의 원정길에서 알렉산더는 세 가지 서로 다른 기적의 샘에 대해 말해주는 네 명의 노인들을 만난다.[61] 첫 번째는 죽음으로부터 삶을 복원시키는 샘으로, 끓인 물고기 두 마리를 우연히 거기에 빠뜨리자 물고기들이 소생함으로써 발견된다.[62] 불멸을 부여하는 두 번째 샘은 매년 오직 한 번씩만 접근할 수 있다. 공교롭게도 한 일반 병사가 그 샘에 닿게 되어 목욕을 하고, 이로 하여 알렉산더가 접근할 기회를 차단하게 된다. 그 교활한 친구는 돌 기둥 안에 봉인되는 벌을 받는다. 마침내 원정대는 회춘의 능력을 가진 세 번째 샘에 다다른다. 안내하던 네 명의 노인들을 포함한 모든 사람들이 진정한 청춘의 샘에서 목욕을 하고 서른 살의 상태로 되돌아가게 된다.[63] 이 마지막 샘은 낙원에 있는 네 줄기 강들 중 하나인 유프라테스강으로부터 흘러나온 것으로 묘사된다. 이와 유사한 샘이 또 다른 중세 소설 『보르도의 위옹Huon de Bordeaux』에도 등장한다.[64]

폰세 데 레온의 시대에 이르러 청춘의 샘에 대한 생각이 서유럽 모든 사람들에게 친숙해져 있었을 것임이 틀림없다. 그 소재는 소설에 더하여 중세 민담에서도 자주 나타나며, 특히 마술 같은 회춘의 힘을 가진 먼 나라의 물을 얻기 위해 늙은 왕이 아들을 보내는 삼형제 이야기의 변형에서 자주 등장한다.[65] 그 샘은 화가들의 주제로도 자주 사용되었는데, 가장 유명한 작품으로는 1546년 루카스 크라나흐*가 그린 생동감 넘치는 그림을 들 수 있다.[66] 마지막으로, 사제왕 요한과 존 만데빌 경의 이름들로 특징지어지는 중세의 여행 문학 작품이 있으며, 그 작품들에는 ‘인도’에서 접근 가능한 낙원에서 흘러나온 청춘의 샘이 묘사되어 있었다.[67] 폰세 데 레온 시대의 스페인 탐험가들이 ‘인디스’로 항해해 갔을 때, 그들은

---

*   Lucas Cranach(1472~1553), 종교화를 그렸던 독일의 화가.

청춘의 샘을 가슴 깊이 새기고 있었을 것이다.

하지만 기적의 물은 수명을 크게 늘리는 특성을 지닌 물질이 존재하리라는 생각에 바탕을 둔 것으로 정의되는 샘물형 전설의 변형 중 하나에 지나지 않는다. 청춘의 샘물 외에도 전설에 등장하는 다른 수많은 친-수명 연장 물질들이 있다. 이 모든 물질들을 자세히 기술하고 분석하는 것은 가능하지 않을 것이다. 그 대신 이 물질들을 세 그룹으로 묶어 분류하고 설명할 수는 있을 것이다.

첫 번째 그룹은 신성한 성질을 갖는 물질군을 들 수 있다. 이에 속하는 것들로는 수명을 늘리는 신들의 음식과 음료가 있다. 예를 들자면, 그리스의 암브로시아와 넥타르, 힌두족과 페르시아인들의 소마, 고대 멕시코와 페루의 옥틀리Octli가 이에 포함된다.[68] 그런 물질들은 자연과 초자연 간의 경계가 모호한 지점에 존재하는 것들로서, 때로는 천상의 것으로 취득 불가한 것으로 취급되면서도 꿀이나 소마 식물의 발효 즙처럼 속세의 물질로 규정되기도 한다. 이런 신들의 음식과 밀접하게 관련된 것들로는 다양한 지상 낙원의 축복받은 음식들이 있는데, 예를 들자면, 우타라쿠루족의 '잠부' 나무 열매 혹은 에덴 동산의 생명의 나무 과실을 들 수 있다. 에덴에서 기원하는 불멸의 강에서 유래된 것에 이르기까지 청춘의 샘물은 이 범주에 넣을 수 있다. 이런 것들 중 가장 흥미로운 한 가지는 풍요로운 음식과 육신의 불멸을 제공하는 켈트족의 '마법의 가마솥'이 있다. 처음에는 축복의 땅에 다다른 이교도 모험가들에게 보상으로 주어졌던 '마법의 가마솥'이 나중에 중세 기사들이 찾아 나섰던 성배聖杯로 진화했다.[69]

두 번째로, 실증적인 특성을 지니는 친-수명 연장 물질들이 있다. 그것들은 그냥 그렇게 작용한다는 것을 알게 되었다고 이야기되며, 더 이상의 별다른 설명을 필요로 하지 않는다. 예를 들면, '시행착오' 방법에 의

거한 보통 사람들의 경험을 통하여 수많은 식물 물질들이 유익한 의학적 성질을 가지는 것으로 판명되었다. 이를 기초로 하여, 글라우쿠스 전설에 등장하는 약초처럼, 어쩌면 영생을 보장할지도 모르는 수명 연장 능력을 가진 약초를 상상해볼 수 있을 것이다. 이와 비슷하게, 아주 오랜 옛날부터 온천과 광물천이 다양한 질병들에 대해 진정한 치료 효과를 가진다는 것이 알려져 왔다. 이런 사실로부터 몇 걸음 더 나아가면, 힌두 전승에 등장하는 '젊음의 연못'의 예에서 보듯이 늙음에 대항해 싸우는 성질을 가진 샘의 존재를 추정해 볼 수 있었을 것이다.

세 번째 그룹을 형성하는 것으로는 마법의 성질을 가지고 있어 수명을 연장시키는 물질들이 있다. 마법에 내포되어 있는 원칙에 따르면, 접촉과 모방이라는 기초적인 과정을 통해 인간들이 자연에 엄청난 영향을 끼칠 수 있다.[70] 예를 들어, 만일 어떤 동물들이 장수한다고 여겨진다면, 마법의 법칙에 따라 그런 동물들과의 접촉이 수명을 늘릴 것이다. 이에 따라, 그리스 전설의 메데이아는 회춘액을 제조할 때 뱀 껍질, 수사슴 간, 까마귀 머리를 사용했다.[71] 이와 유사하게, 만일 근동의 강가 계곡에서 물이 곡식을 갱생시킨다면, 마법에 따라, 청춘의 샘에서 보듯이 물 역시 육신에 새로운 힘을 불어 넣을 수 있을 것이다. 이것들과 같은 맥락에서 전 세계 민간전승에 나타나는 불, 귀한 보석, 수많은 친-수명 연장 물질들, 주문呪文, 그리고 의식儀式이 가지는 수명 연장력에 대한 설명들을 찾아볼 수 있다.[72]

그밖의 주제들

인간 행위에 의해 수명을 늘린다는 친-수명 연장의 정의를 벗어난 것으로, 신의 명령에 의해 부여되는 불멸과 회춘에 대한 전설들이 있다. 하지만, 반신반인으로서 쌓아올린 공적에 따라 불멸의 신의 지위를 얻게 된 영웅 헤라클레스의 이야기는 무척이나 흥미롭다.[73] 그리스 민간전승에서 가장 인기 있는 인물인 헤라클레스의 위업 중 일부는 개선론과 함께 수명 연장을 선호하는 그리스인들의 성향을 묘사한다. 인간의 행동주의와 자존심의 상징인 프로메테우스를 해방시킨 이가 헤라클레스였으며, 죽음과 씨름하여 아드메토스의 아내(알케스티스)의 생명을 회복시킨 이도 헤라클레스였다. 또 다른 헤라클레스의 업적으로는 늙음을 흉측하게 의인화한 게라스*와의 전투에서 거둔 승리를 들 수 있는데, 이 이야기는 수많은 예술작품으로 그려졌다.[74] 이에 어울리게, 헤라클레스가 불멸의 신의 지위를 획득했을 때 그는 젊음의 여신 헤베와 결혼했다.

수명 연장과 보다 직접적으로 관련된 것으로는 불사조형 주제라고 불릴 수 있는 전설들로, 이는 인간보다 훨씬 더 긴 수명을 가진 동물들이 존재한다는 생각이다.[75] 예를 들어, 헤시오도스에 따르면, 까마귀는 인간보다 9배를 살고, 수사슴은 36배, 큰 까마귀는 108배, 그리고 이집트 민간전승에서 기적의 새인 피닉스는 1,080배를 산다. 그 동물들의 놀라운 수명은 그들이 회춘의 비결을 가지고 있기 때문이라고 설명된다. 뱀은 껍질을 벗겨 냄으로써 회춘을 하는 한편, 늙은 독수리는 인도로 날아가 청춘의 샘에 뛰어들어 활력을 되찾는 것으로 생각했다.[76] 이 불사조형 주제는 인간이 볼품없는 짐승들보다 더 짧게 살아야 하는 것이 굴욕적으로

---

*   Geras, 그리스 신화에서 노령의 신이며, 로마 신화에서는 세네크투스(Senectus)로 그려진다.

보였기 때문에 수명 연장 노력에 대한 도전적 충동을 일으켰다.

최근 생리학의 발달은 엔디미온 주제라 명명될 수 있는 또 하나의 전설적인 소재를 상기시키는데, 이 생각은 최면 상태 같은 잠에 빠져들어 젊음을 보존할 수 있으리라는 믿음에 근거한다. 그리스 전승에 따르면, 달의 여신 셀레네가 뛰어난 미모를 지닌 젊은 엔디미온과 사랑에 빠졌다.[77] 제우스는 그에 대한 선물로, 혹은 질투심 때문이라는 다른 설명도 있지만, 엔디미온을 영원한 수면 상태에 놓이도록 했는데 그 상태에서 엔디미온은 젊음과 아름다움을 영원히 간직한다. 엔디미온 주제의 한 변형으로는 현대 독자들에게 친숙한 그림 형제*의 「잠자는 숲 속의 공주」가 있다. 그 이야기에서 공주와 그녀의 왕국은 모험심 강한 어느 왕자에 의해 구출될 때까지 백 년간 잠들어 있었다.[78] 그런 이야기들은 동물의 동면에 대한 인간의 관찰과 함께 상상되어 왔으며 이제는 과학적 가능성의 테두리에 들어선 것으로 보이는 유예된 생기** 즉, 가사 상태假死狀態의 가능성을 혼합해 반영하는 것이다.[79] 글리세롤의 보호 효능***이 재발견된 1948년 이래로(첫 보고는 1946년 장 로스탕****이 했다) 주목할 만한 일련의 실험들이 쥐와 햄스터를 한두 시간 동결시킨 후 별 문제 없이 소생시킬 수 있음을 밝히고 있다.[80] 동결된 육신은 늙지 않기 때문에, 언젠가는 인간들의 생물내성生物耐性*****(생물활성이 정지된 상태)을 긴 기간 동안 유지시킬 가능

---

*　독일의 언어학자와 문헌학자로서 함께 괴팅겐 대학 교수로 있으면서 그림 동화집을 공동으로 저술한 야코프 그림(Jacob Grimm: 1785~1863)과 빌헬름 그림(Wilhelm Grimm: 1786~1859) 형제.

**　suspended animation, 살아 있기는 하지만 생물 활성이 정지되어 외견상 죽은 듯 보이는 상태.

***　생물체의 동결 보존 시 글리세롤이 얼음 결정의 생성을 억제하여 세포 구조의 파괴로부터 보호하는 효능.

****　Jean Rostand(1894~1977), 프랑스의 생물학자이자 철학자.

*****biostasis, 생물이 환경의 변화에 견디어 낼 수 있는 능력.

성을 보여주는 것이다. 신화와 전설이 이 기술의 발전에 대해 대중을 준비시키는 유용한 역할을 했던 것이다. 저명한 어느 과학자는 다음과 같이 언급했다.

전신 생물내성에 대한 생각은 언뜻 보면 섬뜩하겠지만 기본적으로 별로 새로울 것이 없는 것으로, 죽은 자의 부활에서 시작하여 잠자는 숲 속의 공주가 깨어나는 것에 이르기까지 수없이 많은 인간의 믿음으로 엮여 있는 것이다.[81]

결론

이전 장에서는 철학과 종교, 과학에서 옹호론자의 관점이 초기 주도권을 잡았던 것에 대해 이야기했었는데, 달리 말하자면, 오직 소수만이 점하고 있던 고대와 중세 시기의 교육받은 지식인층 안에서 그러했다는 것이다. 이 장에서는 옹호론자들의 합리화에도 불구하고, 이 세상에서의 삶의 연장에 대한 인간의 기본적인 욕구를 보여주는 전설상의 자료가 대규모로 존재했음을 보았다. 소망을 자유로이 표현하는 민간전승 안에서 대중들의 기본적인 염원과 꿈이 표출될 수 있었다. 이러한 원시적 형태의 수명 연장에 대한 생각은 심지어 옹호론적 경향에 헌신적이었던 학자들과 성직자들에게조차 환상적인 것이었다. 마치 개선론과 친-수명 연장주의가 이드*의 반半의식적 중간 영역에 존속했던 반면, 옹호론은 초자아超自我를 조절했던 것처럼 보인다.

친-수명 연장 전설들은 인간의 깊은 염원을 유지하고 표현하는 것에 더하여 수명 연장 연구를 자극하면서 때로는 이를 유도하기도 했다. 이 장을 진행하면서 이런 영향력에 대한 다수의 실례들이 언급되었으며, 그 예로는 로저 베이컨의 저술에 나타나는 태고형 주제와 C.A. 스티븐스 저술에 등장하는 북방형 주제를 들 수 있다. 이어지는 장에서는 친-수명 연장 전설들이 수명을 연장시키려는 노력들을 고무하거나 만연시킨 다른 실례들을 들어 보일 것이다. 그런 의미에서 가장 주요한 형태의 친-수명 연장 설화는 실증적이며 마술적인 요소를 지닌 샘물형 전설의 변형들이다. 약초와 약물의 실증적인 탐색에서 그리고 자연 내 강한 유비에 대

---

*　Id, 정신을 구성하는 3영역(이드, 자아[自我], 초자아[超自我]) 중 하나로 인간의 본능적 요소가 존재하는 무의식 부분을 말한다.

한 마술적 탐구에서 약제학과 연금술이 태어났으며, 궁극적으로 노화 극복의 노력에 효과적인 무기들을 약속하는 약학과 생화학이라는 현대과학이 그런 초기 연구들로부터 발달하게 되었다.

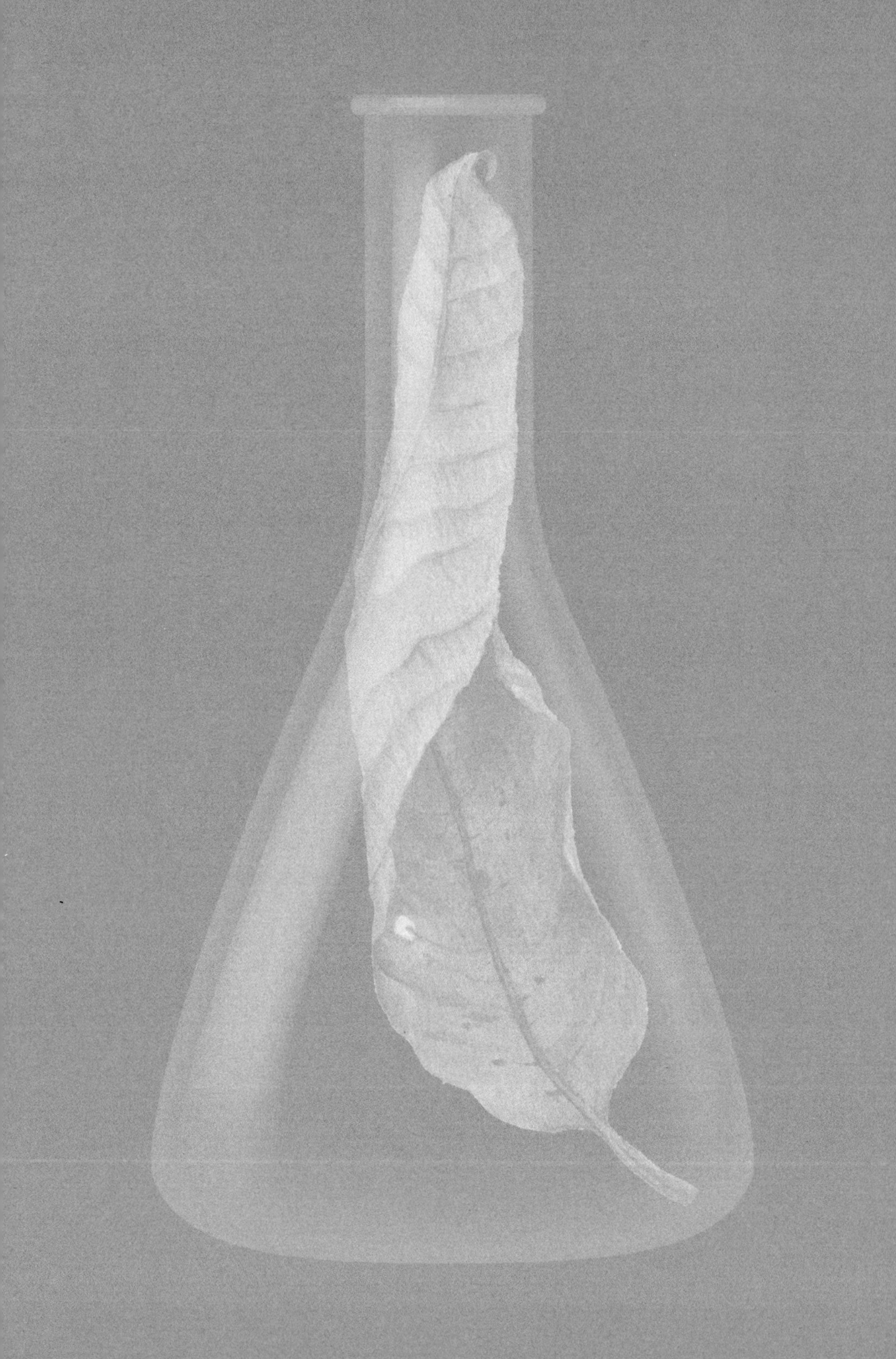

FOUR

도가道家
친-수명 연장주의 이론

선경仙經에서 말하기를 생명의 영약을 먹고 하나(도道)를 지키는 자는
하늘이 건재하는 한 살아 있을 것이어서,
본질적 구성요소를 회생시키고 기氣를 쌓아, 삶을 무한히 늘린다.[*]
― 4세기 갈홍[1][**] ―

친-수명 연장주의의 진화에 대해 가장 깊이 생각하게 하는 것은 중국과 서구 간의 놀랄 만한 차이다. 고대와 중세 초기 중국에서는 위대한 철학적-종교적 체계인 도가 사상道家思想이 친-수명 연장주의와 궤를 같이 하고 있었다. 서구에서는 이에 비견할 만한 것이 전개된 적은 없다.[2] 실제로, 2장에서 살펴보았듯이, 수명 연장은 가능하지도 않고 바람직하지도 않다고 하는 강력한 옹호론이 주도적이었다.

그렇다고 고대 서구 문명에 친-수명 연장주의적 경향이 전혀 없었

---

[*] 원전(抱朴子 內篇 卷三)에는 "服丹守一 與天相畢 還精胎息 延壽無極, 단을 복용하고 하나를 지키면 하늘과 더불어 함께 다한다. 정을 되돌리고 태식을 하여 수명을 무한히 늘린다"고 되어 있다.

[**] 葛洪(284~363), 불로장생의 비법을 담은 포박자와 신선의 계보를 정리한 『신선전』을 저술한 동진 시대의 도가 사상가이자 연금술사.

다고 말하려는 것은 아니다. 제 3장에서 보았듯이, 마술적인 형태와 종교적인 형태의 친-수명 연장주의가 서구의 민간전승 안에서 중요한 역할을 했다. 종교적 친-수명 연장주의 역시 고대 히브리인들의 사상에 나타난다(2장 참조). 그리고 자연주의적 친-수명 연장주의를 거론할 수도 있다. 고대 이집트에서 쓰여진 『스미스 파피루스』*에는 "노인을 청년으로 변화시키기 위한" 처방이 들어 있었으며,[3] 그리스 철학자 엠페도클레스**는 제자들에게 노화와 싸우기 위한 약을 약속했었다.[4]

그러나 서구에서 이런 경향들이 파편화되어 남아 있었던 반면, 중국에서는 풍부하게 상술되었으며 저술의 온전한 주제가 되었다. 서구에서의 친-수명 연장주의가 지적 세계의 변방으로 밀려나거나 심지어 지하로 숨어들게 되었던 반면, 중국에서 친-수명 연장주의는 중심적인 위치를 점하며 저명한 학자, 유력한 정치인, 때로는 황제의 관심을 끌어모았다. 도가 사상은 역사상 처음으로 마술과 민간전승에 나타나는 엉뚱한 친-수명 연장주의적 생각들을 취하여 그것들을 합리화하고 학문적 체계로 빚어냈다. 수천 명의 도사道士들이 그 체계를 공부하고 수련했으며, 그것을 한 세대에서 다음 세대로 그리고 한 세기에서 다음 세기로 전했다. 시간이 흐르면서 도가의 수명 연장 기법들은 중국의 과학과 의학에 강력한 영향력을 발휘했으며, 또한 서구의 과학과 의학에도 어느 정도 영향을 미쳤다. 이러한 것들이 친-수명 연장 사조의 발달에 관한 연구에 있어 도가 사상이 주도적인 지위를 부여받아야 하는 이유들이다.

수명 연장에 대한 도가의 사상을 이해하기 위해서는 도가 역사상 핵

---

* The Edwin Smith Papyrus, 미국의 이집트학 학자 에드윈 스미스가 1862년에 이집트의 고서적 상인인 무스타파 아가로부터 입수한 B.C. 1600년경의 고대 이집트 의학서 사본.

** Empedocles(490~430 BC), 세상 만물이 물, 공기, 불, 흙의 4원소로부터 생성되었다고 주장한 고대 그리스의 철학자.

심적인 사건들과 도가 이념의 원칙과 기본 개념을 알아야 한다. 도가 사상은 고유한 중국의 두 가지 주요 사상적 틀 중 하나이며(다른 하나는 유가 사상儒家思想), 그 정도로 도가 사상은 길고 풍부한 발달의 역사를 가지고 있다.[5] 이 장의 대부분은 도가 사상을 철학, 종교, '원형과학'이라는 세 가지 주요 측면에서 집중적으로 고찰할 것이다. 그 각각의 측면을 그것의 역사, 특징적 생각, 특히 친-수명 연장주의와의 관계에 대해 고찰할 것이다.

철학[6]

서구인들에게 가장 친숙한 도가적 측면은 도가의 철학으로서, 특히 노자[*]의 가르침에 관한 것이다. 이 가르침들은 『도덕경道德經』(도의 유래와 능력에 관한 고전)으로 알려진 한 권의 교본에 들어 있으며, 중국학 학자들 사이에서 큰 논란의 원인이 되었다.[7] 역사적으로 말하자면, 노자는 실존 인물이라기보다 상징적인 존재일 가능성이 크기 때문에 『도덕경』 해석에 대한 의문과 서술 연대에 대한 의문이 제기되며, 심지어 저자에 대한 의문까지 제기되고 있다.[8] 의심의 여지가 없는 점이라면 이 간략하면서도 불가사의한 저술이 중국에서 대단히 큰 영향력을 발휘해 왔으며 서구에서도 큰 관심을 불러일으켰다는 사실이다. 『도덕경』은 성경을 제외하고 영어로 가장 많이 번역된 책이다.[9]

---

[*]   老子, 성은 이(李), 이름은 이(耳), 자는 담(聃)이며, 도가의 시조로 알려진 중국 춘추 시대 말기의 사상가.

　노자 외 두 명의 주요한 도가 철학자로는 장자[*]와 열자[**]가 있으며, 그들의 저술은 간단히 『장자』와 『열자』로 불린다. 『장자』는 『도덕경』과 결을 달리한다. 『장자』는 보다 직설적이고 논쟁적이며 도가의 교리를 설명하는 많은 논평과 우화들을 담고 있다.[10] 『열자』는 『도덕경』의 보석 같은 완전성이나 『장자』의 유창한 다채로움이 없는 비교적 덜 알려진 저술이다.[11]

　이 세 권의 도가 고전들은 서구의 아리스토텔레스와 에피쿠로스의 저술들이 쓰여진 시기와 동시대인 기원전 350-250년에 쓰여졌다.[12] 그 책들이 처음에 어떤 종교적 가르침을 분명하게 제기한 적은 없었지만, 세월이 흐르며 일부 도자道者들에 의해 점점 더 신학적으로 편향되어 가서 마침내 A.D. 150-200년에 이르면 조직화된 도교道敎 교당이 나타나게 된다. 하지만, 그 외의 도자들은 그들의 사상을 비신학적 전통에서 전개하기를 선호했다. 철학적 도가 사상의 흐름은 중국 역사 전반에 걸쳐 흐르며 철학뿐 아니라 예술과 문학에도 큰 영향을 미쳤다.[13]

　이 연구에 있어 철학적 도가 사상의 중요성은 그것의 고전 시대가 고대와 중세 중국의 친-수명 연장 사조에 지적인 뼈대를 제공했다는 것이다. 과연 노자, 장자, 열자 자신이 수명 연장의 가능성이나 바람직성을 믿었는지는 논쟁의 여지가 있지만, 그들의 가르침 대부분이 친-수명 연장주의를 지지하는 형태로 쉽게 해석될 수 있었음에는 의심의 여지가 없다. 그리고 그것이 정확히 일어났던 일이다. 도가적 친-수명 연장주의 학파는 철학적 고전들을 수명 연장 지향의 동기가 되도록 조정했다. 이 사상적 유산이 원시적인 민간전승에 나타나는 모호하고 임의로운 친-수명

---

[*]　莊子, 이름은 주(周)이며, 전국 시대 말기의 도가 사상가.
[**]　列子, 이름은 어구(禦寇)이며, 전국 시대의 도가 사상가.

연장주의적 경향들을 학술적이고 존중할 만한 체계로 탈바꿈시킬 수단을 제공했다.[14] 철학적 도가 사상의 특징적인 원칙들을 고찰하는 과정에서 어떻게 이 세 고전들이 그런 식으로 이용될 수 있었는지를 분석해 볼 것이다.

자연의 통일성

도가 형이상학의 중심에는 도道라는 개념이 있으며, 이는 문자적으로 '길'을 뜻한다. 일반적인 의미에서 '도'는 자연과 거의 같은 의미를 가지는데, 특히 과정으로 이해되는 자연을 의미하는 바, 도는 우주가 작동하는 '방식'을 대변한다고 할 수 있다.[15] 조금 더 정확히 하자면, 도는 자연세계의 기저를 이루는 근본적인 실체이다. 그것은 분명한 변화와 복수성의 배후에 존재하는 불변의 통일성이다.

> 홀로 서서 변하지 않는다.
> 모든 것에 배어 있어 놓치는 것이 없다.
> 하늘 아래 모든 것의 어머니라 할 수 있다.
> 우리는 그것의 진짜 이름을 모른다.
> '도'는 굳이 우리가 그것에 붙인 이름일 뿐이다.[16]

자연 모든 것이 단 하나의 힘인 도의 현현임에 따라, 다양한 형태의 현상들 간의 차이가 상대적으로 모호하게 남아 있다. 특히 주목할 점은 정신과 물질 간의 선명한 대조가 결핍되어 있었다는 점이다. 마스페로*는 친-수명 연장주의와 관련하여 이의 중요성을 언급했다.

---

* Henri Maspero(1883~1945), 프랑스의 중국학·베트남학 학자.

만일 도자들이 장수 탐구에 있어 정신적 불멸이 아닌 물질적 불멸을 마음에 품고 있었다면, 그것은 가능한 서로 다른 두 가지 해법 중에서 의도적으로 선택했다기보다는 그것이 그들에게 가능한 유일한 해법이었기 때문일 것이다. 그리스-로마 세계는 일찍이 정신과 물질을 서로 상반되는 위치에 놓는 것에 익숙했다. (……) 그러나 중국인들은 결코 정신과 물질을 분리하지 않았으며, 그들에게 있어 세상은 공空이라는 한쪽 끝에서부터 다른 끝에 위치한 가장 큰 물질까지의 연속선상에 있었다.[17]

자연의 통일성은 연금술에 무척 중요한 변환이라는 개념을 뒷받침해 주었다. 예를 들면, 위대한 도가 연금술사 갈홍은 동물들이 한 종에서 다른 종으로 변하는 것, 납이 금으로 변하는 것, 인간이 신선神仙(불멸의 존재)으로 바뀌는 것이 가능하다고 주장했다.[18]

범신론

도에 대한 관념은 무척이나 포괄적이며 널리 퍼져 있어서 신성神性의 일면을 부여할 수 있을 정도이다. 노자에 따르면 "도 홀로 만물을 지탱하고 충족시키며" "그것을 통해 만사가 이루어진다."[19] 이러한 도의 전능성은 경건한 자세를 불러일으킨다.[20] 현자는 도와 교감하기를 갈망하며, 또한 자신을 도의 목적과 일치시키기를 갈망한다. "성인은 근원적 실재를 품어 그것으로 천하의 모든 것을 가늠한다."[21]* 도에 대한 이런 생각들은 우주 전체가 신이라는 범신론 교리의 정의에 잘 들어맞는 것처럼 보인다. 그러나 도가철학에서는 신학적인 성향이 분명했던 적이 없었으며, 이

---

*　원전(道德經 22장)에는 "是以聖人抱一 爲天下式, 성인은 하나를 품어 천하의 본보기로 삼는다"고 쓰여 있다.

를 가장 잘 묘사할 수 있는 표현으로는, 일면 상반된 의미를 내포하고 있지만, 니덤*이 사용했던 '자연주의적 범신론'을 들 수 있다. 친-수명 연장주의에 있어 자연주의적 범신론이 갖는 중요성은 그것이 인간과 신 간의 경계를 허물어뜨리려는 성향이 있기 때문이다. 각각의 인간은 신적인 불꽃을 가지고 있으며, 그것은 인간 각자가 원하는 대로 개발할 자연권을 갖는 그 자신의 것이라는 것이다.

신비주의

도가 사상의 인식론과 윤리는 모두 신비주의로 특징지어졌다. 무엇보다 더 알 가치가 있는 도는 정서적 직관을 통하지 않는 한 알 수가 없다. 그것을 듣거나 보거나 말로 표현할 수 없다.[22] 그럼에도 성인의 최고 목표는 도를 접하고 도를 이해하는 것이다. 이는 황홀한 신비체험으로 이끄는 명상과 망아忘我**를 통해 성취할 수 있다.

"선생님, 바로 지금 선생님 몸은 썩은 나무 그루터기 같습니다. 마치 아무 생각도 없으신 듯 보이고, 인간 세상을 떠나신 듯 보이며, 선생님 홀로 서 계신 듯 보였습니다." 노담이 답하기를 "나는 사물의 시원에 대해 생각하며 즐기고 있었답니다. (……) 이를 터득하는 것은 (얻을 수 있는 것들 중에서) 지극히 존경스럽고 즐거운 일입니다."[23]***

* Joseph Needham(1900~1995), 영국의 생화학자이자 중국 철학 및 과학을 연구한 과학사 학자.

** trance, 일체의 시비 차별을 잃어버린 무아(無我)의 경지.

*** 공자가 풀어헤친 머리를 말리고 있는 노자를 보며 도에 대한 답을 구하는 광경을 묘사한 莊者 外篇 田子方에 나오는 구절.

앞으로 보게 되겠지만, 이러한 도와의 감성적 연결을 만드는 기술들이 수명 연장을 얻는 과정의 한 부분으로 사용될 것이었다.

정숙주의

도가의 계율들이 열정과 관능을 멀리하라고 명하는 것으로 미루어 볼 때, 도가의 신비주의적 자각을 황홀경이라는 단어로 표현하는 것은 어쩌면 지나친 것일 수 있다. 도가 윤리의 중심사상은 무위無爲로서, 이것은 "능동적 노력이 없는 행위"로 해석할 수 있는데,[24] 이는 적극성이나 활달함 혹은 합목적성을 배제하는 것이다.[25] 도가 고전들의 상당 부분은 정숙주의의 이상화에 집중한다. 성인은 물처럼 가장 낮은 곳을 찾으며, 삶에 있어 수동적인 역할을 하고, 명예와 부 그리고 과도한 배움을 지양하는 것으로 그려진다.

원시주의[26]

사회 윤리적 측면에서, 정숙주의는 가장 적게 통치하는 정부가 가장 좋은 정부라는 서구의 격언과 궤를 같이한다. 그러나 도가의 자유방임주의는 사회가 더 많은 부富와 복잡성의 증가로 나아가기보다 오히려 옛 시절의 단순성으로 돌아가기를 주장했는데, 여기에서 옛 시절이라 함은 사람들이 소박하고 자연적으로 살았다고 하는 중국의 황금 시대를 뜻한다.[27]

친-수명 연장주의

이러한 고전적 도가철학의 각 원리들은 수명이 크게 연장될 수 있으리라는 생각에 적합하다.[28] 자연의 통일성은 단명형短命形 생명으로부터 장수형長壽形 생명으로의 변환 가능성을 열어 놓는다. 자연주의적 범신론이 인간에게 신성의 일면을 부여함으로써, 인간은 극복해야 할 어떤 원죄도 없이 자신의 노력으로 수명을 연장하는 법을 배울 수 있다. 신비주의는 생기를 불어넣는 도의 권능과 교감할 수단을 제공한다. 정숙주의는 생명력을 보존할 방도를 제공하며, 원시주의는 옛 성인들이 수명 연장을 얻을 수 있도록 해주었던 직관과 생활방식을 인간이 복구할 수 있음을 가르친다.

원시주의는 중국 민간전승에 있는 친-수명 연장 주제들을 도가의 친-수명 연장주의적 관념과 통합시킬 수단들을 제공했다. 도가 고전들은 기적적인 능력이 단순히 가능성의 범주 내에 있음을 시사하는 것에 그치지 않았다. 옛 성인들은 이미 그 능력을 가지고 있었으며 또한 사용했음을 시사했다. 장자가 말했듯이, "옛 진인眞人들은 아득히 높은 곳도 두려움 없이 오를 수 있었으며, 젖지 않고 물을 건널 수 있었고, 타지 않고 불속으로 들어갈 수 있었다."[29] 그 후, 장자는 육신의 노쇠로 인한 질환 없이 천이백 년을 산 고대 성인들 중 한 명에 대해 이야기한다.[30] 이 구절들은 태고형과 북방형 전설들과 유연하게 어우러졌을 뿐 아니라,[31] 친-수명 연장주의 사조의 중심부를 차지하는 신선 숭배를 유발시켰다. 전설 상의 자료들은 이 챕터의 후반부에서 더 깊이 있게 다룰 것이며, 신선 사상에 대해서는 5장에서 다룰 것이다.

친-수명 연장주의를 가장 기꺼이 지지하는 것으로 해석될 수 있는 원리는 정숙주의였다. 도가의 윤리적 가르침은 만일 오래 살기를 원한다면 부와 속세의 명예에 대한 야망과 관련된 갈등과 투쟁을 버려야 함을 시사한다.

하늘은 끝이 없고 땅은 영원하다.
어찌 그러할 수 있겠는가?

이는 스스로를 위해 살지 않기 때문이다.

그러기에 그토록 오래 살 수 있는 것이다.

그러므로 성인은

자신을 뒤에 둠으로써…….[32]

노자와 장자의 글에서 이런 류의 언급을 자주 접하게 된다.[33] 이는 인간이 정해진 양만큼의 어떤 생명 물질을 가지고 태어나며, 그 물질은 인간의 활동 속도에 따라 천천히 혹은 빠르게 소모된다는 가정과 관련이 있다.

그러나 삶을 가득 채우려는 것은 [나쁜] 징조를 부르는 것과 같다.

심장이 기氣를 재촉하면, 경직이 뒤따른다.

무엇이든 생동의 시간이 있으며 노쇠의 시간이 있다.[34]

여기에, 감정이(즉, 심장이) 원래 각 개인에게 배정된 생명의 기를 모두 소진하도록 부추긴다는 경고가 들어 있다.[35] 절제된 삶이 수명을 늘린다는 교훈, 특히 도가 정숙주의의 중심을 이루는 이 교훈은 노인병의학의 역사를 관통하며 두루 발견된다. 예를 들어, 우리는 르네상스 시대 코르나로의 저술인 『소박한 삶에 대한 담론De vita sobria』에서 이를 다시 보게 될 것이다.[36]

묘하게도, 정숙주의에 대한 도가의 해석이 친-수명 연장주의의 성장을 촉진했던 기술에 대한 숭배를 유발했다. 도가 정숙주의의 중심 개념은 무활동이라기보다는 오히려 "능동적 노력 없는 행위"(무위)를 의미하며, 이 개념은 숙련된 기술자가 최소의 노력으로 최대의 성과를 올리는 능력으로 예증된다. 마치 숙련된 기술자가 도구를 현명하게 사용함으로써 그 도구의 수명을 연장시키는 것처럼, 성인의 행위들은 능동적 노력을 배제하기 때문에 성인이 그의 생명력을 고갈시키지 않을 수 있었다는 것이다. 장자는 왕이 존경했던 한 백정의 이야기를 통해 이 교훈을 설파한다.

> "주어진 그대로의 생김새를 이용하여, 자연적인 결을 따라 (내 칼이) 커다란 틈새를 지나 빈 곳들로 미끄러져 갑니다. 내 기술은 힘줄들과 더 나아가 큰 뼈들을 다치지 않습니다. (……) 제 칼은 19년이나 되어 수천 마리의 소를 잡았지만, 그럼에도 칼날은 방금 숫돌에 간 것과 같습니다. (……)" 문혜왕이 말했다. "훌륭하구나! 내가 저 요리사의 말을 듣고 (우리의) 생명을 양생하는 법을 [즉, 생명력을 증강시키는 방법을] 배웠다."[37]

이런 형태의 이야기들은 생명 에너지의 보존에 의한 수명의 연장을 그리는 한편, 동시에 자연의 힘을 조작하는 기술을 습득하여 수명 연장을 얻는 또 다른 길을 열어 놓았다. 장인匠人과 마찬가지로 성인은 그의 지식으로 자연에 대처하는 경이로운 능력을 가진 사람으로 그려졌으며, 도가의 친-수명 연장주의 학파는 성인(후일의 신선)의 능력들 중 하나로 수명을 무한히 늘리는 능력을 포함시켰다.

　도가 고전들에 배어 있는 신비주의는 도의 신적인 속성을 흡수하듯이 은밀한 방식으로 도와 교감하는 것이 가능하다는 개념을 친-수명 연장주의에 제공했다.

> 외부 빛을 사용하여 내면의 밝음으로 돌아온 사람은
> 그로 하여 모든 재앙으로부터 지켜진다.[38]

자신을 도와 교감하게 함으로써, 성인은 순수해지고 강해졌다.

도가 심은 것은 뽑히지 않고, 도가 쥔 것은 빠지지 않는다.

그 미덕만으로 대를 이어 전해진다. (……)

너에게 도를 적용해보라, 그러면 그 힘이 하찮은 것들로부터 너를 자유롭게 할 것이다.[39]

도의 기운이 가득하면, 벌레들이나 야수들의 공격으로부터 보호되고, 생명력이 고조되며, 육신의 장기들이 완벽한 조화를 이루어 회춘하게 된다.[40] 이로 하여, 건강과 장수가 축복의 징표임을 추론하게 된다.[41]

따라서, 도가 없다면 육신이 생명을 가질 수 없고, (도의) 속성이 없는 육신의 생명은 명정하지 않을 것이다. 육신을 보존하고 생명을 완전히 성숙시킨 사람이, 그리고 도의 속성을 수립하여 이를 분명히 보이는 사람이 왕의 자질을 가진 것이 아니겠는가?[42]

그러한 구절들의 문자적 해석이 도가 사람들로 하여금 친-수명 연장주의에 대한 신념을 가지도록 하였다.

신비주의적 기법들이 수명 연장이라는 목표에 이미 수용되고 있었다는 많은 암시들을 노자와 장자에게서 보는 것은 실로 흥미로운 일이다. 이 기법들은 원래 망아 혹은 자기최면 상태를 유도하여 성인으로 하여금 도와 신비로운 교감을 느끼도록 하려는 것이었다.[43] 도가 고전들에서 간략히 암시되는 물리적 방법들은 한곳을 응시하는 것*과 호흡을 조절하는 것이었던 것으로 보인다.

---

* 도덕경 59장의 長生久視를 직역한 것으로 보이나, 일반적으로 久視는 '오랜 생존' 즉, '不死'의 뜻으로 해석된다.

옛 진인들 (……) 그들의 숨은 깊은 곳에서 조용히 나온다.

진인의 숨은 (심지어) 발꿈치로부터도 나오는 반면,

사람들은 보통(오직) 목구멍으로만 숨을 쉰다. [44]

웨일리[*]는 이 과정을 인도의 요가와 솜씨 좋게 비교했다.[45] 망아 상태와 유사한 황홀경을 유발하도록 하는 것에 더하여, 그런 기법들은 성인의 기적적인 능력과 자주 연관되어지기도 한다. 어떻게 성인은 다치지 않으면서 불과 물을 지날 수 있는지, 그리고 모든 사물의 숨겨진 비밀들을 파악할 수 있는지 묻자 도자는 답한다.

(생명의) 순수한 기를 보존함으로써 그리한다. (……)

그의 본성을 하나로 묶음으로써, 그의 기를 키움으로써,

그의 덕을 모음으로써(……) [46]

망아 상태는 도자들이 최고의 건강을 유지하는 시기로 여기는 어린아이 때의 상태와 비교되며, 망아를 유도하는 방식은 "생명을 지키는 통상적 방법"이라 칭해진다.[47] 『도덕경』은 모든 것을 압도하는 힘을 습득하는 성인에 대해 이야기한다

이를 일러 밑동을 굳게 하여 뿌리를 깊게 하는 기술이요,

한 곳을 응시함으로써 삶을 길게 하는 기술이라 부른다. [48**]

---

[*]   Arthur David Waley(1889~1966), 영국의 동양학자. 일본 문학과 중국 문학의 권위자로 일본과 중국의 고전을 서양에 소개하였다.

[**]   원전(道德經 59장)에는 "是謂深根固柢 長生久視之道, 이를 일컬어 뿌리를 깊고 튼튼히 하여 장생불사하는 도라 한다"고 쓰여 있다.

이 구절들이 노자와 장자의 가르침에 이미 친-수명 연장주의가 자리잡고 있었음을 의미하는지에 대해서 도가 사상을 연구하는 학자들은 서로 동의하지 않는다. 예를 들어, 마스페로는 수명 연장이 처음부터 도가의 염원이었다고 생각하는 반면, 웰치*는 그런 해석에 강력히 반대한다.[49] 우리 목적상 이런 논쟁은 별 의미가 없다. 중요하면서 또한 부인할 수 없는 것은 후세의 도자들이 수명 연장의 가능성에 대한 믿음을 정당화하고 그것을 성취할 방법들을 암시하는 것으로 교조들의 말씀을 받아들였다는 점이다.

옹호론

도가철학으로부터 친-수명 연장주의가 도출되는 방식에 대한 위의 분석에 뒤이어 바로 그 도가의 고전들 자체가 드러내는 옹호론적 성향을 보는 것이 놀라울 것이다. 『도덕경』에서 우리는 "삶의 모든 문제들에 높은 가치를 두는 것보다 무시하는 것이 낫다"는 글을 읽는다.[50] 그런 글들이 『도덕경』에 자주 나오는 것은 아니며 일면 모호하기조차 하지만, 『장자』에서 옹호론적 논조를 놓치는 일은 없을 것이다.

그리고 팽조**는 긴 수명으로 오늘날 명성이 자자한 사람이다. 만일 모든 사람들이 그와 같이 오래 산다면(살기를 원한다면), 그들이 비참하지 않겠습니까?[51]

군자는 긴 수명을 기뻐하지 않으며, 이른 죽음을 슬퍼하지 않는다.[52]

---

*   Holmes H. Welch, Jr.(1924~1981), 불교와 도가 사상을 연구한 미국 학자.
**   彭祖, 하(夏)왕조부터 상(商)왕조에 걸쳐 800년을 살았다고 하는 중국 전설 속의 인물.

장자가 말하려 하는 것은 수명 연장 수단으로서의 호흡법과 양생술을 조롱하면서 그런 물리적 노력을 성인의 평온함과 무관심에 대비시킨 글에 있다.[53]

사실은 고전적 도가 사상의 원리들 자체가 친-수명 연장주의를 제시하는 것과 거의 마찬가지로 옹호론 역시 제시하고 있다. 예를 들면, 정숙주의는 오래 사는 것에 대한 야망과 그것을 이루기 위한 노력을 모두 배제하는 듯 보인다.

> 옛 진인들은 삶을 좋아하는 것도 죽음을 싫어하는 것도 알지 못했다. 세상에 태어남이 그들을 즐겁게 하지 않았으며, 삶에서 벗어난다 하여 저항하지도 않았다. 그들은 무심히 왔다 무심히 갔다.[54]

이에 더하여 범신론적 원리와 자연 통일성의 원리는 친-수명 연장주의에 부정적인 죽음에 대한 상대주의적 관점으로 이끌었다. 만일 자연에 불연속성이 없다면, 삶과 죽음의 경계를 어찌 분명히 그을 수 있겠는가? 그리고 만일 삶과 죽음을 포함하는 모든 자연 현상들이 신성한 도의 반영이라면, 어찌 사람들이 그중 하나를 선이라 구분하고 다른 하나를 악이라 저주할 수 있겠는가?

> 삶과 죽음은 서로에 수반되는 것이기에, 내 어찌 그것들(중 하나)을 악이라 여기겠는가? (……) 삶은 영혼 같고 훌륭하다 하여 아름답게 여겨지고, 죽음은 악취와 부패로 하여 흉측하게 여겨진다. 하지만 악취 나고 부패한 것이 영혼 같고 훌륭한 것으로 다시 변환된다.[55]

> 그의 [성인의] 차이점은 만물이 한 곳간 안에 들어 있으며, 삶과 죽음도 같

은 식으로 보아야 한다고 이해한 것에 있다.[56]

이러한 일련의 사고와 궤를 같이 하는 것으로, 어쩌면 죽음이 꿈에서 깨는 것과 닮지 않았을지 생각하는 장자의 묵상들을 들 수 있다.[57]*

옹호론적 성향이 명백한 듯 보일 수 있지만, 그럼에도 불구하고, 이러한 것들이 도가 사상에 기초한 친-수명 연장주의 학파의 전개를 방해하지는 않았다. 한 가지 지적할 점은 고대 중국 경전들은 간결하고 모호해서 동일한 한 구절에 대해 지극히 다른 해석들이 가능하다는 것이다. 이러한 원문의 모호성이 현대의 번역에 있어 상충하는 점들을 야기한다. 예를 들어, 레그**는 『도덕경』의 한 줄***을 "수명을 증가시키는 모든 기술은 사악한 행위가 된다"고 번역함으로써, 그 글이 옹호론적인 문장으로 보이게 만든다.[58] 하지만 웨일리는 동일한 글귀를 "삶을 가득 채우려 하는 것은 [나쁜] 징조를 부르는 것과 같다"고 함으로써, 그 글을 절제를 수련하여 수명을 늘릴 수 있다는 훈계로 만든다.[59] 정숙주의 원리로부터 유래된 대부분의 옹호론적 표현들은 친-수명 연장주의 그 자체보다는, 매우 좁은 의미에서 혹은 능동적인 의미에서, 수명 연장 기법의 수련을 목표로 하고 있는 것으로 여겨질 수 있다. 물리적인 방법들만으로는 불멸을 얻는 데 충분하지 않다는 경고들이 도가 친-수명 연장주의 문헌 모두를 관통하여 나타난다. 윤리적인 그리고 종교적인 고려가 반드시 함께 있어야 한다는 뜻이다. 그리고 도사들 역시 급히 절정에 이르려 해서는 안되며, 오

---

*　莊子 內篇 齊物論에서 장자는 호랑나비가 된 꿈을 꾼 후, 실존하는 장자 자신이 호랑나비가 된 꿈을 꾸었던 것인지 호랑나비가 장자가 되어 있는 꿈을 꾸고 있는 것인지 알 수 없다고 말한다.

**　James Legge(1815~1897), 영국의 선교사이자 중국학자.

***　道德經 55장에 나오는 "益生曰祥"을 이른다.

히려 조용히 그리고 참을성 있게 수련해야 한다는 조언을 되풀이해 듣는다. 이런 식으로, 교조들의 명백한 옹호론이 친-수명 연장주의에 봉사하도록 이용되었다.

이와 유사하게, 상대주의에 바탕을 둔 많은 옹호론적인 구절들이 "시신에서 벗어남, 즉 시해尸解*"라는 친-수명 연장주의 개념에 대한 은밀한 참고자료로 해석될 수 있었는데, 그 개념에 따르면 성공적으로 득도한 도사는 죽은 듯이 보이지만 사실은 불멸을 얻었다는 것이다.[60]

> 옛사람들은 (죽음을) 신이 (생명을) 매달아 놓은 끈이 늘어지는 것과 같은 것이라 하였다. 우리는 이미 타고 남은 나뭇단을 가리킬 수 있을 뿐이지만 그것의 불꽃은 (어디론가) 옮겨간 것이며, 그것이 다 타서 끝난 것인지 우리는 알지 못한다.[61]

장자의 사상적 맥락에서 이 구절은 범신론적으로 가장 잘 이해될 수 있다. 죽음에 이르러 신성한 불꽃은 없어지는 것이 아니라 도로 회귀하는 것이며 그로부터 그것은 어떤 다른 형태로 다시 시작하게 될 것이다. 그러나 친-수명 연장주의 개념의 틀로 보게 되면, 그 동일한 문장이 현자賢者에 의한 '시해'를 의미하는 것일 수 있는 것으로, 현자 자신은 신선으로 변환되고 속이 텅 빈 단순한 시신을 남겨둔 것일 뿐이다. 다른 예로는 노자의 모순적인 언급을 들 수 있는데, 그는 "사람이 죽어서도 없어지지 않는다면 그것이 바로 오래 사는 것이다"고 하였다.[62**] 이 글은 광범위한 범신론적 의미로 읽힐 수도 있고, 더 좁게는 친-수명 연장주의적 의미로 읽

---

* 尸解, 도가에서 몸은 남겨두고 혼백만 빠져나가 신선이 되는 방법.

** 원전(道德經 33장)에는 "不失其所者久 死而不亡者壽, 그 자리를 잃지 않는 사람이 오래 가는 것이며, 죽어도 사라지지(잊혀지지) 않는 사람이 오래 사는 것이다"라 쓰여 있다.

힐 수도 있다. 친-수명 연장주의자는 후자의('시해' 개념 형식의) 해석을 선호하면서 노자의 다음 구절을 언급할 것이다.

만일 성인이 (……) 뜻한 바를 이루었을 때 더 머물지 않는다면, 이는 자신이 다른 사람들보다 더 나은 것을 드러내 보이기를 원하지 않기 때문이다.[63]

그러므로, 도가 고전들에서의 옹호론은 도가 친-수명 연장주의에 극복할 수 없는 장벽을 드리우지는 않았음이 일부 현대 중국학 연구자들에게는 명료하게 보였던 것이다.[64]

종교[65]

도가철학이 중국 친-수명 연장주의의 지적 체계에 기여했던 반면, 도가 종교는 수명 연장 기법의 대규모 수행과 전파에 필요한 제도화된 형식과 강렬한 신념을 제공했다. 도교의 등장 이전에도 도가철학의 가르침과 중국의 친-수명 연장주의적 민간전승 간의 혼합이 이미 부분적으로 일어나고 있었다. 그러나 신자들을 질병과 죽음으로부터 구원하려는 열정적 투지를 갖춘 도교의 발흥이 제공하는 강력한 추진력이 없었다면, 그러한 합성은 결실을 맺지 못했을 것이며 또한 그 결과들은 시간과 공간상으로 제한된 채 남았을 것이다.

우리가 보았듯이, 고전적 도가철학은 일정 부분 종교적인 성향을 가지고 있었다. 기원전 100년경이 되면 도가 사상과 마법을 겸비한 일부 인물들이 신적인 경외의 대상이 되고, 후일 도교 신들의 반열에 오르게 되었다.[66] 그러한 도교적 숭배의 제도화는 기원후 65년경 인도로부터 유입

된 불교가 그 모델이 되었을 것이다.[67]

　　기원후 184년 '황건적의 난'[*]이 중국 동부의 광범한 지역을 갑작스레 휩쓸었으며, 이 사회 운동은 도교의 화려한 등장을 알렸다. 그 새로운 종교의 예언자는 장도릉[**]이었으며, 그는 황건적의 봉기와 같은 시기에 중국 서부에서 도교 조직을 수립했다.[68] 이러한 움직임들은 중국 역사에서 개인 구원을 지향하는 첫 대중 종교에 해당한다. 이슬람과 마찬가지로 도교는 신학적 권위뿐 아니라 정치·경제적 권위를 추구하는 전투적인 교리였다. 그 새로운 종교의 보다 획기적은 모습으로는 고도의 조직화, 여성 평등 정책, 종교 부흥 성격의 열렬한 집단 의식, 그리고 건강과 장수에 대한 높은 관심을 들 수 있다.[69] 기원후 214년경, 반란군의 군사력은 중앙 정부에 의해 서서히 제압되어 갔지만 도교 교단의 위계는 유지되었다.

　　도가 종교의 영향력과 창의성은 기원후 200~600년 그 절정에 이르렀다.[70] 고전들에 대한 해석뿐 아니라 천계天界 방문에서 얻은 신성한 계시록들을 포함하는 수많은 종교 서적들이 저술되었다. 이런 저술들이 도교의 경전인 『도장道藏』에 수록되었는데, 그 안에는 천사백 편 이상의 논설이 포함되어 있다.[71] 하지만 600년에서 1100년에 이르기까지 보였던 도교의 외형적 명망과 번성은 내부적인 붕괴를 가리고 있었다. 도교의 사제들과 추종하는 대중 사이의 연대가 느슨해졌다. 사행성이 덜한 사람들은 유가儒家로 넘어가고, 보다 종교적인 사람들은 불교의 물결에 휩쓸려 갔다. 1200년 이후로 도교의 쇠퇴는 명백해졌다. 그 이후로 뛰어난 사제도 학자도 나타나지 않았다. 도교 수행자들은 점점 더 고립되고 비밀스러

---

*　　후한 말 하북성에서 도교적 신흥 종교인 태평도의 교주 장각이 주도해 일으킨 대규모 농민 반란.

**　　張道陵(34~156), 본명은 장릉(張陵)이며 강소성 서주 출신으로, 장생의 도를 깨친 후 사천성 학명산에서 오두미교를 창건했던 도사.

워졌던 반면, 일반 사제들은 미신에 물든 대중들 안에서 마법 시장을 악용하여 자리를 잡으려 했다. 20세기에 이르러 종교적 도가 사상은 빈사 상태에 이르렀으나,[72] 도가적 관념의 영향력은 민중의 풍습과 민간전승에서 여전히 유지되고 있다.

도교는 사회적·경제적 저항의 흐름과 관련되어 있었다. 그런 관점에서 도교는 유가의 순응주의적 자세와 불가의 내세적 성향들과 좋은 대조를 이룬다.[73] 실용성, 대중성, 그리고 미신적 요소의 독특한 도가적 종합은 사제들에 의해 제공되는 수많은 마술적 의식들에서도 표출되었다. 수명 연장을 위한 가르침과 부적에 더하여, (집과 무덤 등의 가장 좋은 명당 자리를 정하는)풍수, (육신과 땅으로부터 약령을 퇴치하는)살풀이, 그리고 (다양한 행위에 대한 행운의 시간을 정하는)택일과 같은 풍습들이 있었다.[74]

초기의 도교 사제들은 모든 신도들을 불멸의 길로 인도하려 충실히 노력했다. 모든 도교 신자들은 수명 연장 기법을 어느 정도까지 수련하도록 요구되었으며, 도가 종교는 대규모 건강 숭배 의식을 실시했다. 하지만 머지 않아 그런 수행에 시간을 조금밖에 쓰지 못하는 사람들과 그에 전념할 수 있는 사람들 사이에 간극이 벌어지기 시작했다. 수명 연장 기법들이 더 복잡해지고 긴 시간을 필요로 하게 되면서, 전문적인 도사와 일반 신도 간에 불길한 차이가 나타났다. 매일 행하는 교당의 일상적인 활동에 관심을 두었던 일반 사제들조차 친-수명 연장주의와의 접촉이 없어져 갔다. 불멸의 추구는 점점 더 수도원들로 한정되어 갔는데, 그곳들은 비밀스럽고 심지어 상징적이기까지 한 성격을 띠고 있었다. 도사들과 일반 신도들 간의 소통의 괴리가 종교적 도가 사상의 쇠퇴와 침체의 주요 요인 중 하나로 지적될 수 있다.[75]

원형과학

철학적 도가 사상의 고전들은 도가 종교에 영감을 제공한 것에 더하여 고대와 중세 중국의 과학적 연구와 추론의 많은 부분을 활성화 시키기도 했다. 도가 사상과 과학 간의 이 관계는 니덤의 힘겨운 분석에 의해 확립되었으며,[76] 그는 다음과 같은 결론을 내렸다,

> 도가의 철학은 (……) 과학적인 자세에 대한 가장 중요한 모습들을 수없이 발전시켰다. (……) 더군다나 도자들은 그들의 원리에 따라 활동했으며, 그것이 동아시아에서의 화학, 광물학, 식물학, 동물학, 약학의 시원을 그들의 공으로 돌리는 이유다. 그들은 많은 점에서 소크라테스와 에피쿠로스 이전 그리스의 과학적 철학자들과의 동질성을 보여준다.[77]

과학과 관련된 도가 사상의 세 가지 측면으로는 자연주의, 실증주의, 그리고 기술 숭배를 들 수 있다. 만일 이런 면들이 도가와 같은 신비주의적 이념에 걸맞지 않게 보인다면, 중세 이슬람의 '순결의 형제회'*나 브루노**와 헬몬트Helmont 같은 서구의 인물들이 차지하는 과학사에서의 영예로운 위치를 되새겨 보면 될 것이다.[78] 어떤 종류의 견고한 학문적 합리주의와도 대립되는 그런 신비주의가 당시에는 자연에 대한 생산적인 실증적 접근을 뒷받침했다.

니덤의 글에서 차용해 온 원형과학은 도가 사상 내에 있는 과학적

---

*   Brethren of Sincerity movement, 10세기 이라크의 바스라 지역에 있었던 무슬림 철학자들의 비밀 단체.

**   Giordano Bruno(1548~1600), 새로운 과학적 발전에 기초한 이탈리아 자연철학의 대표적 인물.

가닥들이 성숙한 상태라기보다는 태동 단계의 과학에 해당한다고 제안하기에 적절한 용어이다. 도가적인 자연 관찰은 별로 체계적이지 않았으며, 자료에 대한 정량적인 접근이 매우 적었다. 과거 황금기로부터 전래되어 온 전통들에 대한 존경심이 너무 컸으며, 이와 동시에 자발성과 직관을 너무 강조함으로써 자료의 객관적 해석을 허용하지 않았다. 더구나, 도자들은 유가의 날카로운 합리적 주장들을 너무 불신했기 때문에, 개념의 정확한 정의에 필요하며 또한 가설의 정연한 설립과 검증에 필요한 논리적인 방법들을 결코 사용하지 않았다. 도가 사상의 '과학적인' 면을 다룰 때 이러한 단점들에 유의하여야 한다.

도가철학은 자연 현상에 지대한 관심을 가지고 있었다는 면에서, 그리고 어떤 종류의 신성한 힘도 자연 과정 밖에서 끌어들이지 않았다는 면에서 자연주의적이었다. 자연주의적 범신론은 자연 자체에 성스러움을 부여했으며, 따라서 도자는 자연 현상을 존경심과 깊은 호기심을 가지고 대했다. 자연주의적 범신론의 영향은 도가의 저작들에서 발견되는 자연 현상에 대한 세심한 관찰과 해석들 중 많은 것을 설명해 준다. 도가 원형 과학의 실증주의는 정숙주의에 의해 강화되었다. 도자는 소로*처럼 도시와 궁전을 피해 평온한 마음으로 자연이 작동하는 힘들의 운행을 주시할 수 있는 조용한 곳을 찾았다. 도자는 자연현상에 '선'과 '악'의 차이를 덮어씌우는 어떤 시도도 거부했다. 어디서 도를 찾을 수 있는지에 대한 질문에 장자가 답했다. 모든 곳에서 —개미들 안에서, 잡초들 안에서, 벽돌 안에서, 심지어 똥 안에서조차.[79] 자연의 모든 것이 경이롭다는(즉, 세심히 연구할 가치가 있다는) 아리스토텔레스의 격언에 나타나는 것과 유사한 과학적 통찰이 여기에 있었다.[80]

---

* Henry David Thoreau(1817~1862), 미국의 자연주의 사상가이며 문학가.

　　도가의 원형과학은 고전 저술들을 관통하며 나타나는 기술숭배로 인해 소극성을 피해갈 수 있었다. 우리가 앞에서 보았던 무위 혹은 '능동적 노력 없는 행위' 개념이 일종의 주짓수[*] 같은 것으로 그려지는 바, 현자는 자연의 과정들을 통찰함으로써 최소의 에너지 소비로 최대의 결과를 성취할 수 있다는 것이다. 장인의 기술을 존중하는 이야기들은 철학과 기술 간의 연결고리를 형성했으며, 그 관계가 중국 과학의 실험적 방법 수립에 유익한 것이었음이 증명되었다. 이와 동시에, 도가의 기술숭배는 과학은 자연이 인간에 봉사하도록 하는 수단이라는 베이컨적 관점(8장 참조)의 선구자이다. 이는 어느 도자의 연금술적 논설에 대한 13세기의 해설 하나에서 볼 수 있을 것이다.

> 우주 안에 존재하는 인간은 우주의 단순한 한 물체에 불과하다고 하겠다. 그럼에도 인간의 정신이 다른 피조물들보다 월등하기 때문에 '인간'이라는 특별한 이름을 갖는 것이다. 그렇다면, 어떻게 인간이 하늘과 땅과 같은 반열에 들 수 있는가? 만일 인간이 금액金液의 영약을 제조할 수 있도록 스스로 하늘과 땅의 비밀스런 힘들을 장악할 수 있다면, 그는 시작부터 끝까지 하늘과 땅의 동년배로 존재하게 될 것이다. 그런 사람을 진인眞人이라 한다.[81]

이런 관점에서, 평유란[**]이 언급했듯이, 도가 사상은 자연에 대한 지배력을 갖기 위한 노력이라는 과학의 근본적인 측면을 명백히 한다.[82]

　　도가의 원형과학에 대한 가장 강력한 자극제는 수명의 획기적인 연

---

[*]　　柔術, 고대 중국의 라마 승려들의 방어용 무술에서 기원한 일본 유도의 원형.
[**]　　馮友蘭(1895~1990), 중국인 최초로 『중국철학사』를 저술한 철학사가.

장에 대한 욕구였다. 만일 도가 사상이 화학, 생물학, 의학 등 중국 과학의 특정 분야들의 촉발에 기여했다면, 가장 큰 이유는 이 분야 연구들이 수명의 연장과 직접적인 연관성을 가지고 있었기 때문일 것이다. 도자들은 유익한 호흡법과 육체적 운동법을 고안하려 함으로써 생리학 분야로도 진입하게 되었다. 그들은 생기를 불어넣는 특성을 가진 약들을 찾으려는 과정에서 화학과 식물학에서의 선구적인 업적을 이루었다. 분명한 것은 도가의 실증주의와 기술 숭배가 수명 연장 기술들의 정교화에 기여하도록 이용되었다는 점이다.[83]

마법과 민간전승

비록 고대 중국의 기록들이 모호하고 불완전하여 선후 관계에 대한 확고한 결론을 내리기에 어려운 점이 있으나, 여타 지역에서와 마찬가지로 중국에서도 마술과 민간전승이 철학에 선행했음을 여러 증거들이 시사하고 있다. 『도덕경』이 처음 나왔을 당시, 이미 수명의 획기적인 연장에 대한 가능성과 바람직성을 내포한 전설들이 존재했었고 또한 그 목표에 이르기 위한 다양한 마술적인 의례들이 뒤따랐다고 주장하는 것이 합당해 보인다.

여타 세계의 민간전승들과 마찬가지로(3장 참조), 중국의 친-수명 연장 전설들에 들어 있는 기본 개념들 중 하나는 수명이 과거에는 훨씬 길었다고 하는 태고형 주제다. 그런 관점에서 크게 숭배 받은 인물이 팽조였으며, 민간전승에 따르면 그는 팔백 년 이상을 살면서 중국의 초기 왕조에서 높은 벼슬을 살았다.[84] 팽조는 그 후에도 죽지 않고 서쪽 산 속으로 사라졌을 뿐이었다. 그는 장수의 화신으로 여겨질 수 있으며, 도가의

므두셀라로 취급되었다. 하지만 팽조가 배움을 얻었던 백석*은 사십대의
형상을 한 채 삼천 년 가까이 살았다 하니, 므두셀라와는 달리, 팽조가 고
대에 가장 오래 산 사람은 아니었다. 태고형 주제는 도가철학의 원시주
의와 잘 어울렸다. 고대 현자들 중 한 명은 1200년간 속세의 삶을 즐겼다
고 장자가 이야기한 것을 이미 보았다. 중국의 태고형 친-수명 연장 전승
들은 도가의 신선술神仙術 개념을 강화시켰으며, 이는 다음 장에서 다루게
될 것이다.

　　도가 친-수명 연장주의에 영향을 미친 두 번째 개념은 이 세상의 어
느 특정 지역에서는 수명이 훨씬 길다고 하는 북방형 전설들로부터 왔다.
여러 종류의 중국판 북방형 주제들이 있으며, 그 중 가장 강력한 것은 동
해에 있는 섬에 대한 이야기이다.

> 이들(섬에 있는) 세 곳의 신성한 산들은 인간(거주지)으로부터 그리 멀지 않
> 은 발해에 있는 것으로 알려졌지만, 사람들이 그곳에 가까이 다가가면 바
> 람이 불어 배들을 날려 보낸다는 것이 어려운 점이었다. 어쩌면 몇몇 사람
> 들은 (이 섬들에) 성공적으로 닿을 수도 있었을 것이다. (어쨌든, 알려진 바에 따
> 르면) 많은 불멸 인간(신선)들이 그곳에 살고 있으며, 죽음을 방지할 약이 그
> 곳에서 발견된다고 한다.[85]

이는 중국의 초기 역사가 사마천**의 글에 있는 이야기이다. 그 섬들
에 대한 유사한 설명이 도가의 고전 『열자』에서도 발견된다.[86] 『열자』에
는 또 다른 낙원 이야기도 있는데, 이 곳은 그리스 전승에 나오는 북방국

---

* 　白石生 혹은 白石先生, 팽조가 있던 시절에 이미 2000여 세에 이르렀지만 안색은 30세 젊
　은이 같았다고 하는 갈홍의 신선전에 소개된 전설상의 신선.

** 　司馬遷(145~86 BC), 전한시대의 역사가이며 『사기(史記)』의 저자.

처럼 북쪽 먼 곳에 있다. "북쪽 끝 나라(종북국終北國)"에서의 수명은 정확히 백 년으로 정해져 있었는데, 그곳에 있는 기적의 물이 그 기간 동안 어떤 질병이나 노화로부터도 지켜주었다.[87] 세 번째 장수 지역은 신화적 여왕인 서왕모西王母*의 왕국이 있는 서쪽 먼 곳으로, 그곳의 정원에는 불멸을 부여하는 특성을 지닌 기적의 복숭아가 생산되었다.[88] 서유럽에서와 마찬가지로, 이런 북방형 전설들은 탐험을 충동질하였고,[89] 그중에서 가장 유명한 탐험대는 중국을 최초로 통일했으며 만리장성을 쌓았던 진시황제가 동해의 섬들을 찾고자 기원전 219년에 보낸 것이었다.[90] 그런 전설들이 문자 그대로 받아들여짐으로써 도가 사상에서 친-수명 연장주의적 취향이 강화되었으며, 이러한 민간전승 속의 섬들은 도가 신선들의 거처로 여겨지도록 조정되었다.

중국 민간전승은 세 번째 기본 형식의 친-수명 연장 전설 역시 가지고 있었는데, 이는 우리가 샘물형 주제라 불렀던 것으로 수명을 늘리는 성질을 가진 다양한 물질들이 존재한다는 생각이다. 서구 문화에 있어 이 주제의 원형은 청춘의 샘 이야기로서, 어떤 특정한 물은 기적적인 성질을 갖는다고 상정하였다. 똑같은 생각이 '신성한 샘'의 물에 의해 노화가 방지되는 중국판 '북쪽 끝 나라'에서 나타난다.

그 물의 향기는 난초나 후추의 것보다 더 감미로우며, 그 맛은 와인이나 에일보다 더 좋았다. (······) 주민들은 점잖았으며 (······) 노쇠와 늙음 없이 (······) 즐겁고 행복하게 살았다. (······) 그들은 그 물에서 목욕과 수영을 했으며, 물에서 나올 때에 피부는 부드럽고 안색은 온화해졌다.[91]

---

* 　西王母, 30세의 미모에 나이를 먹지 않는다 하는 중국 곤륜산에 살고 있는 최고의 여성 신선.

중국의 전승은 젊음을 유지하는 놀라운 과일들에 대한 이야기도 있는데, 예를 들어 서왕모의 서쪽 낙원에 있는 영생의 복숭아들과 동해의 섬들 이야기에서 언급했던 과일을 들 수 있으며, 그 과일은 늙음과 죽음에 대한 면역력을 제공하는 것이었다.[92] 더 중요한 것은 동쪽 섬들에 있다고 하는 "죽음을 방지하는 약"으로, 이는 초기 친-수명 연장주의와 제약학 간의 유대관계를 보여주고 있다. 이러한 샘물형 전설들은 특히 도가의 식이요법과 연금술에 맞물리며 도가의 친-수명 연장주의에 영향을 주었다.

중국의 친-수명 연장 전설에서 특히 유의할 점은 다른 문화들에서는 사소하게 다루어지는 불사조형 주제로서, 이는 특정 동물들에게 엄청나게 긴 수명을 부여하는 것이다. 자연에 대한 중국의 구전에 따르면 예외적으로 긴 수명을 가진 다수의 동물들이 있었으며, 그중 눈에 띄는 것들로는 1000년 이상을 살았다고 하는 거북과 학을 들 수 있다.[93] 인간 이외의 종들이 지극히 긴 수명을 누렸다는 '사실'은 친-수명 연장주의자들이 회의론자에 대답하는 과정에 언급되었다. 예를 들면 연금술사 갈홍이 이런 식의 합리화를 자주 사용했다.[94] 도가의 일부 수명 연장 기법들은 학과 거북의 호흡법과 식이요법을 모방했으며, 이와 비슷하게, 학의 알이나 거북탕 같은 음식을 먹는 것이 수명을 연장시킨다고 했다.[95] 소나무와 사이프러스 역시 천 년이나 그 이상 존재하는 것으로 믿었고, 따라서 이들 나무의 산물들에 수명 연장 약제의 구성성분으로서의 가치를 부여했다.[96]

도가 친-수명 연장주의의 기원이 고대 중국의 무당이나 마법사들의 활동에서 비롯되었음을 많은 증거들이 시사하고 있다.[97] 우선, 무당과 도자들 모두 망아 같은 상태를 추구했다는 유사성을 가지고 있다. 도자는 그 경험을 도와의 소통이라는 면에서 해석했지만, 도자 역시 무당들과 마찬가지로 동일한 상징주의를 사용했다. 또 다른 유사점으로는 두 그룹 모두 자연에 대한 마법적 통제에 집착했다는 점을 들 수 있다. 무당들과 마찬가지로 도교 사제들도 살풀이, 점술, 기후 조절, 치유술 등을 시행했으며, 특히 신선은 그런 일들에 달통한 것으로 여겨졌다.[98] 가장 중요한 점은 무당들이 이미 이른 시기부터 수명의 연장에 관심을 가지고 있었다는 증거다. 수명의 신에 봉헌하는 고대 샤머니즘의 여러 노래들이 보존되어 왔으며(수명의 신은 후일 도가 종교에서 높이 추앙되었다),[99] 초기 지리학 저술 중 하나는 죽음을 물리치는 약초들을 발견했던 무당들에 대해 언급하고 있다.[100]

<h1 style="text-align:center">결론</h1>

이제 우리는 도가 친-수명 연장주의의 가능한 기원들을 다음과 같이 요약할 수 있을 것이다. 친-수명 연장 전설과 기법들은 노자와 장자의 출현에 앞서 이미 존재했으며, 이러한 무정형의 친-수명 연장주의는 고전적 도가철학으로부터 이념적인 정당화를 도출했으며 또한 도가 종교에 의해 제도적인 뼈대가 갖추어졌다. 역으로, 도가의 철학과 종교는 수명 연장과 관련되어짐으로써 폭넓은 대중성을 갖게 되었을 것이다. 도가 친-수명 연장주의의 태동에 관여한 주요 요소들을 고찰해 왔으니, 이제 그것이 기원후 300-1000년에 있었던 완성과 번성에 대한 탐구로 방향을 바꾸어 보도록 하자.

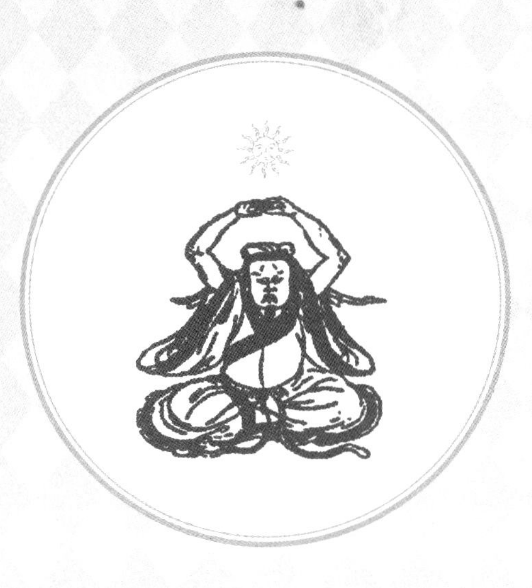

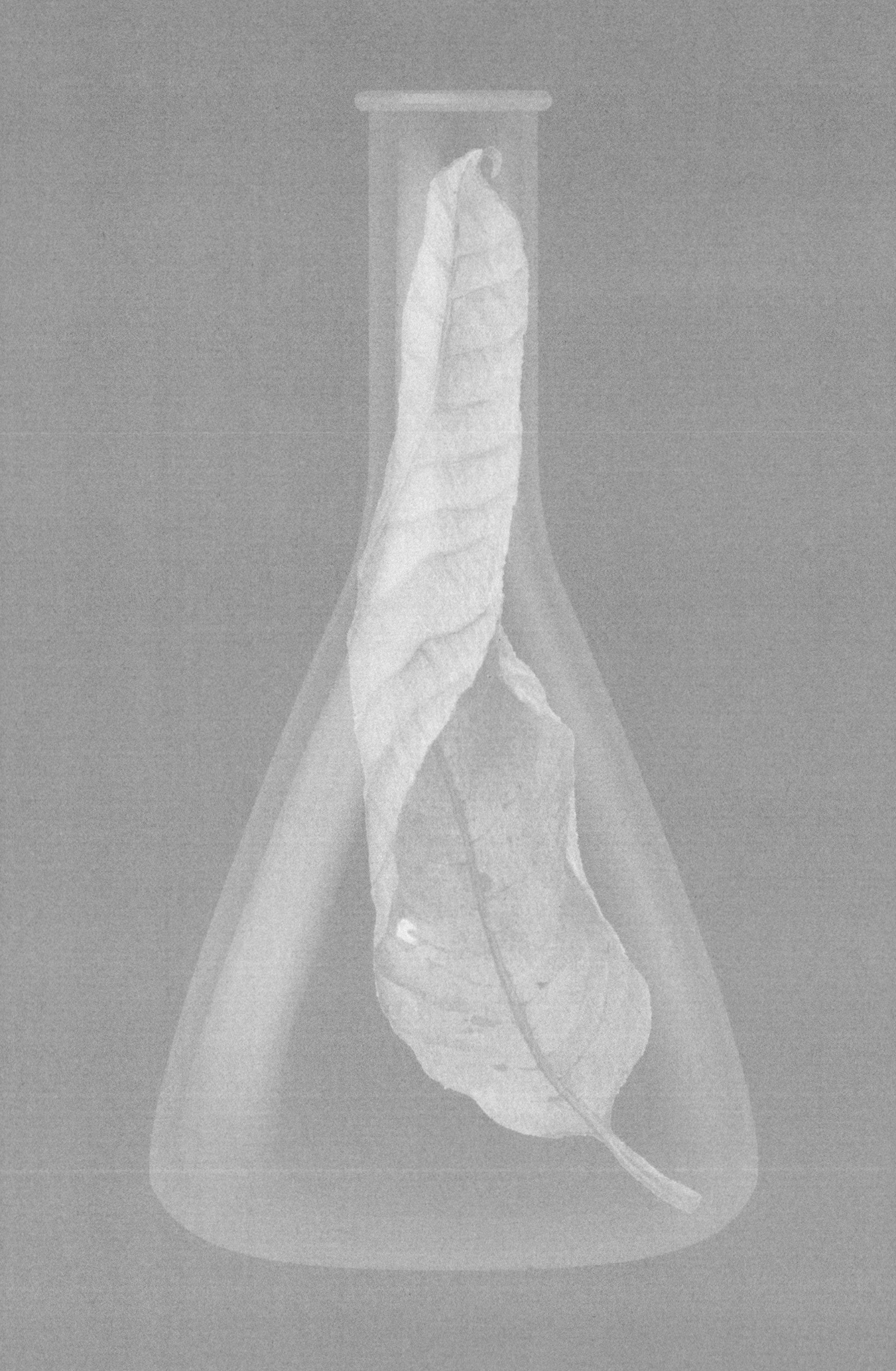

FIVE

도가道家
친-수명 연장주의 수행

도가 친-수명 연장주의는 두 가지 상호보완적인 염원을 가지고 있었다. 궁극적인 목표는 불멸이었으며, 보다 시급한 목표는 수명의 연장이었다. 삶은 짧고 기술은 길다는 사실에 직면함에 따라, 도사는 수명을 늘림으로써 불멸을 얻을 기회를 증가시키려는 강력한 동기를 가지게 되었다. 도사는 시간이 많이 걸리는 불멸의 영약 탐구에 관여하는 한편, 순도와 효능이 덜한 약물을 복용함으로써 그의 능력을 유지시켰을 것이다.[1]

어떤 약들은 다른 것들에 비해 더 좋다. (……) 식물성 약들은 (……) 비록 진정한 영생을 부여하지는 못하지만, 병들을 치료할 수 있도록 하며, 단점들을 보강할 수 있게 하고, 젊음을 유지할 수 있도록 하며, 곡물을 먹지 않아도 되도록 하고, 기를 증강시키도록 한다. 그 약들은 수명을 잘해야 수백 년 정도 늘릴 것이며, 다른 경우에는 단지 자연적인 체질을 보강시킬 수 있을 뿐이어서 오랫동안 그것에 의존할 수는 없다.[2] 약들이 초래하는 결과들이 서로 다른 것과 비슷하게, 생리적 수행과 도덕적 수행은 그 노력의 양과 질에 따라 수명을 늘리는 효과가 달라진다. 이를 분명히 보여주는 이야기로 79살의 나이에 도가 수행을 시작한 왕진을 들 수 있다. 30년 정도의 견실한 수행을 한 후(즉, 109살에), 그는 30살 젊은이의 모습을 되찾았다. 그러나 그도 수백 년이 지나서야 비로소 불멸 인간(신선)이 되었다.[3]

신선

신선 혹은 불멸 인간들은 수명 연장 기법들을 터득하여 영원한 삶을 얻은 사람들이다.[4] 서구 문화에서는 정확히 신선에 상응하는 개념이 없다. 신선은 성인과 천사 그리고 현자의 특성들을 묶어 놓은 것으로 생각할 수 있다. 신선은 성인처럼 경건함과 도덕성 때문에 종교적인 영역에서 성스러운 사람으로 추앙받는다. 그러나 신선은 그의 탁월함이 심오한 기술적인 솜씨에 크게 의존한다는 점에서 성인과는 다르며, 오히려 성질이 쾌활하고 변덕스러운 것으로 자주 그려질 뿐 아니라 신선에 대한 공식적인 미화 과정도 없다. 신선은 일반인들보다 훨씬 높은 위상을 가지기는 하지만 신들보다는 낮은 위치에 자리하며, 일종의 신의 메신저와 전속 부관으로 종사한다는 면에서 천사와 비슷하다. 하지만 신선은 아름다움과 우아함의 화신인 천사의 모습으로 그려지지 않았으며, 오히려 쭈글쭈글하고 약삭빠른 인물로 그려졌다.[5] 신선은 현자를 규정하는 지식과 지혜를 두루 갖추고는 있었지만, 현자가 분명한 인간으로 남아 있었던데 반해 신선은 자신을 보다 높은 존재로 변신시켰다.

신선은 자신이 자유로이 쓸 수 있는 온갖 종류의 기이한 능력들을 가지고 있었다. 날씨를 조정할 수 있었으며, 믿기 힘든 속도로 돌아다녔으며, 다양한 동물들의 모습으로 변신하거나 자신을 보이지 않게 할 수 있었다. 이 모든 것들은 『도덕경』과 『장자』에 그려진 '현인들'과 '옛 진인들'의 속성에 대한 어쩌면 상징적일 수 있는 서술을 연상시킨다.[6] 신선은 가능한 세 영역 중 한 곳을 자신의 거처로 선택했을 것이다. 이 세상에서 일반인들과 함께 살 수 있었으며, 동해의 섬 같은 지상 낙원들 중 하나로 갈 수 있었으며, 천계에 오를 수도 있었다. 일반적으로 천상 혹은 천계의 신선이 가장 성공적이고 공덕이 큰 것으로 여겨졌지만, 도가 사상에는 강렬한 현세적 성향이 있었으며, 일부 신선들은 지상에 있는 것을 더 선호했던 것으로 드러났다. 이천 살이 넘어서도 젊음을 유지했다는 백석생에 대한 이야기도 있다.

> 그는 높은 곳에 오르기를 바라지 않았으며, 그가 염원했던 바는 그저 이 세상에서 오래 사는 것뿐이었다. (……) 누군가 그에게 왜 천계로 오르려 하지 않았냐고 물었을 때, 그는 다음과 같이 답했다. "내가 이 세상에서 즐기는 만큼 천계에서도 즐길 수 있을지 전혀 알 수 없기 때문이다."[7]

신선의 삶과 업적은 광범위하며 다채로운 문학의 소재였다.[8] 가장 오래된 모음집은 3세기의 것까지 거슬러 올라가며 가장 뛰어난 것은 그로부터 한 세기가 지난 후 위대한 연금술사 갈홍에 의해 편집되었다. 그 저술의 맛을 보기 위해, 도교 창시자인 장도릉의 삶에 대한 것을 간단히 인용해 보도록 하자.

> 그는 태학의 학생으로 시작했으며, 오경에 통달했다. "아! 이 모든 공부가 내 수명을 늘리지는 않겠구나"라 탄식했다. 그래서 그는 자신이 장생의 도를 깨우치기로 마음먹었다. (……) 머지않아 장도릉은 영약 제조에 필요한 약제들을 사들일 충분한 보화를 모으게 되었다. 하지만 영약이 완성되었을 때 그는 오직 절반만 먹었는데, 당장 천계에 오르는 것을 원치 않기 때문이었다.[9*]

기적에 대한 맛보기 차원의 글은 점점 더 정교해졌고, 훨씬 후기의 저술에서 장도릉의 이야기는 장엄한 구절로 끝을 맺는다.

> 한낮에 모든 신선들이 그의 주위를 에워싸 호위하며 천상 음악의 선율에 따라 구름 덮인 산 정상으로 그를 모셨다. 이에 따라 성스러운 그분은 123세의 나이로 백주에 천계에 올랐다.[10]

신선에 대한 전설에는 남자뿐 아니라 여자를 다룬 것도 있었다.[11]

오직 소수의 위대한 성인들만이 장도릉처럼 세간의 주목을 받으며 불멸을 얻을 수 있었다. 대부분의 도사들은 '시해尸解'로 알려진 평범한 신격화 과정을 거쳤다. 이 과정은 현자의 확실한 죽음과 장례 절차를 수반했다. 불신자들에게는 질병과 죽음이 또 한 명의 보통 사람을 데려간 것으로 보였을 것이다. 그러나 도교 설화의 비밀을 접했던 사람들은 그 시신이 성공적인 도사가 신선의 도를 득했음을 감추고자 인간 형상으로 만들어 놓은 한 자루 칼이나 대나무 조각에 지나지 않음을 알아차렸을 것이다.[12]

> 육신으로부터 해방을(즉, 시해를) 얻는 더 나은 방법은 칼을 이용하는 것이다. 그보다 못한 방법이 대나무 혹은 다른 나무를 이용하는 것이다. 신묘한 영약에 담갔던 붓으로 칼날에 태상태현음부太上太玄陰符라고 주문을 써 넣으면 잠시 후 진짜 사람은 사라지는 한편 칼이 그 사람의 형체와 모습으로 바뀌어 침상에 조용히 누워있게 된다.[13]

---

*   이 글의 뒤 구절은 저자가 각주 9에서 소개한 갈홍의 신선전이 아닌 태평광기(太平廣記 卷八 張道陵)에 나오는 내용이다.

'죽음'과 장례 후에 다시 나타나는 신선의 재현에 대한 이야기와 관을 발굴했을 때 시신이 더 이상 보이지 않게 되는 이유에 대한 이야기들이 이 설명을 뒷받침하는 것으로 회자되었다.[14]

> 장방이 말했다. "네가 오래전에 묻었던 것은 단지 대나무 지팡이였을 뿐이다." 따라서 그들이 무덤을 파하고 관을 열어 보아도 마땅히 그 안에 있는 지팡이만을 발견할 뿐이었다.[15]

'시해'는 내부적 변환이라는 긴 과정의 마지막 장면에 불과한 것이었다.[16] 장기간의 수명 연장술을 수행한 후, 도사는 그의 육신이 미묘하고 순수한 물질로 조금씩 바뀌어가는 것을 느꼈다. 그의 조직들은 가장 진귀한 불멸의 물질과 비슷한 것이 되어갔다. 그의 뼈들은 금으로 되어 갔으며, 그의 육신은 옥으로 되어갔다. 마침내 내부 진화가 완료되었을 때 그는 신선이 되어, 변신한 나비의 고치처럼 속이 빈 마른 껍데기가 되어버린 낡은 육신을 버렸다. '시해'를 곤충의 변신에 비교하기는 했지만, 육신의 내부적 변환은 인간 배아의 발달과정과 비슷한 것으로 생각했다. 수명 연장 기법들 자체를 '배아의 모방'이라 칭했는데, 도사는 자궁 속 배아처럼 호흡 없이 공기를 교환할 수 있으며 먹지 않고 양분을 섭취할 수 있는 것으로 믿었기 때문이었다.[17] 그리고 노자에 따르면, 신생아는 육신의 조화가 가장 완벽하고 생명력이 최고조에 있어 상해에 저항력을 가지는 삶의 한 단계이므로, 신선은 신생아와 비슷한 존재였던 것이다.[18]

이제 우리는 도가 친-수명 연장주의의 실제적인 기법들을 분석할 준비가 되었다. 네 종류의 주요한 생리적 기법들로는 호흡 기법, 식이 기법, 체조 기법, 그리고 성교 기법이 있었다. 그것들을 설명함에 있어 명심해야 할 것은 그 기법들 간에 차이를 두지 않고 '동시에' 수행했다는 점이다.

또한, 이런 원형과학적 노력들이 종교적 탐구 분위기에서 일어났다는 점을 항상 기억해야 하며, 이를 보다 명확히 하기 위해 '정신적 기법'이라는 다섯 번째 수행 방법을 분석하게 될 것이다. 끝으로 여섯 번째 형태로 연금술적 기법이 있는데, 이는 다음 장에서 다루도록 하겠다.

호흡 기법[19, 20]

도자들의 생리적 수행 중에서 가장 중요한 위치를 차지하는 것이 호흡법이었다. 그 이유는 도가의 우주론에서는 기氣가 인간과 신 사이의 연결고리이기 때문이었다.[21] 인간은 일종의 흙과 공기의 혼합물로 여겨졌다. 흙은 보다 불순하고 거칠며 또한 불활성을 띠는 반면, 공기는 보다 순수하고 미묘하며 활성을 띤다고 생각했다.[22] 공기는 정신과 동일시되었으며 신성함과 동일시되었다. 우리 주위의 공기는 하늘과 뒤섞여 천계에 접해 있었다. 이 중 일부는 그리스인들의 관념 중 하나를 떠올리게 하는데, 그리스 생리학에서도 호흡을 강조했으며 우주론에서도 마찬가지로 하늘을 영원하고 신적인 성질을 갖는 영역으로 보았다. 그러나 그리스인들이 (공기를 포함한) 지상과 천상 간의 분명한 경계를 상정했던 반면, 도자들의 강한 범신론적 세계관은 이들 둘 간의 혼합을 훨씬 더 폭넓게 허용했다. 그러므로, 만일 올바르게 호흡을 조절한다면 천계의 영역과 직접적인 물리적 접촉을 할 수 있으며, 그리하여 신들의 불멸을 얻을 수 있을 것이라는 가능성이 떠올랐던 것이다.

호흡 기법들은 반드시 소우주와 대우주라는 개념적 구조 안에서 이해되어야 하는데, 이에 따르면 인간(소우주)과 세상(대우주)은 유사하게 작동되며 많은 공통적인 속성들을 가진다. 예를 들어, 세상은 다른 어떤 생명체들과 마찬가지로 호흡을 하는 거대한 유기체라고 생각했다. 대우주는 밤 동안 숨을 내쉰다(날숨). 그러므로 내쉰 공기로 대기가 포화되는 밤은 죽은 숨(사기死氣)의 기간으로 생각되었다. '산 숨(생기生氣)'의 시간은 대우주가 숨을 들이쉬는(들숨) 때인 낮 동안이었다. 도사는 그가 생기의 기간으로 간주하는 시간에 호흡 훈련을 수행했다. 이는 대부분의 경우 낮 시간이었다.[23] 하지만, 약간의 다양성도 있었다. 예를 들면, 공기가 데워지기 시작하는 일출 바로 전과 식기 시작하는 일몰 바로 그때의 공기가 가장 건강에 좋은 성질을 갖는다는 것이었다. 일출과 일몰 시간이 일년 내내 바뀐다는 사실로 혼란스러웠던 반대파는 수행 시간을 '시각으로' 결정해야 한다고 주장했다. 즉, 정오부터 자정까지가 사기의 시간이며, 자정부터 정오까지가 생기의 시간이라는 것이었다.

수행을 위한 준비 과정은 하루 중의 최적 시간뿐 아니라 장소, 자세, 기도문, 그리고 목욕재계에 이르기까지 따분할 정도로 의례적인 방식에 따랐다. 그것들의 자세한 내용은 친-수명 연장주의의 여러 다른 유파들 간에 크게 달랐다. 하지만 전형적인 절차는 다음과 같았을 것이다.[24] 몸으로부터 모든 배설물이 빠져나가기에 충분한 시간 동안 단식한다. 주의깊게 몸을 닦는다. 그러고는 새롭게 회칠하고 매우 단순하게 장식된 크고 조용한 방으로 들어간다. 분향하여 방을 청결히 하고, 방석에 앉아 도교의 수칙에 따라 명상을 한다. (악령이 겁을 먹도록) 수십 차례 이를 간 후, 여러 번의 긴 날숨으로 불결한 공기를 몸에서 제거하면 이제 시작할 준비가 된 것이다. 이런 식의 준비 과정들은 마술적이며 종교적인 분위기를 보여주는 것으로, 이것은 도가적 수명 연장 수행에서 빠진 적이 없었다.

도사의 장기적인 목표는 순수한 정신 같은 물질인 공기로부터 충분한 섭생을 취함으로써, 육신에 유해한 것으로 알려진 땅의 소산 즉, 곡물(쌀, 밀 등)의 섭취를 단절할 수 있도록 하는 것이었다.[25] 공기로부터 더 많은 자양분을 흡입하기 위해서는 세 가지 어려운 기술을 습득해야 했다. 첫째, 도사는 일반적인 호흡에서보다 숨을 훨씬 더 오래 간직하는 법 즉, 폐기閉氣를 배워야 했다. 둘째, 숨이 보통은 닿지 않는 신체의 일정한 부위에 이르도록 하는 법 즉, 행기行氣를 배워야 했다. 셋째, 숨을 내쉴 무렵이 되었을 때 그것을 목구멍에서 잡아 삼키는 법 즉, 탄기呑氣를 배워야 했다. 이 전 과정이 '태식胎息'으로 알려져 있는데, 이는 자궁에 있는 배아가 하는 호흡과 유사한 것으로 믿었기 때문이다.[26]

> 도를 따르는 사람들이 태식을 익히고자 한다면, 그들은 (……) 반드시 (……) 뱃속의 태아가 숨쉬듯이 숨을 쉬어야 한다. 이것이 이러한 수행을 태식이라 일컫는 이유이다. 뿌리로 되돌아감으로써, 근원으로 돌아감으로써, 늙음을 극복하고 태아의 상태로 회귀하는 것이다.[27]

이와 같이, 노자가 신생아의 것으로 치부했던 육신의 완전한 조화를 얻기 위해 도사는 '호흡을 통한 섭생' 즉, '기식氣食'을 추구했다.

'태식'을 위한 세 가지 기술 중 가장 익히기 힘든 것은 첫 번째 기술인 폐기였다.[28] 그 수행의 시작은 충분히 수월한 것이어서 정상 호흡의 세 배, 다섯 배, 일곱 배, 아홉 배에 해당하는 시간 동안 숨을 멈추는 것이었다. 이것이 열두 배에 이르면, 그 사람이 '작은 시리즈'를 완수(소통小通)했다고 말한다. 거기서부터의 수행이 더욱 어려웠는데, 그 이유는 소통을 배수로 늘려나가 120번의 정상 호흡에 해당하는 시간 동안 숨을 멈출 수 있어야 했기 때문이다. 이것이 한 번의 '큰 시리즈' 즉, 대통大通을 구성하는 것이었으며, 이 단계의 수련에서부터 건강에 주요한 혜택이 주어진다고 생각했다. 도사는 매일 적어도 두 번의 '대통'에 이를 때까지 수행해야 한다고 대부분의 저자들이 주장했다. 그리한다 해도 궁극적인 목표에는 크게 못 미치는 것이었는데, 천 번의 정상 호흡에 해당하는 시간 동안 숨을 참을 수 있어야 불멸이 가능했기 때문이었다.

　　도사들은 우리가 산소 결핍증이라 부르는 증상들이 나타남을 보면서 고무되었는데, 그들은 이를 성공적으로 호흡을 조절한 것으로 보았다.[29] 손과 발이 얼얼해지고 얼굴이 붉어질 때, 도사는 그가 대단히 많고 유익한 양의 기를 신체 여러 부위로 스며들게 할 수 있었노라고 생각했다.[30] 도사가 산소 결핍증에 동반되는 약간의 어지러움과 느긋한 느낌(희열)을 느꼈을 때, 그는 그의 몸이 저속한 지상의 특성을 벗어나 신선이 가진 천상의 본성을 취하고 있는 것으로 틀림없이 믿었을 것이다.[31] 도사는 산소 결핍 증상에 대해 이런 낙관적인 해석을 하는 것과 동시에, 그에 들어 있는 위험성 역시 인지하고 있었다.

> 삼백 번의 호흡에 해당하는 시간이 지난 후, 귀는 더 이상 듣지 못하고, 눈은 더 이상 보지 못하며, 마음은 더 이상 생각하지 못하게 된다.[32] 그리되면, 숨을 참는 것을 조금씩 멈출 필요가 있다.[33]

　　이 같은 폐기 수행을 현대 생리학의 관점에서 잠시 고려해 보는 것도 흥미로울 것이다. 언뜻 보기에, 도사가 백이십 번의 호흡에 해당하는 시간 동안 숨을 쉬지 않을 수 있음이 환상적으로 보일 수 있지만, 이것이 가능성의 영역 안에 들게 하는 데에는 수많은 요소들이 작용하고 있다. 한 가지를 들어보자면, 호흡 속도는 매우 가변적인 것이므로 이런 식의 수행 시간 측정은 도자들에게 잘못된 셈법의 길을 열어 놓는 것이었다. 예를 들어, 흔히 하듯이 만일 관찰자의 호흡을 기준으로 호흡 정지 시간을 쟀다면, 흥분이 쌓여감에 따라 관찰자의 호흡 속도가 점점 더 빨라졌을 것이다. 도사가 정상 호흡 속도에 대한 자기 고유의 기준으로 직접

측정하도록 두는 경우에는 주관적인 왜곡의 개연성이 오히려 더 커졌을 것이다. 그러나 그 과정의 시간이 정확하게 측정되었다고 가정해도, 적어도 일정 정도의 목표는 달성될 수 있었을 것이다. 훈련을 거친 특정인들이 4분 20초까지 숨을 참을 수 있음을 현대적인 실험들이 보여주고 있으며,[34] 이는 편안한 상태의 호흡수의 상한을 분당 20회로 계산한다면 87회 호흡 시간에 해당하는 것이다. 그에 필요한 훈련 방법들로는 의지력의 강화와 공기(결과적으로 산소)를 간직하는 폐 능력의 증강을 들 수 있으며, 몸에서 이산화탄소 양을 저하시키기 위한 예비적인 '과호흡'이 도움이 되기도 한다. 도사들은 이 모든 요소들을 활용할 수 있었을 것이다. 이에 더하여, 도사들이 기아에 가까운 식이 생활을 유지했으며, 망아 상태와 유사한 정숙주의를 수련하고 있었음을 반드시 주지해야 할 것이다. 이에 따라 도사들의 신진대사 속도는 매우 낮았을 것이며 산소 소모량 역시 낮았을 것이어서, 의식 상태를 (100~120 호흡 시간에 해당하는) 5~6분 정도 유지할 수 있었을 것이다.[35]

'태식'의 2단계인 행기는 전통적인 가르침, 경험적 관찰, 그리고 신비주의적 상상의 일상적인 도교적 혼합을 반영한다. 전통적인 중국 해부학과 생리학의 관점에서 기는 5가지 신체 장기들의 길을 따라 이동했다.[36] 들숨 시, 기는 코로 빨려 들어와 비장으로 이동했고, 그로부터 간장과 신장으로 내려갔다. 날숨 시, 기는 비장으로 물러나와 그곳으로부터 심장과 폐로 올라갔으며 입을 통해 배출되었다. 도가 친-수명 연장주의 가르침에 따르면, 이 같은 일반인들 안에서의 기의 이동 경로에는 체내에서 가장 생명력이 높은 부위들, 특히 상하 '단전丹田들'이 배제되었다. 이 '단전들'은 작은 상자 같은 장기들로 그려졌는데, 그것들의 전략적인 위치와 기능으로 인하여 중국 연금술의 핵심적인 물질인 단사丹沙와 비슷한 것으로 모호하게 여겨졌다.[37] 복부에 위치하는 하단전下丹田의 존재는 도사들이 수련했던 폐기에 의해 공기가 창자를 지나가는 소리에서 암시되었던 것으로 보인다. 머리 중심부에 위치하는 상단전上丹田은 오늘날 뇌실腦室로 불리는 뇌 안의 공간과 관련된 듯 보인다.

기의 방향을 일상적인 통로에서 단전들로 바꾸어 보내기 위하여, 도사는 '내관內觀'이라고 알려진 초자연적인 장치를 상정했다.[38] 도사는 정신 집중을 통해 신체 내부의 완전한 모습을 그의 마음의 눈 앞으로 끌어낸다. 그리한 후, 믿음과 기도 그리고 의지력의 조합으로 그가 원하는 곳으로 기를 향하게 했다. 가장 어려운 부분은 비장으로부터 하단전으로 옮기는 것이었는데, 그 이유는 통로를 물리적 장애물들이 막고 있을 뿐 아니라 여러 신들이 그 통로를 지키고 있기 때문이었다. 그 결정적인 입구를 여는 것에 열 달에서 삼 년 정도 걸렸을 터이지만, 그것의 성공이 배아의 기 순환의 복원을 의미했기 때문에 기꺼이 온갖 노력을 다했다.[39] 기가 일단 배꼽 바로 아래에 있는 하단전에 닿으면, 정액으로 여겨지며 생명력이 있는 액체인 육신의 '정精'과 그 곳에서 섞였다. 그 강력한 혼합체는 하단전에서 척추를 따라 있는 통로를 거쳐 상단전으로 갔다. 그곳 뇌 속에서 기와 정의 혼합물은 복원력을 발휘했고,* 기는 다시 심장(중단전中丹田)과 폐 그리고 결국 목구멍으로 전달되었다.

기가 목구멍으로 되돌아가면, 도사는 태식의 3단계인 '호흡을 통한 섭생 즉, 기식氣食'으로 나아갈 수 있었다.[40] 도사는 기를 목구멍에서 입으로 통과시켜 배기排氣 시키는 대신, 간혹 입안 가득 침을 모아 삼킴으로 써 기를 잡아 위장으로 내려보내기도 했다. 도사가 호흡 수행의 진 과정에 걸쳐 (매우 해로운 것으로 여겨졌던) 공기의 구강 내 유입을 방지하기 위

---

*   환정보뇌(還精補腦)를 이르는 것으로, 이는 하단전에서 기와 결합한 정이 상단전으로 이동해 뇌를 보수한다는 기법이다.

해 (소위 '옥액玉液'으로 불린) 침을 입안 가득 간직하고 있던 것이 이 행위를 한층 용이하게 했다. 친-수명 연장주의자들은 기를 위장으로 가져옴으로써 일반 음식에 의지하지 않고 섭생을 할 수 있다고 믿었다. 왜냐하면, 도교 이론에 따르면, 음식물로부터 정 혹은 기를 추출하여 그 '음식의 기'를 다양한 장기들에 보내는 위장 내의 과정에 의해 육신이 보양되는 것이기 때문이었다. 곡물(쌀, 밀 등)에서 얻어지는 음식의 기는 상대적으로 거칠고 불순한 것이었던 반면, 공기의 기는 가볍고 순수하며 천상의 것과 닮은 것이었다. 도사들이 가능한 곡물을 멀리하면서 기를 삼키려 했던 이유가 바로 그 때문이었다. 음식의 기를 공기의 기로 대체하는 한, 그는 더욱더 불멸의 신선이 가진 천상의 특질을 가지게 되는 것으로 여겼다.

그런 것들이 처음 수 세기 동안 행해졌던 도가 친-수명 연장주의의 호흡 기법들이었다. 그 후 당나라에 이르러(대략 600~900년), '내부의' 기 즉, 내기內氣에 대한 교리가 정교하게 되어 가면서 새로운 견해가 전 과정에 도입되었다.[41] 앞에서 설명한 호흡 훈련들은 대기로부터 얻은 공기를 조종하는 것과 관련된 것으로, 이 같은 '외부의' 기 즉, 외기外氣를 다루는 과정에서 도사는 외부 세계와의 접촉에 노출되었다. 그러나 불교의 영향 아래에서 도교가 점점 더 관조적이고 내향적으로 됨에 따라, 외기는 별로 중요하지 않다는 생각, 그리고 수명 연장에 있어 중요한 요소는 각자가 태어날 때 신들에게서 부여 받은 '내기'라는 생각이 힘을 얻었다.[42] 이에 따라, 당나라 시대부터 대부분 친-수명 연장주의자들의 목표는 내기 혹은 '원천적인' 기 즉, 원기元氣의 보존에 있었다.

원기를 흡수하여 장기들로 퍼지게 하는 것이 원칙이다. [내부의] 기를 오랫동안 성공적으로 보존하면 결코 죽지 않을 것이다. 왜 외부 세계를 생각하고 외부의 기를 흡수하려 하는가?[43]

130

내기(혹은 원기)는 단전들에 위치한 생명소生命素로 여겨졌으며, 침과 정액과 어느 정도 관련이 있는 것으로 알려졌다. 그러므로 도사는 이 액체들이 고갈되는 것을 방지하는 법을 열성적으로 추구했으며, 외기를 내뱉을 때 내부의 기가 함께 쓸려 나가지 않도록 노력했다. 사람이 태어날 때 여섯 '치' 깊이의 내기를 가지고 태어난다고 알려졌다. 만일 일상적인 소실을 어느 정도 막으면 수명이 크게 늘어날 것이며, 원래의 여섯 치를 온전히 간직한다면 영원히 살 수 있을 것이었다.[44]

이제 모든 호흡 수련은 내기에 대한 강조와 궤를 같이하며 수정되었다. 준비 상의 제례도 이전 어느 때보다 다양하게 되었는데, 이는 시간과 장소의 선택이 더 이상 대우주의 개념(외기)와 합치해야 하는 것이 아니며, 오직 도사 자신의 개인적인 생각(내기)와 합치하면 되기 때문이었다. 특정한 질환의 경우를 제외하고는 폐기의 수행이 방기되었다. 행기와 탄기는 유지되었지만, 이제 몸을 관통하여 유도되는 것은 외기가 아니라 내기라는 차이가 있었다. 그러므로 탄기가 행기를 뒤따르는 것이 아니라 오히려 앞서 수행되었다. 그리고 행기는 기를 '녹이는 것'으로 알려진 새로운 기술인 연기鍊氣가 더해져 더욱 정교해졌는데, 연기는 이전에 폐기와 연관된 일부의 바람직한 증상들을 초래했다.[45] 도사는 한편으로 호흡을 참으면서 그의 의지대로 내부의 기가 몸속을 돌아다니게 했다. 얼마간의 시간이 흐른 후 다량의 땀이 동반되는 따뜻한 느낌을 경험했는데, 이 증상들은 '연기'의 상태를 성취했음을 의미했다. 그 수행이 매우 높이 칭송되었는데, 그 이유는 숨을 유도하는 것보다 더욱 수동직이었기 때문이었으며 또한 연금술적인 단사의 '녹임' 혹은 정련과 유사한 것으로 보이기 때문이었다.

호흡 주제를 떠나기 전에 사소한 한 가지 기법을 언급해야겠다. 그런데 이 기법은 현대적인 일광욕을 예측한다는 면에서 흥미로운 것이다.

태양의 '기'를 흡수함에 있어 가장 간단한 방법은 떠오르는 태양을 마주하여 잠시 바라본 후 눈을 감고, 태양으로부터 자신의 몸으로 흘러드는 다양한 색을 명상하는 것이다.[46]* 정신력으로 이 스펙트럼을 입으로 가져와 삼켰다. 이 과정을 마흔다섯 번 반복했다. 고도로 숙련된 도사는 단순히 태양의 색만이 아니라 그 모습까지 포착하려 했다. 녹색 바탕에 그려진 붉은 태양 그림을 왼손에 들고, 태양 모습이 큰 동전 크기로 보일 때까지 태양을 처다보았다. 명상을 통해, 이 태양의 복제상(像)이 심장으로 유도되었으며 그곳에서 온기와 빛을 생산했다. 그리한 후 그 상을 내뿜는 공기와 함께 사라지게 하거나, 더 큰 야심이 있는 도사라면, 몸의 다른 부위들로 이동시켰다. 태양의 '기'를 흡수한다 함은 또 하나의 실증주의와 신비주의의 도교적 합성을 반영하는 것으로, 이 경우의 들숨은 태양을 본 후 눈을 감으면 나타나는 다채로운 잔상을 보는 것이었다.[47] 또한 태양에 몸을 노출시켜 얻게 되는 유익한 효과 역시 인지했을 것이다. 이 점에서 태양이 아닌 달의 기를 흡수하는 수행을 하도록 배운 여성 도사들은 확연하게 불리했다.

식이 기법[48]

호흡 기법과 밀접한 관계를 맺고 있는 것은 식생활과 관련된 수행들이었다. 도사는 호흡 조절을 함으로써 공기로부터 더 많은 자양분의 섭취를 추구하는 한편, 음식 특히 (알곡으로 된) 곡식의 섭취를 줄이는 방식

---

* 이를 복일망지법(服日芒之法)이라 한다.

으로 식사를 조절하려 했다. 여기에서 그의 장기적인 목적은 공기와 침을 먹고 살며, 그럼으로써 불순과 죽음의 상징으로 여겨졌던 육신 내 배설물의 생성을 막는 것이었다. 이 엄격한 과정에서는 곡물만이 아니라 고기, 술, 많은 종류의 채소들 역시 금지되었다. 하루 한끼의 식사만 배정되었으며, 가능한 많은 양의 뿌리류 식품, 산딸기 류의 열매, 여타 과일 같은 상대적으로 유익한 식품들로 구성되었다. 그러한 식이요법을 관철함에 있어 약물의 사용이 자주 요구되었음은 놀랄 일이 아니다.

굶기거나 약을 먹여 굴복시켜야 할 적이라는 개념의 연극적인 요소가 식이 기법에 더해졌다. 이 내부의 적은 단전들 내의 전략적 위치에 자리잡고 각 개인의 파멸을 유도하는 악의에 찬 존재인 '삼시三尸'(혹은 '삼충三蟲*')로 그려졌다. 기독교의 '원죄'와 프로이트주의의 '죽음 본능'과 비슷하게, 삼시 개념은 인간의 완전성을 방해하는 내부적 갈등과 결핍을 설명하는 것에 활용되었다. 삼시는 숙주의 죄로부터 이익을 얻는다는 이유로 무관심과 우울함의 원인으로 치부되었다. 삼시는 육신의 감옥으로부터 벗어나기 위해 숙주의 이른 사망을 기원하면서, 숙주의 악행을 주의깊게 기록해 천상의 신들에게 정기적으로 보고함으로써 숙주의 수명 단축을 설득하는 것으로 그려졌다. 불안한 꿈을 꾸게 되는 것은 파괴적인 삼시와 충직한 육신의 신들** 간에 가끔씩 벌어지는 싸움에 기인한다고 설명되었다. 더 나아가 이 악귀들은 생명의 중추들을 공격함으로써 직접적으로 질환과 노화를 초래했다. 상단전에서는 '청시'가 탈모, 시각 상실, 청각 상실을 일으키고, 중단전의 '백시'는 심장과 폐의 질병들을 일으키는 한편, 하단전의 '홍시'는 내장 장애와 관절염을 야기했다.

---

* 인간의 몸안에 갇혀 살면서 수명, 질병, 욕망을 관장하는 벌레들.
** 육신 안에 거주하는 신 혹은 정령들. (다음의 '정신적 기법' 참조)

또한 오곡에 대한 식욕을 일으키는 것 역시 신의 없는 삼시의 탓으로 돌렸다. 이 곡물들(쌀, 수수, 밀, 귀리, 콩)은 탄수화물이 장내 가스를 생산하는 성향을 가진다는 관찰을 근거로 꺼려했던 면이 일부 있었다.[49] 그러나 더욱 근본적인 이유는 곡물이 부패와 쇠퇴를 일으키는 요소인 땅과 매우 밀접한 관계를 가졌기 때문이었다.

> 곡물은 땅의 정精이다. 그것의 좋은 맛은 악령이 만들어낸 덫이다. 그것의 냄새는 육신의 정령들을 어지럽히고, 태식은 실패한다. 혼백이 허둥대고 무기력해진다.[50]

삼시의 존재에 대한 책임은 우선적으로 곡물에 있다. 자궁 안에서 배아가 생성될 동안 어미가 곡물을 먹으면, 그것의 '기'가 새로이 잉태되는 아기에게 스며들어 그 안에서 삼시를 형성한다. 도사들이 오곡을 두려워했던 것은 당연한 일이다.

> 오곡은 생명을 끊는 가위이다. 그것들은 필수 장기들을 파괴하며 수명을 단축시킨다. 곡물이 입안에 들어오는 한 영생은 바라지도 말라! 죽음을 피하고 싶다면 창자 안에 그것들이 없게 해야 할 것이다![51]

폐기로 인한 산소 결핍 증상들에 더하여 이제 영양실조의 짐이 더 지워졌다. 곡물뿐 아니라 육류, 술, 그리고 향이 강한 채소들(예, 양파)이 금지되었는데, 이것들은 모두 육신의 정령에게 역겨운 냄새를 풍기는 것들이었다. 그러한 엄격성은 어지럼증, 허약증, 피로감, 내장 장애를 초래했다. 그러므로, 도사가 곱게 갈은 곡물 가루를 먹도록 용납되는 삼사십 일간의 전환기가 허용될 필요가 있었다. 그밖에 도사가 더 복용할 수 있었던 것으로 삼시를 죽이는 것으로 믿어졌던 (도교 비전秘傳에 따라 조제된) 계피, 감초, 인삼, 깨 등 다양한 중국식 강장제들이 있었다.[52] 이런 처방들의 도움을 받으면서, 도사는 생기를 돋우는 특성이 부여된 비상한 물질들에 바탕을 둔 빈약한 식이요법을 밀어붙여야 했다.

이러한 친-수명 연장 식품들은 전설과 원형과학 간의 중요한 연결 고리이다. 왜냐하면, 그것들은 수명 연장의 성질을 가진 특정한 물질이 존재한다는 샘물형 주제의 합리화된 생각을 반영하는 것이기 때문이다. 앞에서 보았듯이, 이 주제는 청춘의 샘, 소마 액즙으로 만든 마약성 음료 혹은 동해의 섬에서 나는 기적의 과실 등의 형태로 전 세계 민간전승에 반복되어 나타난다.[53] 그 개념은 생물학적인 현상뿐 아니라 화학적인 현상에도 생기론적 해석을 제공하는 도가의 범신론적 경향과 어울리기 때문에, 도가의 원형과학이 그 개념을 받아들여 사용할 수 있었던 것이다.[54] 생명의 징후들을 야기했던 신성한 도에서 유래된 동일한 생명소 혹은 '정精'이 세상 만물에서도, 그 정도는 다양하게 다르지만, 역시 발견될 것이었다. 이런 물질들을 먹게 되면, 그것들에 있는 양만큼의 생명소가 그것들을 먹은 사람의 정을 강화하는 데 사용될 수 있었다. 수명은 한 사람이 가진 정의 질과 양에 의해 결정되었으므로, 도사가 순수하며 혼을 닮은 정이 풍부한 물질들을 찾아 그가 먹을 식단의 기초로 삼는 것은 긴요한 일이었다.

도사가 섭취하는 공기와 침을 보충하기 위한 생명력 넘치는 다수의 동물성, 식물성, 광물성 물질들이 있었다. 이런 친-수명 연장 식품들 혹은 '선약들'은 다양한 근거에서 선택되었다.[55] 인간보다 훨씬 오랜 수명을 누리는 동식물이 존재한다는 불사조형 주제에 의거해서 많은 유기물이 골라졌으며, 이에는 거북탕, 학의 알, 그리고 송진이 여기에 속하는 예들이었다.[56] 배아의 완벽한 생명력에 대한 도교의 평가에 의거해 모든 종류의 알들은 높은 가치를 인정받았다. 복숭아는 서왕모의 서쪽 낙원에 있던 과실과 관련이 있었다. 수많은 약초와 광물들이 (단사 같은)붉은색, 인간이나 특정 동물과 닮은 형상(예를 들어 다양한 뿌리들), 액체처럼 미끄러운 질감, 혹은 반투명의 반짝이는 모습 등의 특성을 가짐으로 하여 존중되었다. 그 목록의 최상단에는 진주, 운모, 옥, 은, 금, 단사처럼 귀한 광물들이 자리했다. 하지만 선약 주제는 연금술과 깊은 관련이 있으므로, 더 이상의 논의는 다음 장으로 넘길 것이다.

체조 기법[57]

도가의 생리학적 수련 중에서 서양 의학에 영향을 주었던 것으로 확실하게 알려진 것은 체조법이 유일하다.[58] 전파 배경은 당연히 18세기 유럽의 세계주의적, 백과사전적 문화였다. 중국에 있던 예수회 선교사 아미오*는 당시 도가의 육체 운동 시스템을 칭했던 '쿵후'에 관해 삽화가 잘 그려진 논문을 1779년에 출판했다.[59] 쿵후의 대략적인 방법과 근거를 설명한 후, 그는 다음과 같은 소망을 표출했다.

이 논문의 목적은 쿵후를 가르치려는 것이 아니라, 생각해 볼 만한 것을 편견 없이 검토해보도록 의사들에게 제안하려는 것이다. 만일 그를 뒷받침하는 이론이 틀렸다면, 더 옳은 이론으로 대체할 수 있을 것이다. 이런 발상에서 인류에게 가치 있는 방안이 조금이라도 얻어진다면, 우리는 이 논문

---

*   Jean Joseph Marie Amiot(1718~1793), 청나라 건륭제 시대에 활동했던 프랑스 예수회 소속의 선교사.

을 출판하는 무모함이 충분한 의미가 있다고 여길 것이다.[60]

스웨덴 의료체조의 창시자였던 페르 헨리크 링*에 의해 아미오 신부의 논문이 자세히 연구됨으로써, 아미오 신부의 희망은 튼튼한 뿌리를 내리게 되었다.[61] 19세기 전반기 동안 스톡홀름에 있던 링의 연구소는 현대적인 체육교육, 물리치료, 재활의학을 연구하는 주요 센터 중 하나였으며, 링과 그의 제자들은 그리스-로마의 수련법과 중국의 쿵후를 조합해 그 체계를 심화시켰다.

　도가 요법들 중에서 체조의 주요 기능은 호흡 기법과 성교 기법의 수행을 돕는 것이었다. 운동의 활력 증진 효과와 그 결과 얻어지는 원활한 혈액순환을 깨닫게 됨에 따라, 도자들은 체내의 '장애물들'이 작용하는 부분을 질병의 원인으로 강조하는 위생 이론을 도출해냈다. 이 장애물들이 기의 순환을 방해하므로 폐기와 행기를 수행할 때 도사는 모든 장애를 극복할 수 있도록 고안된 적절한 육체적 운동법을 함께 수행하는 것이 중요했다. 체조는 기가 평소에 다다를 수 없는 부위에까지 이르도록 해주었을 뿐 아니라, 매우 제한된 폐기 시간 때문에 그 가치가 높이 평가되는 기 순환 전 과정의 속도를 높여주었다. 이와 유사하게, 성교 기법에 있어서도 장애들이 극복되어 '정'이 몸의 모든 부위에 침투하도록 하는 것이 바람직했다.[62] 육체 운동의 리드미컬한 한 주기를 두 번씩의 폐기 혹은 두 번씩의 성교 사이에 하도록 정하는 것이 지극히 표준적이었다. 이 모든 것이 체조가 완전히 보조 역할에 머물렀음을 의미하는 것은 아니었다. 어느 정도까지는 체조가 독립적인 수명 연장의 수단으로 인정

받았는데, 이는 체조가 몸의 유연성을 유지시키고 해로운 '기'를 제거함으로써 질병을 예방하고 수명을 늘렸기 때문이었다.

비록 도가의 체조에 수많은 유파들이 있었지만 그들 간의 차이점이 크지 않았기 때문에, 그중 하나만을 인용해도 우리가 전형적인 방법에 대한 개념을 이해하는 데에는 별 어려움이 없을 것이다. 도사가 이 방법들을 수행할 때의 기본적인 자세는 발뒤꿈치 위로 쪼그려 앉는 것이었음을 주지해야 한다(그림 5.1 참조).

> 먼저 머리 위로 교차한 두 손을 바닥으로 끌어내린다. 다섯 번 호흡한 후 멈춘다. 이는 위장에 공기를 채우는 것이다. (……)
>
> 그다음, 왼손을 왼 무릎에 대고 오른손을 가능한 높이 쳐든다. 그 후 오른손을 오른 무릎에 대고 왼손을 가능한 높이 쳐든다. 다섯 번 호흡을 한 뒤 멈춘다. 이는 복부에 있는 숨을 확장하는 것이다. (……)
>
> 그다음, 두 손을 허리 아래로 교차하고 지칠 때까지 빠르게 좌우로 돌린다. 이는 피가 혈관들에 [더욱 효과적으로] 침투하도록 하는 것이다.
>
> 그다음, 머리 위로 두 손을 교차한 후 좌우로 천천히 돌린다. 이는 폐와 간장의 숨을 확장하는 것이다.[63]

이 운동들은 리드미컬하게 진행되었다. 어떤 운동들은 팔 다리의 움직임을, 다른 운동들은 몸통의 움직임을 강조했다. 일부는 마사지를 포함시켰으며, 어떤 운동들은 도사 자신이 밧줄에 매달린 채 시행하였다. 특정한 경우에는 그런 움직임이 거북 같은 장수 동물을 모방하는 것이었다. 어떤 경우든 기본 목적은 항상 같은 것이었다. 기와 '정'의 순환을 돕고 '장애들'을 극복하며 해로운 기를 제거하는 것이었다.

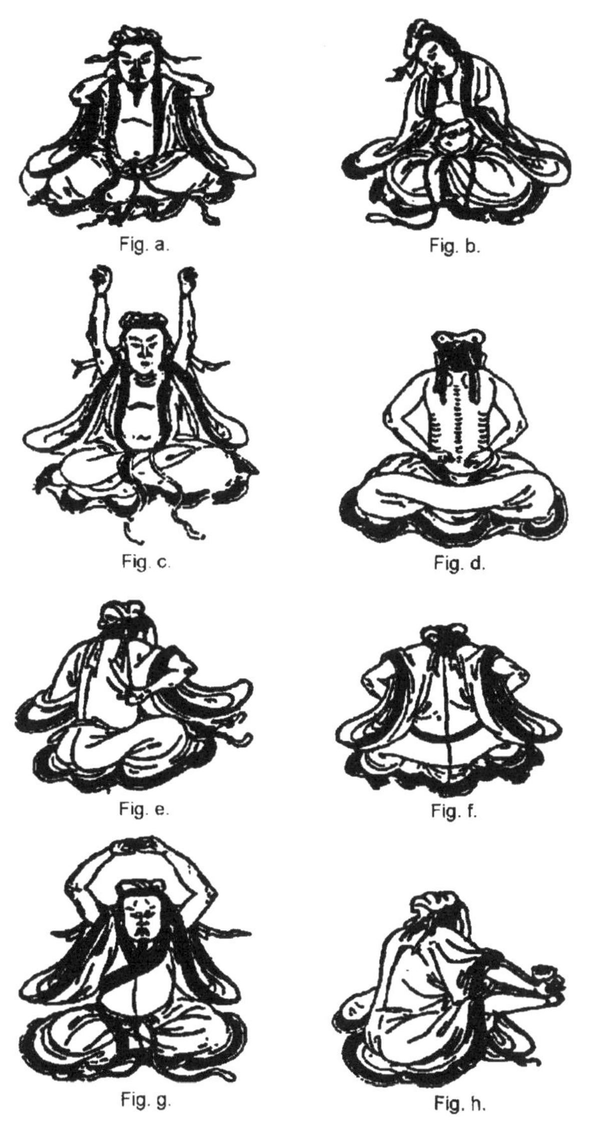

그림 5.1 체조 기법

천주(天柱) [목]을 좌우 양방향으로 각각 36회씩 굽힌다. (그림 5.1b)

신장 방[등의 갈비 바로 아래 부위]을 손으로 36회씩 마사지한다. 더 많이 할수록 더 신비스런 결과들이 나온다. (그림 5.1d)

두 손을 잡아 만든 '손깍지'로 발을 잡는다. 이를 12회 행한 뒤 정상 위치로 돌아간다. (그림 5.1h)[64]

성교 기법[65]

도가의 적들은 도자들의 성적 문란을 비난했다. 비록 이런 비난이 합당한 경우가 일부 있었지만, 기본적으로 그 비난은 잘못된 것이었다. 실제 도사들은 우발적이며 무분별한 성교를 극히 심각한 잘못으로 간주했다. 왜냐하면 그런 행위는 생명을 지탱하는 정(정수 혹은 정자)에 치유될 수 없는 손실을 초래하기 때문이었다. 일상적인 방식의 성교 행위 하나하나는 그 사람의 수명을 단축시키는 것이었다. 불자들과는 달리 도자들은 성생활의 금지를 비정상적이고 건강에 해로운 것으로 생각하여 이를 날카롭게 비판했다.

> 남성은 여성 없이 있는 것을 원치 않는다. 여성이 없으면 남성은 불안해진다. 불안해지면 그의 정령들이 혼미해진다. 정령들이 혼미해지면 그의 수명이 단축된다. (……) [금욕을 통해] 정을 간직하려 노력하면 그것을 보존하기보다는 오히려 잃기가 쉽다. 왜냐하면 사람이 그것을 피하려 하기 때문에 소변에 문제가 생기고 귀교지병鬼交之病*(몽정)에 휩쓸려 버리기 때문이다.[66]

도자들은 탐닉과 금욕 모두와 관련된 해로운 결과들을 피할 수 있는 절충점을 찾았다. 성적 활동을 허용하거나 심지어 장려하지만, 동시에 그 행위의 본질을 통제하는 절충이었다.

---

*　玉房秘訣에서 채녀와 팽조의 대화 중 수명 단축의 한 원인으로 지적하는 서큐버스 질환을 이르는 말로서 몽마가 취침 중인 남자를 덮쳐 꿈속에서 성관계를 맺고 정을 소모 시키는 질환.

우리는 인간의 자연적인 성향을 거스르려 노력하지 않으며, [그럼에도] 우리 수명의 증가를 꾀할 수 있다. 이 어찌 기쁜 일이 아니겠는가?[67]

성교 기법의 목적은 정을 늘리는 것과 정을 보존하는 것 두 가지였다. 잦은 보류 성교coitus reservatus의 수행이 정의 증진에 사용되었다. 즉, 도사는 상대를 오르가슴에 이르게 하되 자신은 성행위의 완성을 피했다. 이런 방식으로 도사는 상대로부터 성적인 방사물放射物 혹은 '기'를 취함으로써 자신의 정을 강화한다고 믿었다. 그 방법은 페니스가 크고 딱딱한 상태로 들어갔다가 오르가슴이 지난 후 약해지고 축 늘어지게 되는 일상적인 성교 형태와는 거의 반대로 하는 것으로 여겨졌다. 이 방법에서는 가능한 힘없는 상태의 페니스를 삽입한 후 그것이 강하고 불뚝 선 상태에서 행위를 마치도록 시도하는 것이었다. 일상적인 성교에서는 무엇인가를 잃었지만, 이 방법에서는 무엇인가가 확실하게 얻어진 것으로 믿었다. 비록 남성 도사와 연관시켜 가설을 설명하는 것이 비교적 단순하기는 하지만, 여성 도사 역시 그녀 자신의 정을 증진시키는 데에 유사한 기법들을 사용할 수 있었을 것이다. 상대를 오르가슴에 이르게 하는 것이 가장 이득이 컸기 때문에, 남녀 도사들 간의 관계는 그들 각자에게 바람직하지 않았으며 따라서 그들은 도가 공동체 밖에서 성적 상대를 찾아야 했다.

수명 연장에 있어 그리도 중요했던 요소인 정이란 무엇이었는가? 남성에게 있어 그것은 정액 같은 것이었다. 여성에게는 생리혈 같은 것이었다. 그렇다고 이들 액체들이 정과 동일한 것이었다는 의미는 아니다. 단순히 그 액체들이 정과 관련되어 가장 쉽게 볼 수 있는 물질이었을 뿐이다. 정 자체는 물질적 본성을 지니는 한편, 지극히 미묘하고 천상적인 어떤 것이었다.[68] 정액과 생리혈이 질환 시에 줄어들며 '노년'에는 없어지는

것을 보면서(완경과 갱년기 증상), 도자들이 수명은 정의 양과 질에 비례한
다고 가정하는 것은 상당히 합리적인 것이었다. 그러나 도가의 사변은 그
같은 추론에 만족하지 않았다. 정에는 뇌 조직을 재생하는 성질 역시 부
여되었으며, 더 나아가 배아에서처럼 정은 기와 함께 섞여 '시해' 때 자유
로워진 신선의 불멸하는 몸을 형성했다.

> 정과 기가 결합하여 현묘한 싹*를 탄생시킨다. 현묘한 싹은 스스로 자리
> 잡아 육신을 낳는다. 그것이 죽음을 피할 수 있게 하는 내단內丹의 방법이
> 다.[69]

그러므로 정은 장수를 위해 필요할 뿐 아니라 불멸을 얻는 원재료인 것
이었다.

정을 증진시키는 그들의 가설을 논리적 결론으로 끌어가면서, 도사
들은 성행위의 철저한 프로그램에 대한 주장을 이어갔다.

> 정이 빠져나가지 않게 하면서 성교를 하루 밤낮에 수십 번씩 할 수 있는 사
> 람은 모든 질환으로부터 치유될 것이며 수명을 늘릴 것이다. 만일 상대 여
> 성을 여러 차례 바꿀 수 있다면 그 효과는 훨씬 더 클 것이다. 하룻밤에 상
> 대를 10번 바꾼다면 효과가 지극히 뛰어날 것이다.[70]

열네 살과 열아홉 살 사이의 상대를 권장했다. 어느 경우든 서른 살 이상
의 여성은 가능한 피했으며, 마흔 살 이상의 여성은 절대적으로 금했다.

---

* 이를 현태(玄胎)라 이르며, 정자와 난자가 결합하여 배아를 형성하듯이 하단전에서 정과
기가 결합하면 현태를 형성하고 이것이 자라서 불멸의 몸을 형성한다.

상대가 젊은 여성이어야 했지만, 여성이 생리적으로 분명한 장애가 없는한, 두꺼운 피부, 남성적인 음성, 특정한 체취, 털 많은 다리, 신체 냉증 등심미적 관점에서 특별히 매력적이어야 할 필요는 없었다. 그러한 성관계체계에 내재된 남용을 방지하기 위해서였던 듯, 도자들은 전 과정에 대한온갖 종류의 다른 제한들을 두어 대비책을 세웠다. 예를 들면, 성교 시기에 앞서 진지한 명상과 기도를 행해야 했으며, 몸을 정결히 해야 했고, 음식과 술에 빠져서는 안 되었다. 가장 골치 아픈 금기는 시간과 관련된 것이었다. 매해 금지되는 날들이 많아서 적어도 200일 이상이 제외되었으며 어떤 체계에서는 더 많은 날들이 제외되었다.[71]

일련의 상대들과 보류 성교를 함으로써 정이 충분히 쌓이고 증가하게 되면, 도사는 정을 보존한 채 오르가슴에 이르도록 할 필요가 있게 되었다. 이것이 "뇌를 보수하기 위한 정의 복귀"*로 알려진 수행이다.

> (……) 그것[정]이 배출되려 할 때, 왼손의 가운데 두 손가락으로 음낭과
> 항문 사이[요도]를 재빨리 잡고 쥐어짜는 한편, 입으로 긴 숨을 뱉으며 동
> 시에 이빨을 수십 번 간다.[72]

현대 해부학으로 본다면, 이는 정액을 방광으로 돌려서 후에 소변으로 배출되게 하는 것을 의미한다. 다양한 사람들이 유사한 방법들을 피임 목적으로 사용한다.[73] 하지만 도사는 정이 정말로 보존되는 것으로 느꼈으며, 징이 하단전에 축적되는 깃으로 생각했다. 거기에서 정은 기와 섞여 매우강력한 회춘력을 가지는 물질을 형성하며, 그것은 '내관內觀'을 사용하여뇌와 신체 각 부분으로 유도될 수 있었다.

---

*　환정보뇌(還精補腦), 위 역자주(p.129) 참조.

만일 이 법칙에 따라 수련한다면, 기와 체액이 구름같이 순환되어 정의 액이 응고될 것이다. 젊었든 늙었든 상관없이 미소년이 될 것이다. (……) 만일 (이 방법을) 매우 오랫동안 수행한다면, 자연히 진인이 될 것이며 수백 년에 걸쳐 장생할 것이다.[74]

불자들과 유자들을 특히 분개시켰던 것은 '음陰(여성의 기)과 양陽(남성의 기)의 결합'으로 알려진 집단 의식*으로, 이 의식에는 사회적 지위나 가족 관계의 고려가 없는 듯 보이는 남녀 도자들 간의 성관계가 포함되어 있었다.[75] 그 의식은 2세기 도교 설립에 동반되었던 종교적 열정과 사회적 격변 과정에서 생겨났던 것으로 보인다. 초승과 보름에 (미혼 여성을 제외한) 모든 성인 신도들이 소그룹을 형성해 실내에서 그 의식을 치렀을 것이다. 의식의 절차에는 종교적인 의미가 가득 차 있었다. 첫 3일 간의 금식으로 시작했으며, 사제 같은 교사의 통제가 있었고, 죄로부터 신도들을 구제하는 것이 공언된 목적이었다. 초기 도교 사원의 많은 수행들에서 행해졌듯이, 여기에서도 노자가 의미했을 듯한 고도로 추상화된 원칙을 —이 경우는 음과 양 모두가 세상에 필요하며 그것들의 결합이 유익하다는 개념— 시연해 보려는 시도로 보인다. 동시에, 이러한 집단적인 성적 의식은 정을 증진하고 보존하려는 친-수명 연장주의자들의 노력과 적어도 부분적으로 연결되어 있었다. 이 주제와 관련된 옛 글들에는 하단전, 사정 방지의 필요성, 그리고 수명 연장의 목표에 대한 언급이 있었다.[76] 불행하게도 도가 문헌들에 소개된 설명들은 부분적이고 모호한 반면, 불교 문헌들에 실린 설명에는 편견이 있다. 따라서 그 사안에 대한 명료한 모습을 찾는 것은 가능하지 않다.

* 음양합일제례(陰陽合一祭禮)를 이른다.

144

불교가 중국 사상에 침투하여 감에 따라, 그리고 도교가 더욱 신비주의화하여 감에 따라, 성교 기법들은 점점 더 제한되어 갔지만 그것들이 완전히 없어진 것은 아니었다. 가장 큰 타격은 물론 집단적 의식에 가해졌다. 415년에 이미 도가의 종교 지도자들 중 한 명은 음과 양의 합기슶氣라는 교회의 '잘못된' 수행을 제거하라고 신이 자신에게 계시했다는 환영을 가졌으며,[77] 7세기에 이르러 그 성적인 제의는 사라졌다. 점점 더 심하게 비밀의 베일에 싸여갔지만 개인적인 수행은 지속되었다. "이 수행은 절대적인 비밀이니 오직 현인들에게만 전수하라."[78] 일부 도교 사원들이 독신주의를 채택하면서 이 기법들조차 공격의 대상이 되었다. 예를 들면, 12세기 한 신新-도덕률 제안자는 성교와 관련된 고전의 서술들은 우화적인 감각으로 이해되어야 한다고 주장했다. 하지만 그즈음에 이르러 도교의 태도와는 무관한 것이 되었는데, 그 이유는 이미 그 성교 기법들이 중국과 일본의 세속적 의학과 위생학에 취합되었으며 그로부터 최근에 이르기까지 지속적으로 수행되고 있기 때문이다.[79]

정신적 기법[80]

여기에서 적절한 관점을 유지하기 위하여 수명 연장과 직접적으로 관련된 도가의 종교적 수행들의 간단한 개요를 소개하는 것이 유용할 것이다. 많은 생리학적 기법들의 세속적인 느낌에도 불구하고, 도가 친-수명 연장주의는 종교적인 환경에서 수행되었다. 도사들은 수명 연장이 육체적인 조작만으로는 충분하지 않다고 믿었다. 성스러운 삶을 지키는 것 역시 필수적이었다.

불멸을 염원하는 자는 무엇보다도 충성심, 효심, 우정, 복종심, 선함, 신의 등을 의무로 여겨야 한다. 만일 덕성 있는 삶을 영위하지 않으면서 오직 마술적인 기교만을 수련한다면, 절대로 장생할 수 없다.[81]

그러므로 '물질적' 육신에서 신성한 실체로의 변환에는 도덕적인 변환이 동반된다. 여기에서 우리는 죽음에서뿐 아니라 죄악에서의 구원 역시 추구하는 기독교와의 유사성을 발견한다. 저명한 신학자 존 베일리*가 서술했듯이, "기독교 전통은 엄밀한 의미의 [수명 연장]에 관심이 없었으며, 완전히 새로운 특성의 생명에 대한 희망에 관심이 있었다."[82] 이러한 기독교 전통은 친-수명 연장주의의 많은 학파들과 그리 다르지 않은 것이다. 도자들 역시 (죄악으로부터 자유롭고 신과 감응하는) 새로운 성격의 생명을 원했다. 심지어 현대적인 세속적 친-수명 연장주의에서도, 비록 신과의 감응 개념은 크게 감소했지만, 인간이 '신과 유사하게' 될 것이라는 생각을 유지한다.[83] 또한 윤리적 완전성이 중요한 모습으로 유지된다. 콩도르세의 글에서 도덕성의 함양은 수명 연장에 버금가는 관심을 끌었으며, 고드윈의 글에서는 더욱 심화되었다.[84]**

도자들은 신들의 환심을 살 수 있게 고안된 기도와 숭배를 위한 일상적인 종교적 장치를 개발했다. 이 신들은 엄청나게 많았다. 육신 자체(소우주) 내에 수천의 신들이 있었으며, 위계가 확립된 외부세계(대우주)의 신들이 있었다. 정신적 기법의 수련을 통해 이 초자연적 주체를 회유하고 점점 더 높은 신적 존재들과 감응하면서 마침내 도와 신비로운 일체가 되는 극치에 이르기를 추구했다.

---

*　　John Baillie(1886~1960), 스코틀랜드의 성직자이자 신학자.

**　　이에 대해서는 8장에서 자세히 다룬다.

　　육신(소우주)의 신들을 대하는 기법은 종교적 축원과 마술적 강압이 혼합된 것이었다. 육신 내 신들의 존재가 생명에 필수적인 요소였기 때문에, 인간은 육신을 이탈하려는 성향을 가진 그 신들을 묶어두기 위해 한결같은 노력을 해야 했다. 육신 내에 대략 삼만 육천 종류의 신들이 있었다는 사실은 그 문제의 복잡성을 드러낸다. 신체 각 부위에는 간에 넷, 폐에 여섯, 신장에 일곱처럼 거주하는 하나 혹은 그 이상의 신들이 있었다. 그들 중에서도 머리와 가슴과 복부를 지배하는 '단전들'에 거주하는 신들이 가장 중요했다.

　　이 신들과의 관계를 강화하는 첫 번째 단계는 높은 도덕적 지평에 바탕을 둔 행실을 유지함으로써 신들의 호의를 얻는 것이었다. 여기에서 도자들은 빈민을 구제하고, 위험에 처한 이들을 구하며, 도로와 다리를 놓는 식의 현실적인 덕행을 권장했다. 이와 동시에, 참회 의식을 통해 죄를 속죄해야 했다. 두 번째 단계는 기도를 통해 육신의 신들이 악령과 해로운 기에 대항해 지속적으로 싸우도록 돕는 것이었다. 예를 들어, 이명이 들렸다면, 바로 통상적인 기도문을 외울 필요가 있었다. 뒤이어 얼굴이 따뜻해지면 모든 것이 괜찮다는 뜻이었다. 그러나 얼굴이 차가워지면 악령의 육신 침투가 성공했다는 심각한 신호였으며, 황급히 집으로 돌아가 최고의 신들에게 긴급 기도를 드려야 했다. 육신의 신들을 간직하는 세 번째 방법은 신비주의와 마술을 함께 동원하는 것이었다. 이는 명상과 함께 자신의 몸안에 거주하는 신들을 '볼 수' 있게 하는 '내관'으로 이루어져 있었다. 신들을 경전에 묘사된 그대로 정확하게 볼 수 있어야 했기 때문에 이 방법은 긴 수련 기간을 필요로 했다. 모발의 신, 두 자 키에 회색 의복 착용, 피부의 신, 한 자 반 키에 황색 의복 착용 등처럼 말이다. 또한 각각의 신이 적절한 측근에 둘러싸인 채 취하는 올바른 자세를 볼 수 있어야 했다. 이런 식으로 육신의 모든 신들이 차례로 스쳐가며 정기적으로 보여진다면, 그 신들이 육신을 이탈할 수 없었던 것으로 생각했다.

　도덕적 행실과 기도로 외부 세계(대우주)의 신들에게 역시 구애했으며, 그 신들과의 소통도 추구했다. 덕행과 축원은 특히 '사명司命'*(그리고 그의 조수들)을 향했는데, 사명은 태어날 때 각 개인의 수명을 정하고 그들의 종교적인 공덕에 따라 부여된 수명을 늘리거나 줄임으로써 수명을 관장했다. 반면에, 도교 체계에서 천사에 해당하는 '거룩한 천선天仙'을 향해서는 교감을 시도했다. 이 대상들로는 최근에 불멸을 얻어 신선이 된 인간들부터 최고 층위의 신들을 포함한 다양한 계층을 아울렀다. 그들로부터 수명 연장과 불멸의 기법에 가장 귀중한 설명을 얻을 수 있었기 때문에, 도사들 각자는 이 수호천사들 중 하나와 만나기 위해 애를 썼다. 거룩한 천선들은 특히 높은 산 위 혹은 깊은 동굴 안에 유거하고 있었으며, 희망에 찬 많은 도사들이 이 신성한 수호자 한 명을 만나기 위해 지방 외진 곳을 방랑하면서 평생 모은 재산을 탕진했다.

　사람들은 천상 위계가 보다 더 높은 신들과 이런 관계를 수립하고자 했다. 이 배후에는 항상 도 자체와의 직접 감응이라는 도가의 최고 목표가 있었다. 신비로운 황홀경을 얻는 것으로, 그 상태는 자기 자신 안에서 도의 존재를 확실하게 느끼는 것이었으며 모든 일상적인 근심과 욕망이 소멸되는 것이었으며 그의 육신이 지극히 가벼운 정신 물질과 같아지는 것이었으니, 곧 그는 불멸의 신선이 되는 것이었다.

---

*　　인간의 수명을 주관하는 고대 중국 전설 속의 신.

결론

도가 사상의 위대한 업적은 친-수명 연장주의를 마술의 영역으로부터 원형과학이라는 용어로 설명되는 단계로 이행시킨 것이었다. 도자들이 친-수명 연장 개념을 창출한 것은 아니었다. 그들이 했던 것은 민간전승으로 내려오던 엉뚱한 친-수명 연장주의적 생각들을 취해서 그것들을 과학에 동화되기에 적절한 개념과 가설의 유기체로 형성시킨 것이었다. 도가 사상은 최초의 친-수명 연장주의 체계였다. 그런 관점에서 비교할 만한 발전이 고대와 중세 초기 서구에서 결핍되어 있었다는 사실과 대비시켜 보면 도가 사상의 공헌이 명확히 드러난다. 그리스 과학에 있어 소크라테스 이전의 철학들이 도가의 것과 비슷한 선도적인 역할을 했다. 그러나 소크라테스 이전의 철학에서 친-수명 연장주의 사조는 지엽적인 것에 지나지 않았다. 후기 그리스 과학은 관념성과 논리성에 치중되어 있었으며, 과학의 실용주의적이고 개선론적인 관점은 저평가되어 있었다. 그리스 사상(플라톤과 아리스토텔레스)에는 신석기 시대의 마술과 너무 뚜렷한 단절이 있었다. 물질과 정신 간의 간극 그리고 인간과 신들 간의 간극이 너무 넓어서, 현대과학 초기에 매우 생산적인 역할을 했던 '자연주의적 마술'이 번성하도록 허용되지 않았다.

일반적인 지성적 중요성은 차치하더라도, 도가의 친-수명 연장주의는 중국과 서구에서 의학과 과학을 풍부하게 했던 특정한 개념과 수행법으로 높은 평가를 받아야 한다.[85] 예를 들어, 도교의 성교 기법들은 중국 의학의 치료술로 이어졌다. 체조 기법들은 중국 위생학의 중요한 부분이 되었을 뿐 아니라, 우리가 보았듯이, 서구로 전파되어 스웨덴식 의료체조에 흡수되었다. 도가의 선식과 선약 추구는 중국 약전藥典에 엄청나게 많은 물질들을 추가했다. 가장 생산적이었던 것은 아마 도가의 연금술일 것이며, 특히 축적된 도가의 화학적 기법들이 (아랍을 통해) 서구로 전파되었음이 밝혀진다면 더 말할 나위가 없을 것이다. 일반적으로, 과학사학자들은 서구 과학과 기술에 대해 중국의 공헌이 갖는 높은 중요도를 인식해 가고 있다.[86] 이러한 중국의 성취들 중 많은 부분이 도가 사상에 기인한다.

> 연금술, 약초 식물학, 동물학, 자성 물리학 같은 중국 과학의 많은 측면들은 원래 그 발상의 원천이 도가적인 영감에 있다.[87]

그리고 이러한 도가의 자연에 대한 탐구의 주요 동기가 수명 연장은 바람직하고 또한 가능하다는 믿음에 있었음을 기억하는 것이 좋을 것이다.

도가 친-수명 연장주의의 성취가 위대했던 만큼 그 한계 역시 거의 가공할 수준이었다. 도자들의 자세는 너무 정성적이며 주관적이었다. 어느 도사든 거룩한 천선들로부터 받은 계시나 '내관' 혹은 다른 형태의 신비로운 직관으로 얻은 계시에 바탕을 둔 자신의 자료를 제공할 수 있었다. 그 결과는 상반되는 유파와 체계의 혼란스러운 확산이었다. 한 그룹의 도사들에 의해 채택된 가르침은 경전의 권위를 가지는 지위를 획득했다. 정본 문헌에 논설들이 계속 추가되었으며, 논리에 대한 내부적인 규율의 결핍과 더불어 교단 조직에 대한 외부적인 규율의 결핍으로 인해 도가 사상은 비논리적이며 미신적이라는 과도한 짐을 지게 되었다.

그러한 도가 친-수명 연장주의의 결점들은 진보사상보다 원시주의에 바탕을 둔 움직임이 얼마나 중대한 장애가 되는지를 여실히 보여준다. 도자들에게는 황금기가 과거에 존재했다. 이 자세는 그들이 전통적인 중국 신념들을 활용하는 데는 유익했겠지만, 동시에 그것은 신지식을 취득하는 데 분명한 한계로 작용했다. 고대인들의 지혜에 대한 과도한 공경은 도자들에게 한물간 개념의 짐을 안겼으며 그들의 독립적인 사고 개발을 심하게 억제했다. 심지어 갈홍같이 과학적인 탐구 정신에 가장 근접했던 사람조차도 과거의 속박으로부터 탈피하지 못했다. 갈홍이 많은 페이지를 할애해 친-수명 연장주의에 대한 비평들을 반박하려 했지만, 그의 주장은 태고형, 샘물형, 불사조형의 전설적인 자료들에 크게 의존했다. 그에게 있어 이런 민간전승들은 과학적인 타당성을 가지고 있었다. 그는 성인들조차 노화의 원인에 무지할 수 있다는 사실을 받아들일 수 없었다. 진보 개념의 결핍으로 인해, 그는 희망을 미래에 둘 수 없었다. 그는 수명 연장은 과거에 이미 성취되었던 것으로, 그 성취 방법을 모호한 채 숨겨 두기로 한 선택된 소수에 의해 계속 성취되고 있다고 주장해야 했다. 친-수명 연장주의에 대한 그 같은 근거로는 비밀주의, 의식주의, 미신, 속임수의 유입을 막을 수 없었다.

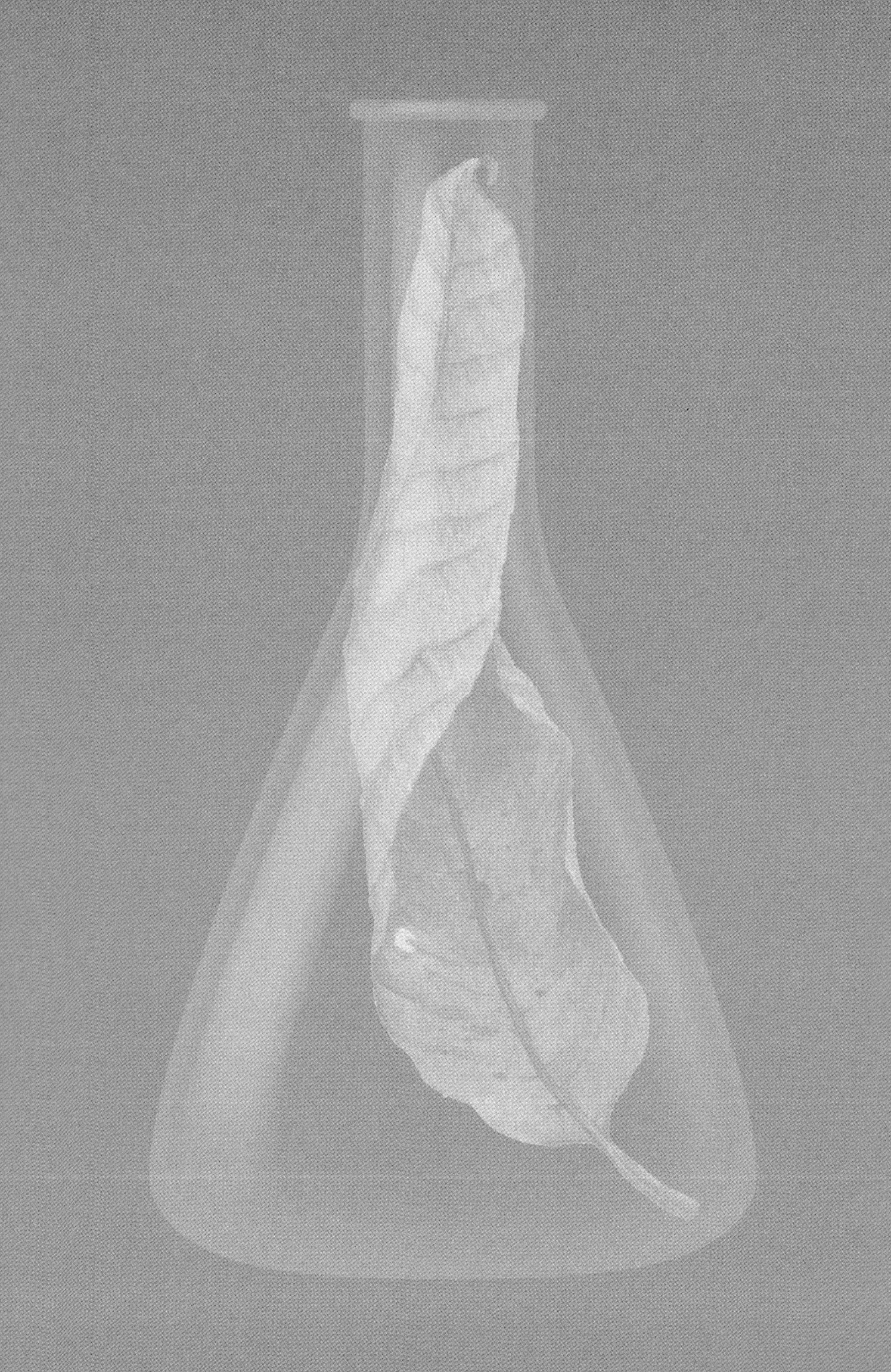

SIX

연금술사들[1]

과학자들은 비금속卑金屬에 들어 있는 모든 불순물과 변질된 물질들을 제거하여
순수한 금과 은으로 만들 수 있는 약물은 인체 내부의 부패한 부분들을 제거하여
수명을 길게 연장시킬 수 있으리라 생각했다.

— 로저 베이컨, 『대저작Opus majus』[2] —

연금술은 서구 문명에 나타나는 체계적인 첫 번째 친-수명 연장주의를 상징하기 때문에 우리 연구에 있어 가장 중요한 부분이라 할 수 있다. 우리는 옹호론이 서구에서 가졌던 강력한 위상에 대해 이미 살펴보았으며, 또한 친-수명 연장주의가 가졌던 중국에서의 중심적인 역할과 서구 사상에서의 미약한 위상 간의 대비를 그려 보았다. 전면적인 친-수명 연장주의적 연금술이 13세기에 홀연히 나타날 때까지, 서구에서 수명 연장은 고대를 관통하여 중세 한가운데에 이르는 동안 등한시되던 주제였다. 따라서, 사람들은 실험 과학의 유용성에 대한 로저 베이컨의 선언에서 다음 글을 읽으며 놀라게 된다.

의술이 제공할 수 있는 것이라고는 건강을 위한 식이요법밖에 없는 인간 수명의 연장과 관련하여 의학 분야에 또 다른 예를 제시할 수 있다. 그런데 수명의 훨씬 더 긴 연장은 가능하며 (……) 특히 이 점에서 실험적 기술이

의학의 결점을 보충하게 된다.[3]

　　베이컨은 그의 수명 연장 '실험 과학'과, 가능한 최장의 수명을 얻으려 하기보다 각 개인에게 주어진 '자연 수명'을 살 수 있도록 하려는, 전통적인 갈레노스식 위생학 간의 차이점을 가려서 강조하는 데 매우 능숙했다.[4] 베이컨은 수명 연장의 가능성과 바람직성에 관한 방법론적인 근거 제시라는 전혀 새로운 것을 서구 세계에 내놓았다. 그리고 그의 친-수명 연장주의가 기반으로 삼은 '실험 과학'은 대체로 연금술이었다.

　　친-수명 연장주의적 연금술은 과학사와 의학사와 더불어 사상사에서도 매우 중요한 역할을 했다. 르네상스 시기에 개화한 사조의 하나인 자연에 대한 인간의 놀라운 지배력을 과학을 통해 얻을 수 있다고 하는 신념을 수 세기에 걸쳐 공고히 하는 수단들 중 하나였다. 과학과 관련해서는 연금술이 현대 화학의 출발에 주된 기법과 물질을 제공하는 공헌을 했다. 그중 친-수명 연장주의 학파는 특히 증류 기법 그리고 알코올과 무기산들의 화학적 사용의 전개와 관련이 있었다. 의학에서는 장수를 위한 연금술이 루페시사의 요한*과 파라셀수스**의 작업을 통해 의료화학iatrochemistry의 발흥을 이끌었으며, 결과적으로 의료화학은 우리 시대의 생화학과 화학치료법의 효시가 되었다.

　　과학과 역사에 관한 일반적인 저술들에서의 연금술에 대한 관습적인 조롱이 제대로 된 평가를 어렵게 한다. 이런 편견의 연원은 쉽게 파악된다. 심지어 연금술의 명성이 가장 드높았던 시기에조차 '그 기술'은 기득권층의 비평으로 샅샅이 상처가 났다. 국가와 유산 계층은 개개의 연금

---

*　　John of Rupescissa(1310~1362?), 프랑스의 프란체스코회 수도사이며 연금술사.
**　　Paracelsus(1493~1541), 스위스 태생의 의사이자 연금술사이며 독일 르네상스의 철학자.

술사들이 실제로 비卑금속을 금으로 변성시키는 데 성공할지 모른다는 가능성이 자신들을 위협한다고 느꼈다. 또한 성직자와 의료계는 만병통치약과 장수 영약을 얻으려는 일반인의 시도에 의심의 눈초리를 돌렸다. 시대에 뒤떨어진 학설을 폐기하려는 노력의 일환으로 주저 없이 빈정거림과 조롱을 해대던 현대 화학의 발흥은 연금술의 허풍을 더욱 평가절하했다. 과학과의 연줄이 끊긴 연금술은 마침내 헤르메스주의 철학*으로 알려진 회의론의 한 체계를 설명하는 데 이용됨으로써 종교적 신비주의자들의 영역으로 편입되었다. 이 신비주의적인 경향이 지속됨에 따라, 동 주제에 대한 일부 현대의 학자들은 연금술의 성취가 물질적이나 과학적이 아니라 항상 상징적이고 종교적이었다고 결론내렸다.[5] 이러한 후기의 전개과정들 때문에, 연금술사들의 가설들이 고대와 중세의 과학 체계 내에서는 상당한 타당성을 가졌으며 또한 알-라지와 토미스 아퀴나스 같은 지식인들에게 수용될 수 있었다는 점을 인식하려면 이제는 상상력을 발휘해야 한다.[6]

연금술을 사기로 규정하는 경향 역시 마찬가지로 불행한 점이다. F. 셔우드 테일러**가 지적했듯이, 진정한 연금술과 사이비 연금술 간의 분명한 경계를 일반적으로 그을 수 있다.[7] 진정한 연금술사는 어렵고 장시간을 필요로 하는 작업에 관여했다. 첫째, 물질들을 모으고 정제하는 '전반적인 작업'과 실제로 영약을 제조하는 '섬세한 작업'이 있었다. 이 모든 과정은 최소한의 실수가 전 과정을 망칠 수 있다는 깨달음으로 불안감이 가득찬 수 개월 혹은 수 년간의 지루한 노력을 요구했다. 더군다나 그 작

---

* Hermeticism 혹은 Hermetic Philosophy, 그리스 신 헤르메스와 이집트 신 토트가 결합된 신을 가정하는 혼합주의에 기초한 철학적 종교적 믿음.

** Frank Sherwood Taylor(1897~1956), 런던 과학박물관장을 역임한 영국의 화학자이며 과학사가.

업들의 성격상 진정한 연금술사는 정적인 존재가 되어야 했으며, 직업의 전통에 따라 연구에 대한 신중함과 비밀 엄수는 물론 삶을 영위함에 있어서 경건함과 도덕성을 맹세해야 했다. 일반적으로 가짜 연금술사의 품행과 목적은 이와 대조적이었다. 빠르고 쉬운 영약 제조방법을 가지고 있다고 공언했으며, 이리저리 떠돌아다녔고, 보상을 위해서라면 공공장소에서 기술을 시현할 준비가 되어 있었다.[8]

하지만, 가장 편견 없는 학자에게조차도 연금술에 대한 연구에는 어마어마한 장벽이 있었다. 오직 소수의 연구자들만이 광범위한 연금술 저술들을 접해 보았으며, 많은 영역들이 미지의 세계로 남아 있다. 예를 들면, 자비르[*]의 것으로 여겨지는 수백 편의 논문들 중에서 오직 몇 편만이 번역되거나 자세히 검증되었다. 더욱 심각한 것은 연금술 저술들의 모호성과 불확실성이 이 분야 연구에 장애가 되고 있다는 점이다. 이는 연금술사들의 비밀 유지에 대한 집착 때문이다. 4세기에 갈홍은 "도를 믿지 않는 사람들에게는 어떤 정보도 주어서는 안 된다. 왜냐하면 그들은 영약을 비방하고 훼손할 것이며 이에 따라 그 약이 실패하게 될 것이기 때문이다"[9]라고 경고했다. 그러므로 "효과적인 처방들은 비밀로 한다. (……) 거론된 물질들은 흔한 것들로서 관련된 암호를 모르면 알 수 없다"[10]라는 말을 하게 된다. 개괄적인 과정들의 처방은 매우 단순하지만, 영약의 조제와 복약 같은 핵심적인 사항에 이르면 명료함은 사라지고 애매모호한 상징적인 구절만 남으며, 그에 대한 설명은 구전으로만 전수되었다. 이러한 의도된 모호성은 구식 용어와 더불어 고대적 성격의 개념과 가설들로 인해 다루기 힘들다는 사실을 이미 알게 된 현대 독자들을 곱절로 혼란스럽게 한다.

[*]　　Jabir Ibn Haiyan, 8세기 후반에 활약한 아라비아의 연금술사.

156

연금술에 대한 해석상의 논란은 연금술의 정의 자체에도 영향을 미쳤다.[11] 좁은 의미에서 연금술은 일반 금속을 금과 은으로 변성시키는 기술과 모든 질병을 치료하고 수명을 크게 증가시키는 방안을 찾는 기술로 정의할 수 있을 것이다. 한편으로는 연금술을 1500년대 이전의 화학이라고 천명함으로써 더 포괄적으로 일반화할 수 있을 것이다. 이러한 포괄적인 정의는 연금술이 고대와 중세에 걸친 화학적 이론과 기술의 보고였으며 현대 화학의 주된 기반 중 하나였음을 상기시키는 이점이 있다. 하지만 너무 지나치게 나가서 연금술이 가지지 못했던 포괄성마저 시사하는 데까지 이르게 된다. 예를 들자면, 아비센나는 화학적 지식에 공헌했지만 연금술적 변성의 가능성은 거부했다. 현대 화학을 구성하는 또 다른 두 가지 요소는 연금술의 영역과는 거리가 멀었다. 염색과 유리 제조 같은 화학 공예와 고대 그리스에서 유래해 17세기에 보일, 데카르트, 가상디에 의해 되살려진 철학적 원자론이 이 두 가지이다.

우리의 관심은 위에 언급된 것들과는 다를 것이다. 왜냐하면 위의 주제에 대한 연구들은 화학 그 자체에 경도되어 있기 때문이다.[12] 그렇지만 우리의 관심은 친-수명 연장주의 학파로서의 그리고 의료화학의 효시로서의 연금술에 있기 때문이다. 예전 연구들은 대체로 어떻게 영약이 제조되었으며 왜 금속들의 변성이 일어난다고 생각되었는지를 이해하고자 하나 우리는 다른 질문을 하고 있다. 왜 영약이 수명을 크게 연장시킬 것이라고 생각하였는가? 우리는 이 목적을 잊지 않으면서 연금술 진화의 여러 단계들을 알아볼 것이다. 첫째, 도가 사상과 함께 발흥한 지극히 친-수명 연장주의적인 중국 연금술을 다룬다. 둘째, 친-수명 연장 사상을 동양에서 서양으로 전파한 것으로 간주되는 아랍 연금술을 다룬다. 셋째, 친-수명 연장 개념이 놀랍도록 결여된 헬레니즘 시대 연금술을 간단히 언급할 것이다. 끝으로 의료화학과 계몽주의를 시사하는 라틴 연금술을 다룰 것이다.

중국 연금술[13]

　　세계 역사 전체에서 연금술에 대한 언급은 중국에서 처음 나타나며, 그것은 수명 연장과 관련된 것이다. 아래 문장은 기원전 1세기에 살았던 위대한 역사가 사마천의 저술에서 발견된다. 그 저술에서 연금술사 이소군이 한무제(156-87 B.C.)에게 다음과 같이 조언한다,

> 만일 부뚜막 신에게 제사를 지내면 단사丹砂*를 황금으로 만들 수 있습니다. 황금이 만들어지면 그것으로 먹고 마실 때 쓸 그릇을 만들 수 있습니다. 그것들을 사용하면 장수하실 수 있을 것이며, 그렇게 되면 바다 가운데의 봉래도에 사는 신선들을 볼 수 있을 것입니다. 그들을 보았을 때 천지에 제사를 지내면 영원히 죽지 않게 될 것입니다.[14]

　　이런 구절들은 역사적으로 중대한 의미를 가지므로 즉각적인 해석이 필요하다. "부뚜막에 드리는 제사"는 "조왕신"**을 향한 것임이 명백하며, 조왕신은 위대한 도교의 신들 중 하나인 수명을 관장하는 사명司命이 되었다.[15] 단사가 황금으로 변할 수 있다는 생각은 지극히 흥미로운데, 그 이유는 단사가 황화 수은이기 때문이며, 수은과 황의 요소가 금속들의 기본이라는 가설이 모든—헬레니즘, 아랍, 라틴— 연금술에서 지배적이었기 때문이다. 황금 그릇에 담아 먹고 마시면 수명을 늘릴 수 있다는 개념은 연금술과 의술에서 반복되는 주제이며 현대까지 이어지고 있다. 이는 황금을 마시기에 적합하고 무독성인 형태로 만드는 한 가지 방법을 보이

＊　　cinnabar, 주사(朱砂)로도 불린다. 황화 수은이 주성분인 붉은색 광물로서 장생불사의 영약인 단약의 재료로 쓰인다.

＊＊　竈王神, 민간신앙에서 부엌과 음식을 맡고 있는 신.

는 것이다. 끝으로 "봉래도에 사는 불멸의 신선들"에 대한 언급은 민간전
승의 영향을 입증하는 것이다. 왜냐하면 봉래란 제4장에서 북방형 주제
의 예로 논의했던 동해의 한 섬이기 때문이다.

중국의 다른 수명 연장 기술들과 마찬가지로, 연금술은 원시적 마법
과 전통적인 자연철학 그리고 도가 형이상학의 혼합에서 유래했다.[16] 신
석기인들은 관습적으로 붉은색에 죽음의 의미를 두었다. 서구에서는 이
것이 붉은 황토(과산화 철)였다. 중국에서는 단사가 사용되었다. 이런 관
행은 붉은색을 피에 연관시키는, 즉 생명에 연관시키는 마술적인 개념에
근거를 두었다는 것이 일반적인 가설이다. 이로부터 단사를 무독한 형태
로 제조함으로써 그것의 생명 보존 특성을 섭취하고자 하는 시도가 일어
났다고 상상해볼 수 있을 것이다.[17]

단사의 가공에 대한 일반적인 화학적 근거는 5원소(땅土, 불火, 물水, 금
속金, 나무木)와 2원리(음陰=수동적, 양陽=능동적)라는 이론이 제공했다. 이 개
념적인 도식은 아마 기원전 320년경에 이를 서술했을 것으로 짐작되는
추연*과 관련이 있다.[18] 추연과 거의 동시대의 저술이면서 자연의 통일성
을 강조한 도가 고전들은 특히 변환 개념을 강조했다. 이는 한 물질이 다
른 물질로 바뀔 수 있으며, 인간이 불멸 인간 혹은 신선으로 변신할 수 있
으리라는 것이다.[19] 이런 연금술의 기초적인 관점들이 기원전 133년에 한
무제에게 조언했던 이소군의 행위에 수렴되어 있었다. 그 후, 이에 대한
논의에 먹구름이 끼게 한 기원전 56년의 '대실패'가 있을 때까지 황실에
서 있었던 연금술적 실험에 대한 언급이 수시로 나타난다. 여기에서 대실
패라 함은 황제의 사촌 한 사람**이 충분한 금전적 후원에도 불구하고 4년

---

*　鄒衍(305~240 BC), 음양오행설을 제창했던 중국 전국시대의 사상가.

**　한 고조 유방의 동생 유교의 4대손인 선제 때의 유학자 유향(劉向)을 이른다.

이 되도록 생명의 영약을 만들지 못했던 사건을 말한다.

　　중국 연금술의 뛰어난 인물로는 위백양*과 갈홍을 들 수 있다.[20] 위백양의 생애에 대해서는 알려진 것이 별로 없지만, 연금술에 대한 첫 번째 완전한 저술인 『참동계』** 저자로 유명하다. 이 영향력 있는 책은 비록 그 제목이 뜻하는 바가 무엇인지 애매하지만 서기 142년경에 쓰여졌다. 반면, 갈홍은 초기 중국 문학상 가장 완벽한 자서전***을 저술했기 때문에, 그의 성격이 비할 바 없이 생생하게 우리에게 전해지고 있다. 갈홍은 대략 서기 260년에서 340년까지 살았으며, 연금술에 대한 그의 저술은 "소박한 옛사람"을 뜻하는 그의 호 포박자抱朴子를 제목으로 한 서책에 실려 있다. 그가 의료화학의 초기 제창자였다는 점에서 '중국의 파라셀수스'라 불리기도 하지만, 그의 경력을 보면 프랜시스 베이컨을 더 떠올리게 한다. 베이컨처럼 갈홍은 과학과 더불어 자연에 대한 인간의 지배력과 수명 연장이라는 과학의 흥미진진한 가능성에 매료되었던 고위 정치인이었다. 또 베이컨처럼 창의적인 실험자로서가 아니라 매우 매혹적인 편집자이며 대중화에 앞장섰던 인물로 명성이 높다. 그 한 예로, 연금술을 소개하는 글을 들 수 있다.

> 만일 우리가 이런 과학에 익숙해지는 것을 생각해 보면, 우리는 지독히 더러운 웅덩이를 떠나 대양 위에 떠 있다는 사실을 인식해야 한다. 이는 반딧불이의 미약한 빛을 뒤로하고 해와 달을 직면하는 것이요, 천둥의 큰 소리를 들으면서 장구의 작은 소리가 얼마나 미약한 지를 깨닫는 것이다.[21]

---

* 　魏伯陽, 연단술에 몰두하여 불로장생의 영약인 금단을 제작했다는 후한 환제 때의 도사.

** 　參同契, 위백양이 역경의 형식을 빌려 저술한 도교 수련서 주역참동계(周易參同契)를 이른다.

*** 　갈홍이 지은 抱朴子 外篇의 마지막 권인 「자서(自敍)」를 이른다.

160

갈홍 이후 중국 연금술에 대한 기록은 매우 드물다. 아마도 창의성이 고갈되었던 것으로 보인다. 이에 대한 기록이 다시 풍성해지는 900년대 이후에 이르면, 서구에서 1500년대 이후에 발흥한 헤르메스주의 철학처럼 신비적이고 상징적인 본색을 지닌 '내적內的인' 연금술이 된다. 그것은 실험실에서의 물질적인 작업에 의해서가 아니라 개인의 내적인 정신적 변화에 의해 작동되는 단련법이다.

중국 연금술은 도가 사상과 밀접하게 관련되어 있었다. 실제로 도교 경전인 『도장』*의 표제 중 10%가량이 연금술을 거론한다.[22] 일부 측면에서 유가적인 경향을 보이는 갈홍조차 도를 찬양하며 관습을 따르지 않고 무위의 행동을 하는 고전적 도가의 미덕을 칭송하는 글로 연금술 저술을 시작했다.[23] 그리고 그의 화학적 기법들은 종교적 도가 사상의 분위기에서 행해졌다.

아홉 가지의 약들[13]** [영약들] 제조의 경우처럼, 황과 백[금과 은]을 만들 때 태을, 현녀, 그리고 노자에 대한 기도 의식이 올바르게 행해져야 한다. 다섯 종류 향을 계속 피워야 한다. 황금이 처음 성공적으로 만들어졌을 때 처음 세 근을 깊은 물 속으로 던져 넣어야 한다.[24]

도가 사상의 수명 연장 기법들 중에서 연금술이 가장 큰 명망을 얻었다. 영약을 얻은 도사는 최상위의 신선이 되었다.[25] 더 나아가, 갈홍은 도덕적 수련과 생리적 수련은 수명을 늘릴 수 있지만, 연금술만이 불멸의 경지에

---

*   道藏, 도교 경전을 집대성한 도교 일체경으로 불교의 대장경에 대응하는 개념이다.

** 구단(九丹), 도가에서 만드는 아홉 가지의 선약으로 단화(丹華), 신부(神符), 신단(神丹), 환단(還丹), 이단(餌丹), 연단(煉丹), 유단(柔丹), 복단(伏丹), 한단(寒丹)을 이른다.

이르게 한다고 선언했다.[26]

중국 연금술의 중심적인 특징은 수명을 연장시키는 목표에 거의 완벽하게 전념한다는 점이다. 이는 친-수명 연장주의를 지키기 위해 엄청난 노력을 쏟아 부었던 갈홍의 저술에 자세하게 그려져 있다. 갈홍은 비록 도가 사상 내의 옹호론적 경향을 비난할 필요성도 고려했지만, 대체로 모든 사람들이 장생의 바람직성에 동의하고 있다고 가정했다.

> 문자[*], 장자, 관령 윤희[**]의 무리에 이르면 (······) 지언이 결코 없다. 그들은 가끔 죽음과 삶 간에 아무 차이가 없다고 동일시한다. 그들은 삶을 힘든 노동으로 간주하고 죽음을 휴식으로 간주한다. (······) 그들은 신경쓸 가치가 없다.[27]

그 위대한 연금술사의 가장 강렬한 관심 사항은 수명 연장의 가능성이었으며, 그는 이 문제에 "불멸에 관한 논의"와 "상식적인 믿음에 대한 답변"이라는 두 장을 할애했다.[28][***] 여기에서 그는 죽음은 필연적인 자연의 법칙이므로 그것을 회피하려는 노력은 쓸모 없는 것이라는 비판에 직면해야 했다. 그의 첫 번째 방어선은 불멸은 불가능하다는 보편적인 전칭부정universal negative[****]의 유효성에 도전하는 것이었다. 그는 그 같은 포괄적인 주장은 인간의 제한된 지식을 고려할 때 무례하고 독선적이라고 비판했다.

---

[*] 文子, 성은 신(辛), 이름은 계연(計然)이며 도가 경전인 통현진경(通玄眞經)의 저자.

[**] 關令 尹喜, 전국시대 주나라의 도가 철학자. 사기에 따르면, 노자가 주나라를 떠나 함곡관에 이르렀을 때 그곳의 관령인 윤희의 부탁으로 도덕경 5천여 자를 저술했다고 한다.

[***] 抱朴子 內篇의 '論仙'과 '對俗'을 이른다.

[****] 全稱否定, 주개념이 나타내는 사물 전부에 대해 어떤 사실을 부정하는 철학 용어.

천지간의 공간은 무한히 크다. 그 안에서는 온갖 이상한 일들이 벌어진다. 그렇다면 왜 거기에 한계가 있어야 하는가? (……) 우리의 육신은 우리 자신에 속하는 것이지만, 어느 누구도 왜 우리의 마음과 기분이 그리되어 있는지 이유를 알지 못한다. 생명과 운명이 우리에게 배어 있지만 어느 누구도 우리가 살 수 있는 날들의 길이에 대해 조금도 알지 못한다.[29]

갈홍은 자연현상들은 수없이 다양하며 그들 간의 상호작용은 예측 불가하다는 논제를 거듭해서 거론했다. 놀랄 만한 변화들이 일어나고 있으며 신기한 힘들이 명백히 드러난다. 수명의 연장 가능성을 임의로 배제하는 것은 비합리적이지 않은가?

우리가 수명이 연장될 수 있다거나 혹은 신선이 될 수 있다고 확고히 믿을 수 없을지 모르지만, 시도 한번 해 보는 것조차 왜 주저하고 있는가? 만일 이 시도로 우리가 다만 이삼백 년의 삶이라도 얻는 작은 성공을 거둘 수 있다면, 이것이 대부분의 조기 사망보다는 여전히 더 나은 것이 아닌가?[30]

갈홍은 보다 공격적으로 자세를 바꾸어 전통적인 도가 친-수명 연장주의를 거론했다. 첫 번째로 소나무와 사이프러스, 학과 거북, 뱀, 호랑이, 사슴, 토끼와 두꺼비 등 진귀한 수명을 가진 동식물들이 존재한다는 불사조형 주제를 꺼내 든다.[31] 두 번째로 태곳적 사람들은 엄청나게 긴 수명을 누렸다고 하는 태고형 주제를 거론한다. 이 태고의 현인들은 불멸의 비밀을 제자들에게 전수했고, 그로 하여 신선의 계보가 이루어졌으며, 이 사실은 아마 역사적 기록으로 확인이 가능할 것이었다.

이 세상에 신선이 없다고 말해야 할 것인가? 그러나 선대의 현인들이 쓴 기록에는 거의 천명의 경우를 다루고 있다. (그 전기에는) 그들의 삶과 활동에 대한 완벽한 이야기와 함께 그들의 실명이 실려 있으니, 그것이 거짓된 이야기들은 아닐 것이다.[32]

지상에 항상 살고 있는 신선들이 있지만 그들이 자신의 진면목을 드러내기를 꺼려하기 때문에, 몇몇 도사들을 제외하고는 그들을 알아보지 못한다고 연금술사는 주장했다

모든 연금술 유파들의 기본을 이루는 변환에 관한 교리가 중국에서는 매우 이른 시기에 나타났다. 실제로 그에 대해 가장 일찍 쓰여진 글은 중국에서 찾게 된다. 기원전 2세기 회남자*의 글에는 지구 깊은 곳에서 일어나는 금속들의 진화에 대해 자세히 기록되어 있으니, '비卑' 금속이 긴 세월 동안의 자연적 과정을 통해 '귀貴' 금속으로 발전해 가며, 최종적으로 금과 은으로 발전해 간다고 적혀 있다.

> 중심부의 기가 혼탁한 하늘에 이르면, 500년 후에 결[계관석?]이 태어난다. 결은 다시 500년이 지나 황색 수은을, 황색 수은은 500년 후에 황색 금속(황금)을 낳는다.[33]**

한 광물에서 다른 광물로의 자연적인 탈바꿈이라는 바로 이 가설이 비卑 금속에서 황금으로의 인위적인 변성이라는 연금술사의 꿈을 고취시켰다.

---

* 淮南子, 중국 전한의 회남왕 유안(劉安, 179~122 BC)을 이르며, 그가 도가 사상을 논증한 책의 제목이기도 하다.

** 원전(淮南子 墜形訓)에는 "缺五百歲生黃埃 黃埃五百歲生黃澒 黃澒五百歲生黃金, 결은 500세에 황애 즉, 누런 먼지를, 황애는 500세에 황홍 즉 수은을, 황홍은 500세에 황금을 낳는다"고 쓰여 있다.

그 연금술의 대가는 자연적인 과정들에 대한 진정한 통찰을 얻음으로써, 실험실에서 더 고귀한 금속들로 진화하는 속도를 높이는 방법을 알아내고자 하였다.

변환이라는 현상을 화학적인 경우에 국한시키지 않았으며, 생명체들 안에서도 특히 인간 안에서도 역시 일어나는 것으로 생각했다. 갈홍에게 있어 자연은 결코 고정된 종種과 범주들로 이루어져 있는 것이 아니었다. 반대로 자연은 거의 무한한 변화와 변동으로 특징지어져 있었다.

> 만일 누군가 생명력을 부여받은 모든 존재들은 변화될 수 없다고 말한다면, 다음의 모든 사실들 즉, 꿩이 큰 굴로 바뀌고, 참새가 조개로 변하며, 땅벌레가 날개를 달고, 물속 개구리가 파닥이며 날아오르고, 수려[일종의 굴]가 조개로 변하며, 행과 령이 구더기로 되며,[*] 두더지가 여[일종의 새]가 되고, 썩은 풀들이 반딧불이가 되며, 이구아나가 호랑이가 되고, 뱀이 용으로 되는데, 그럼 이 모든 변화가 모두 거짓이란 말인가?[34]

중국 전승을 통해 얻어낸 이런 "사실들"은 동서양 모두의 고대와 중세 자연사에서 자주 접하게 되는 종류들이다. 아랍과 라틴 연금술사들도 변환 논리를 지지하기 위해 비슷한 종류의 주장을 사용했다. 물론, 애벌레가 나비로 바뀌거나 올챙이가 개구리로 되는 예에서 보듯이, 놀랄 만한 변태가 자연에서 정말 일어나고 있으며 또한 19세기에 이르기까지 무기물로부터 복잡한 유기체가 자연발생한다는 순진한 개념이 여전히 회자되고 있었다. 중국 연금술의 특이한 점이라면 그 변환 교리가 인간의 영

---

[*] 원전(抱朴子 內篇 論仙)에 나오는 "水蠆為蛉 荇荼為蛆"은 "수려가 잠자리로, 그리고 노랑어리연꽃(행)과 도꼬마리(령)가 구더기로 된다"로 해석할 수 있다.

역에까지 포괄적으로 확장되었다는 점이다. 갈홍은 한 성性에서 다른 성으로, 인간에서 동물로, 동물에서 인간으로, 시신에서 산 사람으로의 변화 같은 인간의 변신을 언급한다.[35] 이것이 신선의 개념까지 끌고 간다. 일반적인 광물들이 귀금속으로 변하는 것처럼, 그리고 저급 동물이 고등 동물로 변하는 것처럼, 인간이 도가적 수련에 의해 더 귀한 존재인 신선 즉, 불멸 인간으로 변할 수 있는 것이다.

중국 연금술에 있어 변환 다음으로 중심이 되는 믿음이 생기론vitalism인데, 현대적인 의미의 생기론과는 조금 다르다. 도자들은 생명체 안에 물질적인 용어만으로 설명되지 않는 어떤 독특한 특성 혹은 요소가 들어 있다고 하는 생기론적 가르침을 수용했다. 그러나 그들은 생물과 무생물 영역 간에 메울 수 없는 뚜렷한 차이가 존재한다는 현대적인 생기론이 상정하는 바를 인정하지 않았다. 도가적 관점은 그와 상당히 대조적이다. 세상 만물은 적은 양의 생명혼 혹은 정精을 지니고 있으며, 따라서 만물은 어느 정도는 '살아있다는' 것이다. 그러므로, 도자들이 생기론자인 것은 맞지만, 그들의 생기론은 생물학적인 개념을 넘어 물리적이고 화학적인 현상에까지 확장한 것이었다. 생기론의 한 갈래가 모든 고대와 중세의 화학에 스며 있었다는 점에서 이것이 그리 놀랄 일도 아닌 것이다. 이는 18세기 말 무렵 라부아지에*에 의해 플로지스톤 학설**이 뒤집어질 때까지 결코 없어지지 않았다. 도자들에게 있어 만물은 서로 다른 순도의 '기氣'로 만들어져 있었으며, 우리는 이미 '기'의 도가적 개념이 어떻게 생명과 정신 그리고 궁극적으로 도 자체와 연결되어 있었는지를 보았다. 만물에 깃든 '기'라는 개념이 자연 만사를 생기론적으로 해석하는 수단을 제

---

*　　Antoine Laurent Lavoisier(1743~1794), 연소, 호흡, 질량의 보존 등 화학의 제 분야에 걸친 이론들을 정립했던 프랑스 화학자.

**　　phlogiston theory, 모든 가연성 물질은 '플로지스톤'이라는 원소로 구성되어 있다는 가설.

공했다.

생기론과 자연의 통일성은 중국 연금술의 수명 연장 기법의 근거를 떠받쳤던 두 기둥이다.[36] 앞 장에서 언급했듯이, 인간 유기체 내의 생명소는 정으로서, 이것은 '기'와 밀접히 관련된 섬세하고 영묘한 물질이었다. 각 개인의 수명은 몸속에 있는 생명소의 양과 질에 정비례했다. 초기 연금술사였던 위백양의 글을 보자,

신성한 기(공기, 정신, 영묘한 요체) (……) 그것을 간직한 사람은 누구든 번성할 것이며, 그것을 잃은 사람은 누구든 소멸할 것이다.[37]

결과적으로, 도사의 목적은 기 혹은 정이 충만한 물질을 찾거나 만들어 복용함으로써 자신의 생명력을 증진시키는 것이었다.

비록 연금술사들이 외부의 정을 섭취함으로써 그들 자신의 생명력을 고양시키게 되는 정확한 기제를 설명하지는 않았지만, 일부 저자들처럼 그 수행을 단순히 여러 종류의 공감주술sympathetic magic*로 일축해버리는 것은 정확하지 않다.[38] 도가적 가설은 마술의 단계를 넘어 원형과학의 단계로 발전해 있었다. 대체로, 그들은 연금술적 수명 연장의 과정을 음식물의 소화消化와 동화同化 과정과 유사한 것으로 설명했다. 만일 평상적인 음식물이 육신의 활력을 유지시킬 수 있다면, 고도의 생명력을 지닌 물질을 먹는 것은 그보다 훨씬 더 강력한 효력이 있지 않겠는가.

오곡五穀조차 인간의 생명을 유지시킬 수 있다. (……) 최고 품질의 선약이

---

* 共感呪術, 어떤 사물 혹은 사건이 공감 작용에 의해 다른 사물이나 사건에 영향을 준다는 믿음을 기초로 하며, 유사성의 원칙에 의한 모방주술과 접촉 혹은 전염의 원칙에 따른 감염주술을 통칭하는 말.

오곡보다 인간에게 만 배나 더 좋은 것이 아니고 무엇이겠는가! [39]

또 다른 비유는 불길을 강하게 하는 연료로 설명한다.

그러므로 돼지기름이 불이 꺼지지 않도록 불을 먹여 살리는 것과 마찬가지로, 우리는 외부 물질로부터 생명력을 강화하는 것이다. [40]

이 구절은 특히 흥미로운데, 이는 서구의 노인학에 나타나는 기름과 등잔 유비의 중국판이라 할 수 있다. [41]

이들 생명력을 지닌 물질들은 생리적 기법과 연금술적 기법을 잇는 접점 역할을 했다. (앞 장에서 논의 했듯이) 알, 복숭아, 거북탕 등 친-수명 연장 식품은 식이요법과 밀접하게 관련되어 있었다. 다른 한편으로 연금술이 이에 덧붙인 것은 '선약仙藥들'이었다. 그것들을 찾아내고 조제하는 데는 특별한 기술이 필요했다. 예를 들면, 갈홍은 강풍이나 불로는 죽일 수 없고 단지 특정한 광물로 콧구멍을 막아야만 죽일 수 있는 장수 원숭이의 일종을 설명했다. 이런 이상한 동물들의 뇌를 약초와 함께 섞어서 먹으면 수명을 오백 년 늘릴 수 있다는 것이다. [42] 대부분의 선약들은 약초나 광물들이었으며, 엄청나게 다양했다. 갈홍은 그 목록을 만드는 데 한 장 전부를 할애했다. [43]

그 목록을 읽다 보면, 그런 물질에서 반복해서 나타나는 어떤 특징들을 알게 되는데, 이는 도사가 생명소의 보고를 나타낸다고 믿었던 몇 종류의 성질들을 시사한다.

반짝이는, 반투명의, 밝은, 별 모양의
액체로서, 축축하고, 스스로 움직이는, 미끄러운, 피 같은

인간이나 동물과 닮은 모양을 한(예를 들어 특정한 뿌리들)

강한 맛, 단 맛, 자극적인, 쓴

붉은, 진홍색의, 단사 같은, 불의 색을 가진

이는 직관적인 비유에 기초하여, 물질들에 약물로의 용도를 시사하는 외양적인 특성들을 신이 부여했다고 하는 서구 중세의 '약징藥徵주의'*를 상기시킨다.[44] 이와 동시에, 갈홍이 나열한 선택된 물질들 중 일부는 그 같은 근거로는 설명할 수 없는데, 이 물질들은 경험에 기초하여 취해졌던 것으로 생각할 수 있다.

선약은 수명 연장의 효과에 따라 계층적인 방식으로 분류되었다. 하급으로는 약초들이, 최상급으로는 가장 비싼 광물들이 자리하였다.[45] 이러한 평가에 이용된 소박한 추론 중 일부가 약초들의 한계에 대한 갈홍의 언급에서 드러난다.

> 식물성 약물은 땅에 묻으면 부패한다. 그것들은 삶으면 분해되고 태우면 그슬린다. 그것들은 자신도 보존하지 못한다.[46]

이것이 시사하는 바는, 만일 이 물질들이 "자신도 보존하지" 못한다면, 그것들에는 불멸을 초래하는 성질이 결핍되어 있음이 분명하다는 것이다.

> 풀과 나무는 수명 연장 이상의 효능을 갖지 못함이 분명하다. 그것들은 영원한 삶을 부여하는 약물이 아니다.[47]

---

* doctrine of signatures(signs), 인간의 특정 신체 기관과 그 생김새가 비슷한 식물은 그 신체 기관에 대해 약리효과가 있다는 본초학의 기본 원리.

약초들 바로 위의 것들은 황화 동과 황화 비소 같은 다양한 광물들이다. 이들 위로는 보다 귀중한 광물로서 '액상液狀의' 진주, 운모, 옥이 있다. 약초에 대한 일종의 비평에 뒤이은 운모의 약효 보증에 대한 동일한 사고 과정은 언급할 만하다.

다섯 종류의 운모는 맹렬히 타오르는 불 속에 넣는다 해도 파괴되지 않을 것이며, 땅속에 묻는다 해도 결코 부식되지 않을 것이다. 이런 이유로 그것들은 인간에게 영원한 생명을 부여할 수 있는 것이다.[48]

그 위로 다양한 '버섯'을 뜻하는 지芝가 자리하지만, 이 범주는 정의하기가 어렵다. 일부는 진정한 버섯들이었지만, 대부분은 발광체이거나 액상이거나 뚜렷한 색을 지니는 등 놀라운 특성을 가지는 희소 광물들이었다. 가장 고귀한 것은 순은과 황금이었으며, 무엇보다 가장 바람직한 것은 단사였다.

중국 외 다른 문화적 배경의 연금술에서는 붉은 광물이 별로 중요한 역할을 가지지 못한 점을 고려해 보면, 단사가 중국 연금술에 있어 최상의 위치를 점한다는 사실은 놀랄 만한 일이다. 도자들이 왜 이 물질에 매료되었는지 많은 이유들을 댈 수 있을 것이다. 그 중 하나는 피와 같은 색깔이 생명을 부여하는 성질의 존재를 시사했을 것이다. 앞에서 언급했듯이 중국의 신석기인들은 그들의 주검을 붉은색 염료와 함께 묻었다. 단사는 그 외양만이 두드러진 것이 아니라 매우 특이한 화학적 반응을 한다. 대부분의 '광물들'은 가열하면 재가 되지만 황화 수은은 수은이 된다.

$$HgS + O_2 \xrightarrow{\text{가열}} Hg + SO_2$$

(적색)

상온에서 액체형으로 존재하는 유일한 금속이라는 점에서 수은은 매우 흥미로운 물질이다. 영어 이름 '퀵실버quicksilver'는 수은의 습성에 붙여준 생기론적 해석을 암시하는데, 여기서 '빠르다quick' 함은 '살아 있음'의 뜻을 함축하는 것이다. 뿐만 아니라, 수은을 가열하면 붉은 가루를 형성한다.

$$2Hg + O_2 \xrightarrow{\text{가열}} 2HgO$$
$$\text{(적색)}$$

현대 화학은 이를 산화 수은(HgO)으로 인지하지만, 고대 연금술사에게는 원래의 단사가 복구되는 것으로 보였을 것이다. 이 해석은 산화 수은의 이상한 성질 때문에 더욱더 정당한 것으로 보였을 것이다. 즉, 산화 수은을 가열하면 빠르게 수은으로 돌아간다.[49]

$$2HgO \xrightarrow{\text{가열}} 2Hg + O_2$$
$$\text{(적색)}$$

따라서, 연금술사들은 외견상 '살아있는'(붉은) 광물과 '살아있는'(액체) 금속 간의 끝없는 왕복을 보았을 것이다.

$$2Hg + O_2 \underset{}{\overset{\text{가열}}{\rightleftarrows}} 2HgO$$
$$\text{(액체)} \qquad\qquad \text{(적색)}$$

여기에서 그들은 저급한 물질들을 '죽이는' 것과 동일한 가열 과정에서 번성하는 불멸의 화합물을 감지했던 것이다.

> 단사의 물질은 더 오래 소작燒灼하면 더욱 정교하게 승화된다. (……) 단사
> 는 타고나면 수은이 되고, 일련의 소작 과정을 더 거치면 또 다시 단사로

된다. (……) 따라서 그것은 인간이 장수를 누리게 할 수 있다.[50]

　　중국 연금술의 황화 수은과 서구 연금술의 핵심인 금속에 관한 수은-황 이론을 연관시킬 수 있다면 만족스럽겠지만, 이는 오직 일반적으로만 가능하다. 광물의 진화를 설명하는 다양한 중국 도식들 중에서 단사가 궁극적으로 순은과 황금에 도달할 수 있는 원초 물질이라는 도식은 하나가 있으며, 이 체계 하나만이 금속들이 수은과 황에서 만들어진다는 서구 개념에 근접해 있다.[51] 그러나 중국의 다른 진화 도식들은 단사가 아니라 암염, 웅황, 계관석, 납 등의 다른 화합물로 시작했다. 이와 비슷하게, 단사가 황금 제조를 위한 영약의 필수적인 성분으로 설명되었지만, 어떤 영약들은 단사를 전혀 함유하지 않고 있어 혼란스럽다. 이 딜레마를 해결하는 가장 좋은 방법은 '단사'라는 용어가 '수은'과 '황'이 서구에서 사용되었던 것처럼 중의적 방식으로 사용되었다고 가정하는 것이다. 즉, '수은'과 '황'이 일상적인 수은, 황과 비슷하지만 동일한 것이 아니라 이상적인 요소 혹은 정수를 의미했던 것과 마찬가지로, 단사는 일상적인 단사와 관련이 있지만 보다 우수한 생명력이 있는 물질을 의미했을 수 있다.

　　이러한 초超-단사에 대한 생각은 중국적인 영약 개념에서 탄생했다. 일반적인 단사는 수명을 늘릴 수 있지만, '지고한 단사'는 변성 능력이 있어서 비卑금속을 황금으로 혹은 일반인을 신선으로 변화시킬 수 있다. 이 '지고한 단사'는 그것에 닿는 모든 것을 정제할 수 있는 매우 효율적이며 강력한 요체로 여겨졌다. 그것은 고도로 정제된(혹은 지고한) '수은'과 '황'의 조합으로 되어 있는 서구 연금술의 특정 영약들과 거의 동일하다. 갈홍은 아홉 종류의 '신성한' 단(구단九丹)의 조제에 대해 기술했는데, 그 중 어느 것이든 황금을 산출할 수 있으며, 불멸을 안겨주거나 3일 이내에 죽은 자를 부활시킬 수 있었다.[52] 예를 들면, '단화丹華'는 다음의 성분들로 만들어졌다. 웅황(황화 비소), 명반(알루미늄과 황산 칼륨), 암염(염화 나트륨), '호반'염(염화 암모늄, 요소 등), 삼산화 비소, 굴 껍질(탄산 칼슘), '홍석 지방', 동석(규산 마그네슘), 탄산 납. 그 혼합물은 예닐곱 가지 광물들의 반죽 같은 복합체인 '육일니六—泥'(구성과 조제법은 연금술사에 따라 다양했다)로 단단히 둘러싸여졌다. 이것을 36일간 가열하여 얻은 영약을 7일간 복용하면 불멸을 얻을 수 있었다. 반면에 수은이나 납에 그 영약을 첨가하면 황금이 만들어질 것이었다.

현대의 화학자들은 이 고대 방법들 중 일부가 실제로 적은 양의 금을 생산했으며, 그로 하여 연금술사들로 하여금 변성이 일어났음을 추론하도록 했을 것이라는 의견을 제시했다. 일본의 화학자 치카시게는 단화 조제법 상의 '홍석 지방'에 붉은 진흙에서 발견되는 일반적인 산화철과 함께 홍색의 금 광석이 함유되어 있었으리라 짐작한다.[53] 이 금이 수은과 접촉했을 때 아말감을 형성했을 것이며(현대 금광에서 사용되는 과정), 따라서 연금술사들의 주목을 받았을 것이다. 납은 간혹 미량의 금을 함유하는 또 다른 물질이다. 영약에 납을 더한 뒤 가열하게 되면, 납은 산화되어 연기로 사라지고 소량의 금이 남게 되었을 것이다.

진짜 금과는 별개로, 전통적인 연금술적 조제법은 금과 비슷하게 보이는 합금과 화합물 역시 형성되게 했을 것이다. 이런 것들 중 하나가 중국에서 처음으로 생산된 유용한 주석 화합물인 '채색 금'(황화 주석)이었다.[54] 이런 형태의 '인공 금'이 어떤 측면에서 자연적인 금과 다르다 해도 도사들은 결코 좌절하지 않았을 것이다. 왜냐하면 연금술에 의해 만들어진 금속이 일반적인 금보다 월등해야 한다고 생각했기 때문이다. 그 기술의 한 유파인 '황백파'는 유파 전체가 인공 황금과 순은 제조에 헌신했다.[55]

도자들은 부富의 한 형태로서의 황금을 추구한 것이 아니라, 수명 연

장의 한 수단으로서의 황금을 추구했다. 황금은 신선의 금속이었다. 황금
과 비卑금속 간의 관계는 신선과 일반인 간의 관계와 같았다.

> 황금은 그 속성이 부패하지 않는 것이며 따라서 가장 귀한 것이다. 그것을
> 먹고 사는 술사術士들은 장생할 것이다. (……) 용모는 회춘하고, 백발이 검
> 은 색을 되찾으며, 빠진 이빨 자리에 새 이가 자랄 것이다. 늙은 영감이라
> 면 다시 한번 젊어질 것이며 늙은 노파라면 처녀성을 되찾을 것이다.[56]

황금을 숭배하는 이유는 화학적 변화에 대한 (올바르게 관찰되었듯이) 믿을
수 없을 정도의 내성耐性이었다. 위백양의 저술에서 우리는 다음을 읽게
된다.

> 황금은 뜨거운 불 속에 두어도 그 색의 광도를 잃지 않는다. 우주가 펼쳐
> 진 이래 해와 달은 그 밝기가 감해지지 않았고 황금은 그 무게를 잃지 않았
> 다.[57]

그리고 갈홍의 책에서는 다음 글을 읽게 된다.

> 황금은 백 번을 불에 넣어 녹여도 손상되지 않을 것이며, 비록 땅 속에 묻
> 는다 해도 세상이 끝날 때까지 녹슬지 않을 것이다.[58]

이런 저런 방법으로 황금을 얻게 되면, 도사는 그것을 먹어 몸에 동
화시킬 수 있도록 음용 가능한 형태로 만들기 위해 온갖 노력을 다하였
다. 한 가지 방법은, 우리가 보았듯이, 단순히 황금 그릇에 담은 음식을
먹음으로써 그 고귀한 금속을 미량 섭취하는 것이었다. 그러나 더 흔한

연금술적 접근법은 소화가 잘 되도록 황금을 유기물질로 긴 시간 처리하는 것이다. 그렇게 해서 부드러워진 물질을 환약의 형태로 만들어 복용하는 것이었다.[59] 혹은 황금을 술 속에 장시간 넣어둔 후 그 술을 '황금 주스'처럼 마시는 것이었다.[60]

헬레니즘 연금술[61]

서구의 연금술은 중국에서보다 다소 늦게 나타난다. 연금술을 암시하는 가장 이른 흔적은 1세기경에 나타나며, 현존하는 가장 오래된 저술은 기원후 300년경에 쓰여졌던 것으로 짐작된다. 이러한 활동 상황은 그리스 문화와 근동 지방 사람들의 문화가 헬레니즘*적으로 혼합된 이집트의 대도시 알렉산드리아에서 나타났다. 불행하게도 이 학파에서는 갈홍처럼 생생한 인물이 확인되지 않는다. 우리가 인지하는 저자들에 대해서는 겨우 이름을 아는 정도에 지나지 않으며 그것도 대부분 필명일 뿐이다. 저자들이 그들의 저술이 이시스, 헤르메스, 모세같이 존경 받는 인물들의 존귀함을 얻게 되기를 원했기 때문이다. 비록 그들의 언어는 그리스어였지만, 대부분은 이집트인과 유대인이었던 것으로 보인다. 얼마 지나지 않아 시리아어로 번역되기 시작했으며, 다행인 점은 이 아람어**를 7세기경 근동 지역을 정복한 아랍인들이 쉽게 이해할 수 있었다는 것이다.[62]

헬레니즘 시대 연금술의 발흥에 있어 주요한 두 가지 요소는 이집트인의 장인 정신과 그리스의 철학이었다. 이집트 공예가들은 귀중한 금속

---

*   Hellenism, 알렉산더 대왕의 동방 정복 이후 그리스 문화와 오리엔트 문화가 교류하며 새롭게 형성된 문명.

**   Aramaic language, 고대 시리아어.

과 보석들의 모조품을 고안하는 기술로 오랫동안 유명했다. 진정한 변성 가능성에 대한 이론이 정립되었을 때, 그들의 기술은 새로운 의미를 갖게 되었다. 중국 연금술이 추연의 자연철학에서 개념을 차용했듯이, 이 이론들은 아리스토텔레스의 화학적 개념을 차용했다. 즉, 중국의 전통적인 5원소*를 대신하여 아리스토텔레스의 4원소(공기, 흙, 불, 물)를 차용했다. 하나는 습하고 다른 하나는 건조한 두 종류의 '발산 물질' 혹은 증기로부터 금속이 진화된다는 아리스토텔레스의 또 다른 개념 역시 차용했다. 이 두 가지는 '수은'과 '황'으로 규정되었는데, 중국의 음, 양과 거의 똑같이 수은은 수동적이며 여성적인 반면, 황은 능동적이고 남성적인 것이었다. 중국 연금술에서 도가 사상의 역할을 서구에서는 신新-플라톤주의가 대신했다. 도자들의 경우처럼, 신-플라톤주의적 신비주의자들은 교조적인 합리주의에 도전하여 자료를 보다 직관적인 방법으로 해석하기 시작함으로써 과학에 간접적으로 기여했다.[63] 4세기의 신-플라톤주의자들은 기적과 마술에 유난히 관심이 많았으며, 그 시기에 헬레니즘 연금술의 정형이 수립되었다.

헬레니즘 시대 연금술은 수명 연장에 대한 고려가 전혀 없었다는 점에서 중국 연금술과는 확연한 차이가 있었다. 아직 참고 자료들이 전부 연구되지는 않았지만, 현재 이용 가능한 모든 증거들에 따르면, 그들의 목적은 부를 얻기 위한 금과 은(그리고 때때로 다른 값비싼 물질들)의 생산에 한정되어 있었다. 그들이 금을 유용한 약물로 생각했었다는 어떤 흔적도 없다. 고대 그리스에서의 황금 역시 도자들 마음에 일었던 것과 같은 경외감의 대상이었다는 점에서 이는 다소 의아한 것이다. 그 예로서 "금은 제우스의 아들이다. 나방이나 벌레 어느 것이든 금을 먹어 치울 수 없

---

*　金水木火土의 五行을 이른다.

다"[64]는 구절을 들 수 있다. 그럼에도 플리니우스가 '금에서 유래된 치료약'에 대해 이야기했을 때의 용도는 사마귀나 누공瘻孔 같은 비교적 경미한 외상에 한정되어 있었다.[65] 헬레니즘 시대 연금술사들은 대체로 금의 제약학적인 사용에 대해서 이런 평범한 관점에 머물렀다.

친-수명 연장주의의 부재不在에 대한 이해를 돕는 것으로 의학과의 연결성 부족과 '영약' 개념의 결핍이라는 헬레니즘 시대 연금술의 또 다른 두 가지 모습을 상정할 수 있다. 템킨*은 의학과 연금술 간의 관계에 대한 연구에서 아랍인 자비르의 시대가 될 때까지 그 둘 간의 의미 있는 연결점을 찾지 못했다.[66] 이와 비슷하게, '영약'의 개념은 자비르의 저술이 나올 때까지 서구 연금술에 도입되지 않는다.[67] 중국 연금술사들과는 달리, 헬레니즘 시대 연금술사들은 모든 것을 완전하게 할 수 있는 엄청난 힘을 가진 특별한 물질이라는 개념을 가지고 있지 않았다. 그들의 접근법은 이미 '죽어버린' 물질이나 혹은 원래 상태로 되돌려진 물질에 금의 성질이 스며들게 하는 더 힘든 것이었다. '영약'에 가장 근접했던 것이라면 변성에 유용한 다양한 액체에 붙였던 용어인 '성수聖水'를 들 수 있다. 매우 예외적인 한 구절에서 성수가 준-의학적 속성을 가지는 것으로 표현된다. 성수는 모든 질병을 치유하며, 장님이 볼 수 있게 하고 귀머거리가 들을 수 있게 하며, 죽은 자를 소생시키고 산 자를 죽게 한다.[68] 하지만 이는 일반적인 것들과는 동떨어진 예이며, 더군다나 어느 누구도 '산 자를 죽게 하는' 물질을 생명의 영약으로 생각하지는 않을 것이다. 또한 그 저술의 전반적인 의미로 보아, 그 구절은 상징적이며 형이상학적인 의미로 쓰였을 것으로 추정된다.

*　　Owsei Temkin(1902~2002), 러시아 태생으로 미국 존스홉킨스 대학에서 봉직했던 의학사학자.

<h1 style="text-align:center">아랍 연금술: 빠진 고리?[69]</h1>

이상하게 보일지 모르지만 아랍 연금술에서 명백한 친-수명 연장주의를 찾기는 어렵다. 이는 독자의 기대치에 어긋날 수 있는데, 그 이유는 연금술에 관한 일부 저술가들이 아랍 연금술사들의 한 가지 목표가 생명의 영약이었다고 언급하기 때문이다. 예를 들자면 테일러는 다음과 같이 분명하게 기술한다.

> 수명을 늘리는 약이라는 영약 개념이 그리스어를 썼던 예전 시대 사람들과는 달리 아랍인들에게 있었다는 점은 확실히 주목할 만하다.[70]

다른 저술가들도 동일한 점을 시사하지만 홀름야드*의 경우처럼 보다 간접적으로 표현한다.

> 중국 연금술은 불멸을 약속하는 약물 제조에 두드러지게 몰두했다. 그러나 이러한 연금술의 경향이 근동 지역에서는 이슬람 시대가 도래할 때까지 나타나지 않는다.[71]

이런 주장들은 다음과 같은 삼단논법에 크게 바탕을 둔 듯 보인다. 헬레니즘 시대 연금술에는 친-수명 연장주의가 없다. 친-수명 연장주의는 중국 연금술과 라틴 연금술 공통의 특이한 모습이다. 따라서 친-수명 연장주의는 아랍 연금술에 의해 중국에서 서구로 전파되었음이 분명하다.[72]

아랍 연금술의 실질적인 바탕은 7세기와 8세기에 걸쳐 아랍이 점령

---

* Eric John Holmyard(1891~1959), 영국의 과학기술사 학자.

하고 있던 시기의 알렉산드리아에서 시리아와 이라크로 전파된 헬레니즘 시대 연금술이었다. 중요한 최초의 연금술 대가로 7세기 후반 다마스쿠스 왕조의 왕자 칼리드 이븐 야지드를 전통적으로 꼽지만, 아랍 연금술에서 진정으로 창의적이었던 인물은 자비르와 알-라지*였다.[73] 자비르의 경력은 훗날 그의 이름을 결부시킨 전설 자료들로 인해 모호하게 되었다. 가장 그럴듯한 설명에 따르면, 그는 메소포타미아에서 출생한 아랍인이었으며, 8세기 후반에 바그다드의 명망 높은 칼리파였던 하룬 알-라시드의 궁에서 연금술 작업을 했다. 그의 저술은 방대한 양의 논설들 중에서 핵심적인 것이었다. 모든 논설들이 그의 저술이라고 주장되었지만, 대부분 9세기와 10세기에 만들어진 개념들로 각인되어 있음을 보여준다.

『자비르 문헌집Jabirian corpus』은 상상력이 충만한 용어들로 기술된 영약에 관한 정교한 이론들로 유명하다.[74] 자비르의 저술에 대비되는 것으로는 진지하고 체계적인 알-라지의 저술을 들 수 있다. 자비르가 사변적일지 몰라도 명석한 이론화로 유명한 반면, 알-라지는 연금술적 물질과 기술들에 대한 실용적인 안내서의 저자로 잘 알려져 있다.[75] 이 사람은 의학 관련 저술들로 인해 아랍 의사들 중 가장 높은 위치를 점하게 된 9세기 페르시아의 알-라지와 동일한 인물이다. 중세의 또 다른 위대한 의학 권위자였던 11세기 초의 페르시아인 아비센나는 실험적 연금술의 반대론자들을 대변했다. 아비센나는 지구 내부에서 광물들의 진화는 받아들였던 반면, 실험실 내에서의 변성 가능성을 믿지는 않았다.[76] 자비르와 알-라지에 더하여 이들보다는 덜 유명한 연금술사들이 많이 있었는데, 10세기 스페인에서 활동하며 최초로 화학에서의 정량적 연구(중량 변

---

*   Abū Bakr Muhammad Zakariyyā al-Razi(854~925), 페르시아 출신 바그다드 궁정의로 활약했던 중세 이슬람 시대의 위대한 의사이자 연금술사.

화)를 수행했던 마슬라마 알-마즈리티[*]가 주목할 만하다.[77] 아랍의 과학과 철학을 서부 라틴 세계에 소개하는 방대한 일련의 번역 작업의 일부로, 연금술이 12세기 중에 스페인으로부터, 그리고 어쩌면 시칠리아로부터도, 유럽의 여타 지역들로 이식되었다.

왜 아랍 문화가 중국 연금술을 서구로 전파했다고 생각하게 되었는지는 쉽게 이해할 수 있다. 전성기의 아랍 제국은 중국의 내륙 국경선에 접했으며, 동시에 아랍 선박들은 남중국의 항구들과 교역을 했다. 더구나 일부 아랍 연금술의 모습들은 중국의 영향을 시사하고 있다. 예를 들면, 아랍의 영약 개념은 헬레니즘 시대 연금술의 어떤 것보다도 중국 연금술의 개념을 훨씬 더 많이 지니고 있는 것으로 보인다. 또한 영약 조제에 있어 아랍 연금술이 사용한 유기물질들은 그리스 자료에서 그 단초를 발견할 수 없지만, 갈홍의 일부 조제법들이 그와 유사한 화합물들을 사용했음을 미루어보아 중국에서 유래했을 가능성이 있다. 아랍인들은 인간의 모발을 증류하여 얻는 살-암모니악sal-ammoniac(염화 암모늄과 탄산 암모늄)에 큰 가치를 두었으며, 스태플톤[**]은 지극히 짠 화합물을 뜻하는 아랍 용어 '누샤느르'가 중국의 '나우샤'[***]에서 유래되있다고 믿는다.[78] 아랍 연금술의 또 다른 친숙한 물질의 이름으로 '중국 철'을 뜻하는 '카르시니'는 극동지방에서 유래되었음을 시사한다.[79] 이런 종류의 증거들을 바탕으로 덥스[****]는 다음과 같이 주장한다.

---

[*]   Maslama ibn Ahmad al-Majriti(950~1007), 이슬람 지배하의 스페인에서 활동했던 천문학자, 수학자, 연금술사.

[**]   Henry Ernest Stapleton(1878~1962) 인도에서 동양학을 전공했던 영국인 학자.

[***]   뇨사(碙砂) 즉, 염화 암모늄을 이른다.

[****] Homer Hasenpflug Dubs(1892~1969), 미국의 중국학 학자.

아랍 연금술이 그 이전 시대의 중국 개념들과 너무 비슷한 것으로 보아, 아
랍 연금술은 중국으로부터 유래된 것임이 분명하다.[80]

그렇지만 아랍 연금술과 중국 연금술을 연결시키는 증거가 간접적
이기 때문에, 덥스의 것과 같은 진술은 그 기초가 불안하다고 할 수 있다.
아랍 연금술사들은 그들 계통의 유래를 설명하면서 헬레니즘적 전통과
의 유대관계를 강조했다. 이러한 관련성 논의에서 중국을 언급한 경우를
딱 한 번 본 적이 있기는 하다. 10세기의 이븐 알-나딤*이 그에 대한 의견
을 개진하면서, 연금술의 고국은 이집트였지만 혹자는 그 기술의 유래를
페르시아, 그리스, 인도, 혹은 심지어 중국에서 찾기도 한다고 덧붙였다.[81]

이같이 사소한 예외가 있기는 하지만, 연금술사 자신들이 그리스인
들과의 연관성을 말하는 증언들을 차치하더라도 아랍과 중국 연금술들
간에는 중대한 차이점들이 있다. 예를 들면, 아랍 연금술에는 신선의 개
념이 나타나지 않는다. 더구나, 중국에서 가장 중요한 위치를 점하는 단
사를 아랍인들은 가장 가볍게 언급할 뿐이다. 유기물질들에 관해서라면
갈홍이 그것들을 사용하기는 했지만, 그것들이 광물질들보다 훨씬 못한
가치를 갖는다고 생각했다. 이는 무기질 성분들보다 유기질 성분들을 더
호평했던 자비르의 생각과는 거의 반대되는 것이다.

중국과 이슬람 연금술을 연결시키는 일련의 증거들 내에 존재하는
가장 놀라운 틈새는 친-수명 연장주의에 대한 언급이 아랍 문헌에 빠져
있다는 점이다. 친-수명 연장주의는 중국 연금술의 심장이자 영혼이었
지만, 아랍인들은 사실상 그 주제를 무시했다. 중국에서 아랍으로 이어지
는 친-수명 연장주의의 연속성을 이야기한 테일러, 덥스, 홀름야드, 데이

---

*   Ibn al-Nadim(?~995), 바그다드에서 활동했던 무슬림 서지학자.

비스의 주장들이 일차 자료의 인용으로 뒷받침되지 않았다는 점은 시사하는 바가 크다. 더군다나, 이용 가능한 다음의 번역본 자료들 안에서 삶의 연장에 대한 명백한 관심을 찾을 수 없다. 오스탄의 서書(발췌), 『알-하빕의 서』, '1074번 원고"(발췌), 『크라테스의 서(A.D. 800년경)』, (10세기) 이븐 우마일의 『은빛 물과 별 모양 흙에 관한 서(발췌)』, (10세기 후반) 마슬라마 알-마즈리티의 『현인의 발걸음(요약)』, (A.D. 1000년경) 이븐 비스룬*의 "연금술에 관한 편지", (A.D. 1034) 익명의 저술인 "기술의 요체" 발췌본, (13세기) 알-이라키의 금 배양에 관해 취득한 『지식의 서』, 그리고 람푸르 도서관 소장의 다양한 논설 모음(발췌).[82] 이러한 덜 알려진 인물들의 저술들에 더하여, 자비르가 쓴 중요한 9종의 논설들과 알-라지가 작성한 3종의 저술들을 반드시 이에 포함시켜야 할 것이다.[83]

특히 주목할 만한 것은 친-수명 연장주의를 다룰 것으로 충분히 예상할 수 있는 구절들임에도 불구하고 그 주제를 회피했다는 점이다. 예를 들어, 변성에 초점이 맞추어진 정의들을 보면 이븐 알-나딤은 연금술사들을 "여타 금속들로부터 금과 은을 만드는 사람들"로 간단히 정의했고, 알-라지는 금속들을 은과 금으로 변화시키는 '약'으로 영약을 정의했다. 이븐 할둔**은 연금술에 대해 다음과 같은 공식적인 정의를 내렸다.

연금술이란 금과 은의 생성을 인위적으로 성취하도록 하는 물질[영약]을 연구하는 과학, 그리고 그것에 이르게 하는 활동에 관한 논평을 말한다.[84]

이와 비슷하게, 격한 논쟁이 오가는 문헌에서 수명 연장은 연금술사

---

*   Ibn Bishrun, 기원후 1000년경 활동했던 연금술사.

**   Abd al-Rahman Ibn Mohammad Ibn Khaldun(1332~1406), 베르베르족 종족사를 저술했던 14세기 아라비아의 역사철학가.

들이 뽐내는 주제도 아니었고, 그들의 적들이 조롱하는 대상도 아니었음을 알게 된다. 연금술에 대한 이븐 할둔의 비평은 변성이 신의 의지에 반한다는 반론으로 최고조에 이른다. 그가 무슬림의 수명은 육십 년 혹은 칠십 년으로 정해져 있다고 주장했던 것으로 미루어 볼 때, 만일 연금술사들 중에 친-수명 연장주의자가 한 명이라도 있음을 그가 알았다면 그것을 불경 혐의에 포함시켰을 것이 자명하다.[85] 아랍 자료들로부터 유래된 라틴 게버[*]의 저술에서, 그 연금술사는 만일 자연이 금속들을 완전하게 만드는 데 천 년이 걸린다면 백 년 넘게 살지 못하는 연금술사가 어떻게 이를 완성할 수 있겠는가 하는 의문에 직면했다. 고정된 수명에 대한 주장에 도전하는 것과는 거리가 멀게, 그 연금술사는 이 주장을 곧바로 수용하고 다른 바탕에서 그 주제에 대한 논증을 이어갔다.[86] 아랍 연금술 문헌들에는 사물의 비상한 성질들에 대한 광범위한 논의들이 나타난다. 모든 종류의 이적들이 묘사되고 있는데, 심지어 동물과 인간의 인위적인 창조까지 다루지만 수명 연장에 대해서는 아무것도 없었던 것으로 보인다.[87]

분명한 점은 중국 연금술과 달리 수명 연장이 아랍 연금술의 주요 주제가 아니었다는 것이다. 그럼에도 불구하고, 이슬람 술사들 안에 친-수명 연장주의적 경향이 존재했을 가능성을 완벽히 배제할 수는 없다. 아직 포괄적인 주장을 정당화하기에 충분할 정도로 일차 자료들이 잘 연구되지는 않았다. 예를 들면, 우리는 자비르가 쓴 것으로 되어 있는 논설이 적어도 천 편에 달함을 알고 있다. 이들 중 수백 편의 원고가 현존하지만, 부분적으로 출판된 것들을 포함하여 출간된 것이 63편을 넘지 않으

---

[*]   Latin Geber, 아랍 연금술사 '자비르'의 저술이 라틴어로 번역되면서 '라틴 게버' 혹은 '가짜 게버(Pseudo-Geber)'가 되었다고 알려져 왔으나, 최근의 연구들은 이에 의문을 제기하고 있다.

며 오직 10편만이 번역되었다.[88] 알-라지의 경우, 26권의 책 제목이 알려져 있지만 오직 4권만이 현존한다.[89] 하지만 이런 사실 자체가 아랍 연금술에서의 친-수명 연장주의에 관한 폭넓은 문헌이 발견되리라는 설레는 희망을 갖게 하는 것은 아닌데, 그 이유는 크라우스[*]가 작성한 자비르 저술의 정교한 목록에서도, 그리고 알-라지의 저술에 대한 루스카[**]의 세심한 연구에서도, 수명 연장과 관련된 어떤 암시도 찾을 수 없기 때문이다. 그렇기는 하지만, 자비르가 의학 관련 논설을 오백 편 정도 저술했던 것으로 여겨지고 있음에도 불구하고 그중 오직 한 편의 원고와 열 개의 제목들만을 우리가 알고 있다는 점은 우리로 하여금 이를 신중히 생각하게 한다.[90] 새로운 원고의 발견 혹은 현존하는 원고의 지속적인 연구가 아랍 연금술에 대한 현재의 이해를 언제든 뒤흔들 수도 있을 것이다.

한편, 라틴 연금술사들이 그들의 친-수명 연장주의적 사유의 유래를 아랍 연금술에서 찾았다는 사실을 우리는 어떻게 설명할 것인가? 가장 그럴듯한 설명은 라틴 번역가들이 아랍 문헌들을 오도했거나 잘못 해석 했다는 것이다. 아랍 문헌들에는 분명한 친-수명 연장주의가 없는 것으로 보이는 반면, 아랍 연금술에는 친-수명 연장주의를 지지하는 깃으로 받아들여질 수 있는 여러 가지 모습들이 있었다. 이 중 다음의 네 가지 면모가 특별한 주목을 끈다. 1) 아랍 연금술과 의학 간의 강한 유대관계, 2) 영약의 개념, 3) 영약을 이용한 질병 치료, 4) 자연계에 대한 인간의 통제에 관한 태도. 이 상황은 4장의 도교 친-수명 연장주의의 유래에 대한 고찰에서 우리가 마주쳤던 상황과 비슷하다. 고전적 도가 사상은 분

---

[*]   Eliezer Paul Kraus(1904~1944), 자비르의 업적을 연구했으며, '가짜 게버'가 실존 인물이 아닐 가능성을 제기했던 체코 출신의 아라비아학 학자.

[**]   Julius Ferdinand Ruska(1867~1949), 연금술 관련 저술들과 이슬람 과학 분야를 연구했던 독일의 과학사와 동양학 학자.

명히 친-수명 연장주의적이지 않았다. 그러나 친-수명 연장주의적 논객들에 의해 원용될 수 있는 교리들을 일부 포함하고 있었다. 마찬가지 방식으로, 아랍 연금술에는 노골적인 친-수명 연장주의가 전혀 없는 것으로 보인다. 그러나 위에서 방금 언급한 네 가지 특징들이 수명 연장을 추구하는 라틴 연금술 학파를 촉발시키기에 충분했을 것이다.

1. 아랍 연금술과 의학 간의 연관성은 매우 긴밀한 것이었다. 가장 영향력이 컸던 저술가인 자비르와 알-라지는 모두 의사였다.[91] 다른 연금술사들도 그들의 발자취를 따르면서 영약을 비卑금속들의 '질병'을 극복하는 '약'이라 말하는 등 의학 용어를 수시로 사용했다. 자비르는 심지어 갈레노스의 생리학을 기초로 한 완전한 변성 이론을 창출하려 시도했었다. 갈레노스에 따르면, 육신에는 4가지 체액(혈액, 점액, 흑담즙, 황담즙)이 있으며, 이것들은 뜨거움, 차가움, 건조함, 습함 등 네 종류의 질적인 요소들 간의 조합을 반영하는 것이었다.[92] 네 종류 질적 요소들(혹은 네 가지 체액) 간의 균형이 건강과 질환을 결정한다. 만일 그것들이 균형을 이루면, 사람은 건강을 즐기게 되며, 만일 그 균형이 심하게 교란되면 질환이 나타나고, 그 불균형이 극심해지면 죽음에 이르게 되는데, 이는 다시 말해 영혼이 육신을 떠나게 되는 것이다. 비슷한 방식으로, 평형 상태로부터의 지엽적인 이탈이 각자의 기질을 정하거나(낙관적인, 침착한 등), 각자의 나이를 반영했다(젊은이는 뜨겁고 습하며, 늙은이는 차갑고 건조하다). 자비르는 이러한 갈레노스의 체계를 무기화학적인 문제에 투사했다. 그는 각 금속과 화학 물질들에 들어 있는 질적 요소들의 특징적인 구성과 균형점을 찾으려 했다.[93] 그러한 질적 요소들에 대한 정확한 정량적 측정값을 확립함으로써, 그는 원하는 어떤 물질이든 만들어내도록 균형을 어느 한쪽 방향으로 바꿀 수 있게 되기를 희망했다.

2. 자비르의 영약은 순수한 질적 요소들이 특정 비율로 혼합된 것이

었는데, 여기에서 특정 비율이란 비卑금속들에 존재하는 균형을 재정립하여 그것들을 '치료'하게 되는, 즉 그것들을 금으로 변성시키게 되는 비율이었다.[94] 진정한 자비르 식의 연금술사는 영약 제조에 필요한 순수한 질적 요소들을 분리하기 위해 고안된 방법들에 몰두했다. 예를 들어, 자비르에 따르면 물은 차가움과 습함 그리고 '물질'로 만들어져 있다. 많은 증류 과정을 거친 후, 습함은 제거되었고 순수한 차가움(그리고 '물질')으로 간주되던 흰색 가루가 남았다. 생리학적 용어로 서술된 균형 이론에 대한 논의로 인해 친-수명 연장주의에 가까워 보이는 구절들이 쓰여질 수 있는 길이 열렸다. 따라서, 자비르는 다음과 같이 서술했다.

> 만일 한 사람을 택할 수 있어, 그의 본성들[질적 요소들]이 균형을 잡는 방식으로 그를 해부하고 그의 생명을 복구시킬 수 있다면, 그는 다시는 죽음에 이르지 않을 것이다. (……) 이러한 평형 상태를 한번 얻게 되면 그들은 더 이상 변화나 변경 혹은 수정의 대상이 되지 않을 것이며, 그들과 그 자녀들은 결코 소멸되지 않을 것이다.[95]

그리고 이븐 비스룬은 다음과 같이 썼다.

> 인간은 그의 구성 요소들 간의 부조화로 인해 고통을 받는다. 만일 그 요소들이 완전한 조화 속에 있고, [따라서] 사고에 의해 그리고 (내부적) 상충에 의해 영향을 받지 않는다면 영혼은 그의 육신을 떠날 수 없을 것이다. 그리되면 인간은 영원히 살게 될 것이다.[96]

이 같은 생리학적 비유는 단지 비卑금속들이 영약에 의해 균형을 잡게 되었을 때 일어나는 일을 묘사했던 것일뿐으로 보인다. 그 결과는 영원히 변치 않는 금속인 금이었다. 그 영약의 복용이 인간을 불멸로 인도하리라는 암시는 어디에도 없다. 그 같은 해석은 종교적인 고려에 의해 차단되었던 것으로 보이며, 이는 자비르의 서술에 그대로 드러난다.

> 따라서 신이 인간을 창조했다. 만일 신이 인간이 영생하기를 원했다면, 그분은 서로 상이한 요소들보다는 조화로운 요소들을 인간 존재에게 주입하였을 것이다. (……) 신께서 그 자신 외에는 어떤 존재도 영원히 유지되는 것을 원치 않으시기에, 그분은 이렇듯 죽음에 이르게 하고 영혼을 육신과 분리시키는 네 가지 본질들의 다양성으로 인간을 고통에 들게 하셨다.[97]

갈홍 등 중국 연금술사들과 비교할 때 이 얼마나 큰 차이인가! 그럼에도 불구하고, 학식이 부족하거나 세심하지 못한 라틴 학자들이 어떻게 균형 이론과 관련된 분야를 반전시키고 수명 연장을 위한 영약의 응용을 상상했는지 알 수 있게 한다.

자비르는 그의 균형 이론을 이용하여 보다 기본적이며 명확한 영약 이론을 전개하려 했지만, 고대의 생기론과 범신론적 관점을 완전히 배제하지는 못했다. 자비르 문헌집에 도가 연금술을 규정하는 소박한 추론과 유사한 것들이 보이며, 다른 이들의 저술에서는 더욱 끈질기게 나타난다. 온 세상에 우주적 혼 혹은 기氣가 스며 있다.[98] 이 혼(혹은 기)이 광물에도 스며들어 더 귀한 금속으로의 진화를 유도하는 역할을 한다. 연금술사의 목적은 이 생명의 혼을 영약 혹은 "철학자의 돌"*에 집약시켜 이를 가지고 금속의 변성을 가속시키는 것이다. 이에 따라 우리는 이븐 비스룬의

---

* philosopher's stone, 중세 연금술사들이 존재한다고 믿었던 비(卑)금속을 황금으로 변성시키는 능력을 가진 물질.

저술에서 다음을 읽게 된다.

> 광물들은 물질과 혼 그리고 기를 가지고 있으며, 그것들이 혼합되고 다루어지면 영향력을 발휘하는 어떤 것을 생성한다.[99]

자비르 문헌집에서 읽을 수 있듯이, 이 기들을 영약에 모음으로써 '시술' 즉, 변성 작업을 수행할 수 있을 것이다.

> 미묘하며 가벼운 혼의 힘을 지극히 많이 간직한 농축물을 통해 그 작업이 수행된다.[100]

변성의 과정은 유기체적 현상들과 비교되었는데, 특히 많은 양의 밀가루 반죽이 소량의 이스트에 의해 변화되는 것과 비교되었다.[101] 이러한 생기론적 해석과 궤를 같이 하여, 일부 연금술사들은 영약 제조에 털, 피, 쓸개 등 동물 소재의 사용을 선호했다.[102] 이런 종류의 많은 논의에서 광물들은 마치 살아있는 듯이 그리고 마치 영혼이 농축된 약에 의해 영원한 건강이 주어진 몸을 가진 듯이 표현되었다. 아랍 지식이 짧았던 라틴 연금술사들에게 읽혀질 때, 그런 성격의 구절들이 어떻게 수명 연장에 대한 희망에 불을 붙였을지 쉽게 상상할 수 있다.

3. 인간 질병의 치료에 있어 영약의 실질적인 용도가 자비르의 『특성에 관한 대서Large Book of Properties』 안의 몇 가지 주목할 만한 적용 사례들에 서술되어 있다. 그 중 하나에서, 자비르는 죽을 병에 걸린 듯한 아끼는 하녀를 보살피던 고관에게 어떻게 불려갔는지 말했다. 모든 통상적인 치료 방법은 도움이 되지 않았다.

나는 거의 죽어 있는, 기운이 거의 다 소진된, 그녀를 보았다. 그러나 내게
는 적은 양의 영약이 있었으며 이것에서 두 알갱이 정도를 3온스의 초밀제
醋蜜劑에 넣어 그녀에게 마시게 했다. 신과 내 주인님께 맹세하건대, 그녀가
반 시간이 되지 않아 완벽하게, 평상시보다 오히려 더 좋게, 회복되었기 때
문에 나는 그 처녀 앞에서 얼굴을 가려야 했다.[103]

또 다른 사례는 의도치 않게 많은 양의 비소를 먹었던 자비르의 노예에
관한 건이었다. 일상적인 해독제 어느 것도 그 독을 중화시킬 수 없는 듯
보였다.

그래서 나는 (이 영약) 한 알갱이를 꿀과 물과 함께 마시게 했다. 그것이 그
의 몸에 들어가자마자 그는 모든 비소를 토해내고 건강을 회복했다.[104]

세 번째 이야기는 독사에 물린 사람에 관한 것이었다. 즉시 그의 오른쪽
옆구리가 부풀어 오르고 녹색과 푸른색으로 불길하게 변색되었다.

나는 그가 사경에 이르렀다고 믿었기 때문에, (이 영약) 두 알갱이를 단순히
찬 물에 타서 그에게 마시게 했다. 맙소사, 녹색과 푸른색은 사라지고 자연
적인 몸 색깔로 돌아왔다. 그러고는 부기가 줄어들며 사라졌다. 음성이 회
복되자 그는 일어나 집으로 돌아갔으며 완전히 치유되었다.[105]

자비르는 그가 영약으로 천 명 이상의 생명을 살렸다고 주장했다.[106]

4. 연금술의 의학적 사용과 더불어, 아랍의 연금술사들은 과학이 자
연의 힘에 대한 인간의 통제력을 얻게 하는 수단이라는 사상으로 라틴
세계에 또 다른 지대한 공헌을 했다. 연금술은 자연에 대한 엄청난 지배

력의 핵심을, 다시 말해, 질병들에 대한 기적적인 치유력을 지니며, 수만 배나 더 무거운 일반 금속들을 금으로 변성시키는 힘을 지닌 영약을 인간의 사용을 위해 획득하고자 추구했다. 이 모든 것은 어떤 마술적인 조제에 의해서가 아니라, 믿을 만한 화학과 생물학의 이론들에 기초한 체계적인 실험실의 고된 과정을 통해 성취될 것이었다. 자비르는 그의 연금술적 과학에 대해 비상하게 높은 희망을 가지고 있었다. 데카르트처럼 그는 그의 사유 체계가 수학적인 확실성을 성취했다고 느꼈다.[107] 자비르에게 있어 모든 자연 현상은 단순히 분석되고 조절될 수 있는 힘들이 모인 결과였다. 인공 광물의 생산이 가능할 뿐 아니라 심지어 식물과 동물들의 창조 또한 희망할 수 있는 것이었다.

이의 실행을 위한 방법들이 세세히 설명되지는 않았지만, 일반적인 원칙들이 균형 이론에 따라 기술되었다. 예를 들면, 새를 창조하기 위해서는 계란 흰자위와 통풍이 잘되며 습한 물질 간의 어떤 결합을 생성시켜야 한다.[108] 낮은 지능을 가진 피조물의 창조를 위해서는 그 균형이 흙과 물 방향으로 기울어져야 하며, 높은 지능의 피조물 창조에는 공기와 불 쪽으로 기울어져야 한다.[109] 여기에서 창의적인 것은 균형 가설이 아니라, 자연을 변경시키거나 심지어 개선시키는 일에 그 가설을 적용할 수 있다는 주장이었다. 그런 과업을 고려함에 있어 아랍 연금술은 원시주의로부터 진보 사상으로 눈에 띌 정도의 방향 전환을 했다.[110]

인간의 지속적인 발견이 그들 자신을 뚜렷이 드러내기 때문에, (이 기술의) 끝없는 진보가 이루어진다. (……) 따라서 누군가가 (한 종류 과학의) 시발점이 되면, 비록 그보다 덜 현명할지라도 그의 후계자는 그를 따라잡고 두 번째 시도에서 그를 추월하게 된다.[111]

자연 정복의 가능성에 대한 이러한 아랍적인 추론은 후일 로저 베이컨에 의해 효과적으로 대중화되었다.

라틴 연금술[112]

아랍의 과학과 철학들과 함께 연금술은 12세기 스페인과 시칠리아를 경유하여 서유럽으로 소개되었다. 기록에 남아 있는 연금술 관련 논설의 최초 번역은 1144년 체스터의 로버트*에 의한 것이다. 또 다른 논설은 유명한 바스의 애덜란드**에 의해 번역되었고, 번역가들의 주교였던 크레모나의 제라드***에 의해 여러 편 더 번역되었다. '알케미Alchemy', '알칼리alkali', '나프타naphtha' 같은 용어에 아랍어가 각인되어 남아 있으며, 라틴 연금술의 주요 소개서는 '게버'가 지은 것으로 되어 있다. 오늘날의 학자들이 게버의 저술들의 유래를 자비르 문헌집 혹은 다른 어떤 아랍 문헌에서도 그 흔적을 추적할 수 없지만, 모두 아랍적인 생각들에 크게 기반을 두고 있음에는 의심의 여지가 없다.[113]

어쨌든, 13세기에 이르러 연금술은 유럽에서 광범위하게 논의되고 수행되었다. 광물들이 지구 내부에서 자연적인 진화가 이루어졌음을 일반적으로 수용했다는 점에서 그 기술의 기본 전제는 스콜라 철학****의 자

---

*   Robert of Chester, 중요한 아랍 서적들을 라틴어로 번역했던 12세기 영국의 아라비아학 학자.

**   Adelard of Bath(1080~1152), 아랍과 그리스의 다양한 과학 저작들을 라틴어로 번역했던 12세기 영국의 자연철학자.

***   Gerard of Cremona(1114~1187), 아랍과 그리스의 다양한 과학 서적들을 라틴어로 번역했던 12세기 이탈리아의 저술가.

**** Scholasticism, 서구의 유수한 대학들의 유래가 되는 가톨릭교회의 부속 학교(schola)를

연사와 잘 어울리는 것이었다. 알베르투스 마그누스[*]가 이러한 변환이 실험실 내에서 일어날 가능성을 믿고 있었는지는 분명하지 않지만, 그의 계승자였던 토마스 아퀴나스는 연금술적 변성의 가능성을 받아들였다.[114] 이 같은 연금술의 초기 단계에서 그것의 대중화를 이끌어 낸 위대한 인물이 수명 연장에 있어 연금술의 유용성을 강조했던 로저 베이컨이었다.

　　14세기 연금술에 있어 가장 존경 받는 두 인물은 빌라노바의 아르날드[**]와 라몬 룰[***]이었다. 두 사람 모두 카탈루냐 지방 출신으로 아랍어에 능숙했으며, 이단에 준하는 종교 운동에 관련되어 있었다.[115] 아르날드는 크게 성공한 의사로서, 그의 작품으로 여겨지는 많은 연금술 저술 중 실제로는 단지 몇 편만 썼을 뿐이다. 하지만 그의 빛나는 명성이 연금술과 의학 간의 결합을 확립하는 데 큰 도움이 되었다. 북아프리카 무슬림들의 개종을 위한 선교사로서 순교했던 신비주의 철학자 라몬 룰은 변성 가설을 반대했던 것으로 알려져 있다. 그럼에도 불구하고, 수많은 저술들이 그의 저작으로 주장되고 있다. 앞으로 살펴보겠지만 룰의 문헌집이 지극히 중요한데, 그 이유는 '제5원소^{quintessence}'[****]의 분리를 지향하는 새로운 형태의 연금술을 남기고 있기 때문이다. 그 밖의 뛰어난 동시대 연금술사들로는 존 다스틴[*****]과 루페시사의 요한이 있다. 다스틴은 철학자의 돌 제조

중심으로 9세기 후반부터 17세기까지 중세 유럽에서 이루어진 신학 중심의 철학.

* 　　Albertus Magnus(1200~1280), 학문 전분야에 능통해서 만물박사(Doctor universalis)로 불리었으며 토마스 아퀴나스의 스승이었던 독일의 도미니카회 수사이자 주교.

** 　　Arnald of Villanova(1240~1311), 점성가이며 연금술사로 다수의 아랍 의학 서적을 번역했던 프랑스의 의사이자 종교 개혁가.

*** 　　Ramon Llull(1232~1315), 스페인 동부 연안의 마르요카 왕국 출신으로 다방면의 학문에 능통했으며 튀니지의 무슬림을 대상으로 활동했던 가톨릭 선교사.

**** 지상의 물질을 이루는 물, 불, 흙, 공기의 4원소 외에 천상을 구성하는 순수한 원소 즉, 에테르 혹은 정수를 이른다.

*****John Dastin(1293~1386), 14세기 영국의 연금술사.

에 열중한 구식 연금술사였다. 반면에 루페시사의 요한은 제5원소에 대한 룰의 이론을 받아들임으로써 의학적 연금술의 진화에 있어 중심적인 역할을 했다. 라틴 연금술의 창의적인 시기는 13세기와 14세기였다. 15세기에 침체기를 겪게 되며, 그 후 떠오르는 근대 과학으로 인해 연금술사들은 사변적이며 신비주의적인 헤르메스 철학으로 점점 더 선회하게 되었다.[116] 하지만, 연금술적인 이론과 수행은 그 같은 전환이 일어나기 전에 이미 화학과 의학에 흡수되었다.

라틴 연금술에서 친-수명 연장주의에 대한 가장 설득력 있는 근거는 로저 베이컨의 저술에 나타난다.[117] 그 옥스퍼드의 학자는 『대저작』에서 그의 시대에 존재하는 짧은 수명의 네 가지 이유는 본질적인 것(그러므로 고정된 것)이 아니라 우연한 것(그러므로 개선 가능한 것)으로 간주되어야 한다고 주장했다. 그 첫 번째 이유는 태고형 주제를 반영한 것으로 옛사람들은 훨씬 더 오래 살았다는 점을 말한다.

> 이 세상이 시작되었을 때의 수명은 엄청나게 길었지만 지금은 지나치게 짧아지게 되었다.[118]

베이컨이 이 방향으로 생각하게 된 것은 에덴 동산과 열 명의 족장들에 대한 유대-기독교 전승에 큰 영향을 받았기 때문이다.

> 수명의 연장 가능성은 영혼이 본질적으로 불멸하는 것이며 죽지 않는 것임을 고려함으로써 확인할 수 있다. 따라서, 인류의 타락 후 인간은 천 년을 살았을 것이며[즉, 므두셀라] 그때부터 수명이 점차 단축되어 왔다. 그러므로 이러한 단축은 우연한 것이며 전체적으로 혹은 부분적으로 회복될 수도 있을 것이다.[119]

손다이크는 베이컨이 교회 권력으로부터 박해를 받았다고 믿을 만한 어떤 이유도 없다고 주장하지만, 베이컨의 성경 해석에 이단적인 요소가 있음은 받아들여야 할 것이다.

베이컨은 만연한 부도덕성과 방치된 위생을 두 번째와 세 번째 이유로 들면서 이로 인해 수명이 줄어들게 되었다고 주장했다. 비윤리적인 행위가 수명의 단축을 초래했다는 베이컨의 교훈은 교회 교부들의 가르침으로부터 논리적으로 추론될 수 있는 것이지만, 그러나 그것은 친-수명 연장주의에 대한 그의 다른 생각들처럼 기독교 정신보다는 히브리 사람들의 정신과 도가 사상에 더 가까워 보인다.

> 죄는 영혼의 힘을 약하게 함으로써 육신에 대한 정신의 자연적 통제력을 잃게 한다. 그러므로 육신의 힘이 약해지고 수명이 짧아진다.[120]

죄와 더불어 건강 수칙의 일반적인 불이행 역시 생명력을 약화시킨다.

> 건강을 위한 양생법은 (……) 유아기부터 지켜져야 하지만, 어느 누구노 심지어 의사들까지도 그것들에 대해 생각하려 들지 않는다. (……) 건강 수칙을 주의깊게 들여다보는 사람은 매우 드물다. 젊은 시기에는 어느 누구도 그리하지 않으며, 다만 삼천 명 중 한 사람 정도가 늙어 죽을 때가 가까이 되어서 이 사안을 고려해 볼 뿐이다.[121]

베이컨은 습득 형질의 유전을 믿었기 때문에 이런 요소들의 해로운 영향은 대를 이어갈수록 더욱 심각해지는 것이었다.

> 그러므로 아버지들이 약해졌으며, 조기에 사망하기 쉬운 체질을 가진 약한

아들들을 낳는다. 건강 수칙의 불이행은 그 아들들을 다시 더 약하게 만들고, 따라서 아들의 아들은 두 배로 약한 체질을 가지게 된다. (……) 이와 같이 아버지에서 아들들로 약화된 체질이 전달되어 마침내 오늘날의 경우처럼 매우 짧은 수명을 가지기에 이르렀다.[122]

수명이 신축적임을 시사하는 네 번째 이유로 베이컨은 '비밀스런 기술'을 이용해 현저하게 수명을 연장한 사람들의 예가 무수히 많다고 주장했다. 서구에서 이런 식의 이야기들은 중국에서 신선에 관한 문헌들과 같은 기능을 했다. 베이컨이 가장 좋아했던 이야기는 한 시칠리아 농부에 관한 것이었다.

> 윌리엄 왕 시절의 시칠리아에서 어느 누구도 예순 살가량이라고 생각할 수 없는 힘과 감각 그리고 총명함을 지녀 청춘기를 회복한 사람이 있었으며, 그는 시골 쟁기꾼에서 왕의 전령이 되었다. 그는 밭에서 쟁기질을 하던 중 땅속에 숨겨져 있던 황금 그릇을 발견했는데, 그 안에는 특출한 용액이 담겨 있었다. 그는 이 용액을 천상의 이슬이라 생각하면서 그것을 마시고 얼굴을 닦았는데, 그의 마음과 육신이 상상할 수 없을 정도로 새로이 되었다.[123]

이 우화가 매력적인 점은 그 농부가 황금액이 주는 혜택을 입었음을 암시한다는 점이다. 이는 음용 가능한 금을 얻는다는 연금술적 성취와 조화를 이루는 것이었다.[124]

베이컨은 이런 종류의 훨씬 많은 이야기를 언급했다. 그중에는 이상한 연고를 몸에 바르고 '조금도 변하지 않은 채 삼백 년을 살았던' 영국 나무꾼 이야기가 있었으며, '어떤 약'을 얻어 오백 살까지 수명을 연장했던 사라센 포로의 이야기가 있었고, '위대한 왕을 위해 과학자들이 조제한 약'을 복용해 수백 년을 살았던 사람 이야기가 있었다.[125] 베이컨은 특히 '아르테피우스'*의 사례에 감명을 받았다.

> 자연의 비밀, 특히 수명의 비밀을 풀기 위한 목적으로 동물과 암석 등의 힘을 사려 깊게 연구했던 아르테피우스는 천이십오 년의 삶을 즐겼다.[126]

손다이크는 '아르테피우스'를 1128년 사망한 아랍 연금술사 알-투그라이**로 확인했다.[127] 이상하게도, 이 현인이 성서상의 족장들보다 더 오랜 수명을 누렸다는 사실을 베이컨은 개의하지 않았다.

도가 친-수명 연장주의에서와 마찬가지로, 베이컨에게서도 친-수명 연장주의 전설들의 세 가지 표준 주제들 하나하나의 흔적을 찾을 수 있다. 태고형 주제에 더하여, 금방 보았듯이, 놀라운 수명 연장의 힘을 지닌 물질들이 존재한다는 샘물형 주제의 다양한 변형들이 있다. 머나먼 어느 곳에 사는 사람들은 엄청난 수명을 가졌다는 북방형 주제는 용 고기를 먹어 젊음을 유지하는 에티오피아 사람들 이야기와 육신 내의 오래된 습기를 새 것으로 갈아줌으로써 '지금 현재도' 회춘하고 있다는 칼데아***의 현인들에 관한 이야기가 이를 대변한다.[128]

갈홍과 마찬가지로, 베이컨 역시 특정 동물들은 노화를 피할 수 있다고 하는 불사조형 주제에 매료되었다. 하지만 중국인이 거북과 학을 감탄하며 우러러보았던 반면, 베이컨은 수사슴과 독수리, 뱀을 가리켰다.[129]

---

*   Artephius, 수많은 연금술 서적들의 저자로 알려진 12세기 저작가.
**   al-Tughra'I(1061~1128?), 11~12세기에 활동했던 아랍의 시인이며 연금술사.
***   Chaldea, 기원전 10세기경 셈족이 정착하여 살았던 바빌로니아 남부의 옛 지명.

베이컨은 이 동물들의 장수 비결로 약초와 광물들의 의학적 효력에 대한 그들의 본능적인 지식을 꼽았다. 그는, 이를 뒷받침하기 위한 방편으로, 뱀에게 큰 상처를 입힌 후 이에 대한 즉각적인 효력을 발휘하는 약초를 뱀이 찾아내는 것을 관찰했던 파리의 어느 학자 이야기를 한다.[130] 늘 그렇듯이, 이런 불사조형 이야기들은 저급한 동물들이 수명을 늘릴 수 있다면 인간들 역시 그리할 수 있음이 더욱 분명하다는 도덕률로 이끌어 간다.[131]

베이컨은 이 모든 근거들에 기대어 수명이 크게 늘어날 수 있다고 주장했으며, 당연히 서구 의학의 통상적인 입장에 분명한 각을 세웠다. 갈레노스와 아비센나(제2장 참조)는 수명 연장에 대해 거의 동의하지 않았다. 그들의 치료법은 노인에게 질병에 대한 적당한 방어력을 제공하도록 디자인되었을 뿐, 그 치료법들에 노화 과정을 역전시키려는 시도는 조금도 없었다. 그 전통이 노인들을 보호하려 했다면, 베이컨은 그들을 해방시키는 것을 목표로 삼았다.

이 서한에서 우리가 규정하는 것들은 옛사람들이 규정했던 것들과 크게 다르다. 첫째, 옛사람들의 삶을 위한 치료법은 자연적인 과정을 벗어나 종말을 재촉하는 것으로부터 인간의 육신을 지키려는 것이기 때문이다. 그러나 우리의 치료법은 노인들과 오랫동안 고통받은 사람들이 노령의 돌발적인 사고로부터 쉽게 자유로워지고 방어할 수 있는 방법들을 펼쳐 보이는 것이기 때문이다.[132]

치료상의 능동주의와 더불어, 그 수도자는 고전적인 의사들보다 노화에 대한 불만에 찬 견해를 더욱 진전시켰다. 갈레노스에게 있어 노령은 자연에 반하는 것이 아니었기에 질병이 아니었다. 그리고 그 결과로서 갈레노스는 노화에 의한 '필연적인' 질환들에 관용적이었다. 이에 반해 베이컨은 노령의 '악마성'과 '변질'에 대해 보다 거침없이 말했으며, 노화에 대한 그의 묘사는 매우 음울한 것이었다.

그 옥스퍼드의 학자는 노년을 이상화하고 기질의 함양과 현명한 조언의 구상에 헌신하는 노인들을 상상하는 키케로의 옹호주의적 노력을 견딜 수 없었다.[134] 건강한 육신 없이는 건강한 정신이 불가능하다고 가정하는 베이컨에게,[135] 또한 노인을 마음과 육신 그리고 영혼의 동시적인 쇠퇴로 인해 매우 괴로운 것으로 묘사했던 베이컨에게, 그 같은 희망들은 비현실적으로 보였을 것이다.

노화 지연에 대한 염원에 있어 베이컨이 비록 고전적 의학자들을 뛰어넘었다 할지라도, 그가 기대했던 바는 도자들처럼 무한한 것이 아니었다. 그 수도자는 기독교적 사고의 틀에 예속되어 있어서 사람들이 신선의 영생을 얻을 수 있으리라고 말할 수 없었다. "신의 은총을 잃은 이후의 첫 사람들에게 주어졌던 본성의 한계가 있기 때문이다".[136] 그가 의미했던 바는 "수명은 지금 살고 있는 사람들의 일반적인 나이를 넘어 한 세기 혹은 그 이상으로 길어질 수 있다"는 것이었다.[137] 베이컨은 그의 시대에 노년은 일반적으로 마흔다섯과 쉰 사이에서 시작된다고 주장했다.[138] 따라서, 그는 백오십 년 혹은 그 이상의 수명을 생각하고 있었던 것이다. 이는 그의 세대 사람들이 성취 가능한 것으로 생각했으며, 또한 습득 형질의 유전 효과는 이를 삼백 년에서 오백 년으로 늘릴 수 있다고 생각했음을 상상해 볼 수 있는 것으로, 이 숫자는 수명 연장에 대한 그의 이야기들에서 반복되는 것이다.

베이컨의 저술 중에서 창의성이 가장 떨어지는 두 가지 측면으로는 노화의 원인에 대한 그의 이론과 위생학 프로그램이다. 그는 젊음의 유지에 관한 책의 시작을 요약된 아비센나의 노화 해설로 했다.[139] 노화의 원인은 '선천적' 열의 소실이며, 그것은 다시 '선천적' 습기의 쇠퇴와 비정상적인 습기의 축적에 기인한다. 이 선천적 습기는 일반적인 습기 어느 것보다 더욱 천상적인 영적인 요체이다. 사실 그것은 도가 생물학의 '정'과 흡사한 생기론적 개념이다. 기름이 램프의 불꽃을 공급하듯이, 선천적 습기가 선천적 열을 생성하는 것이다. 베이컨이 선천적 습기의 감소를 설명하려 내놓은 이유들은 아비센나가 그의 『의학 규범Canon of Medicine』에서 언급했던 것과 정확히 일치한다. 두 저자 간의 차이라면, 베이컨은 그 감소 과정이 정지되거나 심지어 역행될 수도 있으며 위생학과 약학이 이를 위한 수단이라고 믿었다는 점이다.

노화와의 전투에서 위생학은 훨씬 작은 역할을 가졌다. 베이컨의 치유법은 음식, 운동, 호흡, 배설, 성적 활동, 휴식, 감정의 통제에 있어 전통적인 방법들과 거의 차이가 없었다.[140] 이는 시거리스트*가 부유층의 위생학이라고 명명했던 길지만 비교적 손쉬운 일습의 규범들이었다.[141] 그것은 도자들의 야심 찬 생리학적 기법들과는 거리가 먼 것이었다. 베이컨은 위생학에 대해 항상 이중적인 태도를 유지했다. 다른 한편으로 그는 위생이 장수를 조장할 것이라고 생각했다.

그러므로 어느 사람이 적절한 건강 수칙을 유지할 수 있는 한, 어리석음 때

*   Henry Ernest Sigerist(1891~1957), 스위스의 의학사 학자.

문에 자신을 지키지 못해 가지게 되는 수명의 일반적인 우연적 한계 너머로 수명을 늘릴 수 있을 것이다. 그러므로 일부 사람들은 통상적인 수명의 한계를 넘어 긴 세월을 살았던 것이다.[142]

그러나 뒤이어, 그는 그것의 비실용적인 성격에 대해서 인내심의 한계를 드러냈다.

> 바람의 힘으로 몰고 오는 악취 나는 습기로 오염된 공기를 누가 피할 수 있겠는가? 누가 즐거움을 측정할 수 있겠는가? 잠자고 보는 것을, 움직임과 쉼을, 그리고 순식간에 사라지는 것들을, 마음에 일어나는 사고를 누가 확실히 측정할 수 있어 그것들이 과하지도 모자라지도 않게 할 수 있겠는가?[143]

'선천적' 습기를 보충하기 위한 방안으로, 베이컨은 그의 주된 희망을 약학 혹은 다음의 지식에 두었다.

> (……)옛사람들이 비밀로 간직했던 특정 사물에 존재하는 성질들에 관한 지식.[144]

갈홍과 마찬가지로, 베이컨은 기적적인 회춘력을 가진 많은 물질들을 나열했다. 진주, 산호, 로즈메리, 알로에, 뱀 고기, 용연향, 금, 수사슴의 심장.[145] 대부분의 이런 약들은 예전의 의학 저술가들로부터 칭송받았던 것들이다.[146] 베이컨의 태도에 있어 새롭고 '비밀스러운' 점이라면 연금술적인 관점에서 이것들을 평가했다는 사실이며, 이에 따르면 세상 만물은 많든 적든 생명의 혼(혹은 선천적 습기)과 유사한 생명소生命素를 지니고 있다는 것이다.[147]

나는 또한 식물과 동물들 그리고 암석들에 감탄할 만한 덕성이 들어 있음을 알게 되었다. 그것은 이 시대 사람들에게는 일정 부분 감추어져 있는 것이다.[148]

그렇다면, 우리는 여기에서 중국의 선약에 상응하는 라틴 세계의 대응물을 가지게 되는 것이며, 이 물질들의 매력적인 모습이 갈홍이 언급했던 것과 유사함을 쉽게 알 수 있게 된다. 뱀과 수사슴은 장수 동물로 간주되는 것들이었으며, 따라서 수명 연장의 특성을 일부 가져야 하는 것이다. 용연향, 알로에, 로즈메리는 매력적인 향으로 존중되었을 것이기에, 사람들은 헤로도토스가 묘사했던 생명 복원력을 지닌 향기로운 물을 연상하게 된다.[149] 아름다움과 광택을 지닌 진주가 선약의 반열에 올랐던 것처럼 산호는 일종의 살아있는 광물이었다. 이들 수명 연장 약들의 선별에 있어, 외부 물질로부터 얻는 생명소가 인간 육신의 생명소를 증진시킬 것이라는 금언이 길잡이 역할을 했다.

마찬가지 방식으로, 고귀한 동물의 각석[수사슴 심장의 뼈], 광물의 태양[금], 그리고 바다에서 수영하는 물질[산호]은 이런 유사함으로 인하여 유용하게 쓰이게 된다. 잘 조제된 이 세 가지 것들은 건강한 사람의 선천적 열로 동화된다.[150]

베이컨의 치료제 중 가장 높이 평가되면서 동시에 가장 비상한 것은 유사성에 바탕을 둔 치료 범주에 부합하는 품목으로 믿고 있던 젊은 처녀의 숨결이었다. 젊은이는 많은 양의 생명소를 지니고 있으므로 충분히 가까운 거리에서는 그중 일부가 다른 사람에게 전해질 수 있을 것이다. 질병이 전염성을 가지는 것으로 알려졌던 것과 마찬가지로, 건강 역시 공기나 물리적 접촉을 통해 전파될 수 있는 것으로 믿어졌다. "한 사람의 질병이 다른 사람에게 전해지듯이 유사성에 따라 건강 역시 그리될 것이다."[151] 이 주제에 대해 그 프란체스코회 학자는, 자제력이 부족한 사람들에 의해 잘못 해석될 위험성을 경고하면서, 온갖 종류의 모호한 언어를 사용하며 가장 신중한 어투로 논의했다.[152] 사실 그 생각에 대한 영감은 구약 성서(열왕기 상 1: 1-4)에서 직접 유래되었던 것으로, 성서에서는 늙은 다윗왕이 예쁜 처녀와 동침하여 성행위는 하지 않으면서 몸을 덥혔던 방법과 연관된다. 이런 생각은 17세기와 18세기에도 여전히 존재했다. 시드넘*과 부르하버**는 그 방법을 은밀하게 권고했으며, 그 방법으로 수명을 늘렸다고 알려진 로마인 헤르미푸스에 경의를 표하기 위해 코하우젠***이 농담 반 진담 반으로 쓴 『되살아난 헤르미푸스Hermippus redivivus』라는 제목의 저술로 대중화되었다.[153]

중국 연금술사들과 마찬가지로, 라틴 연금술사들도 금을 생명력을 지닌 물질로 지목하여 특별한 대우를 했다. 예를 들면, 존 다스틴은 그 고귀한 금속을 위백양과 갈홍이 사용했던 것과 동일한 말로 미화했다. 그것은 불에 의해 줄어들지 않으며 공기와 흙 혹은 물에 의해 부식되지 않는다.[154] 이 부식되지 않는 '광물의 태양'은 유사성 법칙에 따라 그 성질을 사람에게 전달할 수 있음이 분명한 것이다. 베이컨이 말하듯이, "그 자체가 오래 보존되기 때문에 다른 것을 오래 보존한다……."[155] 뒤이어 금은 노화를 방지할 존중할 만한 약이라는 말이 이어졌으며, 이는 우리가 '가

---

*   Thomas Sydenham(1624~1689), 질병의 체계적 분류와 함께 개별 질환별 치료법을 찾으려 했던 영국의 의사이며 임상의학의 선구자.
**   Hermann Boerhaave(1668~1738), 근대적 임상교수법을 처음으로 실시했던 네덜란드의 의학자.
***   Johann Heinrich Cohausen(1665~1750), 의학 관련 풍자시로 유명한 독일 출신의 의사이자 작가.

짜 게버'의 글에서도 이미 다음과 같이 읽은 바 있다. "금은 가장 고귀한 금속이다. (그것은) 육신을 기쁘게 하며 젊은 상태로 보존할 약제이다."[156]

빌라노바의 아르날드에 따르면, 그가 '자연의 기적'이라고 불렀던 금의 효능은 선천적 습기의 거처로 전통적으로 여겨지던[157] 심장의 구성물을 씻어 깨끗하게 하는 것이었다.[158] 연금술의 매력 중 하나는 자연에 있는 것보다 더 좋은 양질의 인공 금을 제조하려는 꿈이었다. 베이컨의 글을 보자.

> 실험 과학은 (······) 24도[캐럿]뿐 아니라 30도와 40도 그리고 우리가 원하는 훨씬 더 높은 순도의 금을 생산하는 법을 알고 있다.[159]

베이컨이 가장 좋아했던 이야기의 영웅인 시칠리아의 쟁기꾼은 이 특출한 종류의 금 용액을 마심으로써 회춘했다.[160] 도가의 선배들처럼 라틴 연금술사들은 마실 수 있는 금을 제조하는 방법에 큰 노력을 기울였으며, 가장 간단하고 직접적인 방법은 붉게 달궈진 금 박편을 와인에 넣어 식히는 빌라노바의 아르날드의 방법이었다.[161]

하지만 금보다 훨씬 더 고귀한 것은 모든 것을 같은 부류 안에서 완벽하게 만드는 영약 혹은 철학자의 돌이었다. 비卑금속들을 금과 은으로 변성시키는 한편 질환과 늙음에서 건강과 젊음을 회복시키는 것이다. 존 다스틴의 글을 보자.

> 이는 비밀 중의 비밀이다. (······) 가장 고귀한 물질[철학자의 돌]을 이야기함에 있어, 모든 철학자들의 전언에 따르면, 그것은 어떤 금속이든 매우 순수한 금과 은으로 변화시키는 것으로, (물체들에서 그것들의) 정수를 보존하고, (그것들의) 효능 측면에서 (그것들을) 강화시킨다. 이는 노인을 젊게 만들

고 체내의 모든 질환을 몰아내는 것이다.[162]

이 돌의 제작에는 끝없이 계속되는 일련의 화학적인 조작들로 —증류, 용해, 침전, 소작, 가열— 이루어져 있으며, 거기에 사용되는 필수적인 물질이 특별히 준비된 '수은'이었다. 그 작업들이 가장 생생하게 그려진 모습은 가짜 게버가 편찬한 안내서로부터 구할 수 있다.[163]

베이컨의 영약 이론에는 아랍 자비르에서 유래된 균형 원칙을 상기시키는 면이 있었다.

> 만일 한 원소가 다른 원소에 미치는 활동이 없도록 하면서 각 원소들이 순수한 단순함으로 환원되도록 어떤 혼합물에서 원소들을 정제해내면 최고의 현자는 그들이 가장 완전한 약을 얻었다고 판단했다. 이런 방식으로 원소들이 동등하게 될 것이기 때문이었다.[164]

이어서 그 수도자는 고유의 방식으로 반쯤은 이교도적인 논리를 아슬아슬하게 설파해 간다.

> 이 상태가 부활한 후의 우리 육신에서 유지될 것이기 때문이다. 그러한 육신들 안에서는 원소들의 동등성이 부식을 영원히 배제할 것이기 때문이다. (……) 아담의 육신은 완전한 동등성을 얻은 원소들을 가지고 있지 않았다. (……) 그러나 그의 몸안 원소들은 동등성에 근접해 있었으므로, 그의 몸안에서는 소모가 매우 적었다. 그리고 이에 따라 그는 불멸에 적합했다. 즉, 만일 그가 항상 생명의 나무 과실을 먹었다면 불멸을 담보할 수 있었을 터였다. 왜냐하면 이 과실은 동등성에 근접하는 원소들을 가진 것으로 여겨지기 때문이다. (……) 그러므로 과학자들은 일정한 형태의 음식이나 음료

안의 원소들이 동등성을 가지거나 그에 근접하도록 환원시키려 노력하였고, 이 목표에 이르는 방법들을 가르쳤다.[165]

달리 말하자면, 철학자의 돌은 (불타는 칼을 가진 천사가 지키는!) 금지된 생명의 나무 과실과 닮은 것이며,[166] 그 프란체스코회 수도자는 예전에 갈홍이 설파했었고 후에 콩도르세가 상상했던 종류의 불멸 개념에 근접해 있었던 것으로 보인다. 하지만 그 라틴 연금술사는 이 성향을 논리적인, 어쩌면 이교도적인, 결론으로 끌고 가지는 않았다.

라틴 연금술의 가장 독창적이고 중요한 공헌은 인간이 제5원소 혹은 정수를 통제할 수 있다는 생각이었다.[167] 아리스토텔레스의 우주론에서 제5원소는 인간의 권한 밖으로 멀리 있는 것이었다. 지구상의 모든 사물과 존재는 통상적인 네 가지 원소들로 이루어져 있으며 생성과 소멸의 대상이었던 반면, 신성한 제5원소의 고향은 하늘이었으며 거기에서 제5원소가 별들에게 아름다움과 영원함을 부여했던 것이다. 하지만 지상과 천상 간의 명확한 경계는 로마 시대에 영혼의 물질화를 주장한 스토아학파에 의해, 그리고 뒤이어 물질의 영화靈化를 주장한 신-플라톤주의자들에 의해, 이미 부분적으로 흐릿해져 있었다. 더군다나 고대와 중세의 연금술 대부분은 만물이 생명과 영혼 그리고 신성과 관련된 천상의 요소를 가진다는 준범신론적 개념에 바탕을 두고 있었다.

14세기 초반 룰의 문헌집에 등장하는 익명의 저자들이 처음으로 연금술적 '덕성' 혹은 '영혼'을 아리스텔레스의 제5원소와 동등하다고 보았다. 룰의 수칙에 따르면, 신이 '수은'의 세계를 만들었는데 그것의 보다 거친 부분들이 지상의 네 원소들을 형성했던 반면, 훨씬 미세한 부분이 제5원소였으며 그 대부분은 별이 빛나는 친구를 형성했지만 그중 일부가 지상의 모든 사물에 남게 되었다. 제5원소에 관한 14세기의 다른 중요한

저자는 프란체스코회 수도자였던 루페시사의 요한이었는데, 그는 제5원
소를 신이 자연에 선사한 썩지 않는 덕성이라 하였다.[168] 이 제5원소는 인
간의 기술로 추출할 수 있는 것이며, 기적적인 치유력을 가질 수 있다고
적었다. 그는 신의 은총을 잃은 것을 고려하여 불멸에 대한 어떤 희망도
배제하는 한편, 신이 지정한 죽음의 시간까지 젊음을 유지하는 것은 가능
하다고 생각했다.

　　제5원소에 대한 이 새로운 이론은 알코올의 발견으로부터 직접적으
로 유래된 것으로 보인다.[169] 연금술사들은 다양한 물질들의 증류를 오
랫동안 수행해왔으며, 당시 중요한 약물이었던 와인이 자연스럽게 수행
대상 물질 중 하나가 되었다. 하지만 알코올의 증류는 다소 복잡한 기술
적인 지식이 요구되었기 때문에, 1100년경이 되어서야 그 노력이 성공
할 수 있었다.[170] 연금술사들에게 있어 알코올의 성질은 거의 믿기 어려
울 정도의 것으로 나타났다. 알코올은 '물'(액체)이면서도 가연성이 있었
다. 그것은 (접촉 시)차가우면서도 (맛으로는)따뜻했다. 그 속에 재워진 고
기는 부패하지 않았다. 그리고 인간 영혼에 미치는 알코올의 영향은 우리
가 익히 잘 아는 바이다. 잘 연소될 정도로 충분히 농축된 알코올은 '불의
물aqua ardens'이라 명명되었으며, 13세기 내내 가치 높은 약물로 널리 권고
되었다. 실제로, 16세기가 되어서야 보다 가벼이 사용되었다. 곧이어 더
순도 높은 증류액이 얻어질 수 있음을 알게 되었으며, 이를 생명의 물aqua
vitae이라 명명했다. 14세기에 룰 학파는 고도로 정제된 생명의 물 분획을
제5원소와 동일한 것으로 상정했다.

　　와인의 '제5원소'를 찾아낸 후, 연금술사들은 그다음 단계로 다른 물
질들의 제5원소를 분리하려 시도하였다.[171] 다수의 유기화합물들에 대한
뛰어난 용매로 알코올을 사용함으로써, 그들의 실험은 이전에 알던 것보
다 훨씬 강력한 약물을 약초에서 추출해낼 수 있게 되었다. 이 사실이 루

페시사의 요한의 저술에 기록되어 있지만, 그 수도자의 마음은 연금술의 유산에 너무 압도되어 있어서 이러한 통찰을 계속 추구할 수 없었다. 이전의 거의 모든 연금술사들이(자비르는 예외) 그랬듯이, 루페시사의 요한에게 있어 최상의 약들은 광물계로부터 얻어질 것이었으며, 그는 산酸 처리로 얻을 수 있었던 광물계의 제5원소들에 대한 열정을 열광적으로 키워나갔다. 예를 들면, 안티몬은 식초(아세트산)에 녹았으며, 그 용액은 '피와 비슷한 루비 방울들'로 농축되었다.

> 그 축복받은 액체는 단단히 밀폐된 강한 유리병 안에 홀로 보존된다. 왜냐하면 그것은 온 세상 어떤 것과도 비교할 수 없는 보물이기 때문이다. (……) 모든 사람들이 광물들의 정수를 승화시키려 온갖 고생을 했지만 앞서 말했던 안티몬의 제5원소를 얻을 수 없었기 때문이다. (……) 그것은 상처로 인한 통증을 없애고 기적처럼 치유한다. 그것의 덕성은 썩지 않으며, 영검하고, 더없이 유용하다는 것이다.[172]

루페시사의 요한은 와인과 안티몬의 제5원소들에 더하여, 수은과 금의 제5원소들 역시 아주 높이 평가했다.

결론

지금은 루페시사의 요한의 저술이 연금술에서 의료화학으로의 전환을 나타낸다는 점을 인정하고 있다.[173] 의료화학 학자들은 비금속들의 고귀한 금속으로의 변성을 거의 고려하지 않는다는 점에서 연금술사들과 구분되었다. 그들의 관심은 오히려 화학적 용어로 인체를 설명하고 화합물을 이용한 치료법을 찾는 것에 있었다. 그리고 의료화학자들이 젊음의 영약에 대해 생각하기를 꺼려하지는 않았지만, 그들의 관심 대부분은 특정한 질병에 대한 특정한 치료제를 찾는 데 몰두하는 것에 있었다. 제5원소에 대한 루페시사의 요한의 해석이 지나치게 단순화된 연금술 체계를 해체시켰는데, 그 이유는 오직 하나의 영약이나 제5원소가 있는 것이 아니라 셀 수 없이 많은 제5원소들이 있는 것이기 때문이었다. 세상 만물은 개별적인 성질을 가진 각각의 고유한 제5원소를 가지고 있는 것이었다. 복잡성과 정교함을 향한 이 같은 흐름은 파라셀수스에 의해 심화되었는데, 그는 갈레노스의 보편적인 체액 병리학에 반대되는 질병의 특이성 specificity을 제기했으며, 이에 따라 다수의 특이성을 가진 개별적인 치료제들의 필요성을 제기했다.[174]

연금술은 파라셀수스의 등장과 함께 종착역에 이르렀다. 하지만 파라셀수스의 저작들 역시 연금술적 전통으로부터 뚜렷한 영향을 받았음을 간과해서는 안될 것이다.[175] 파라셀수스는 어린 시절부터 연금술에 깊은 관심을 가졌다.[176] 연금술사들과 더불어 그는 신으로부터 주어진 초자연적 소산물로 여겨졌던 사물의 '덕성들' 즉, 제5원소들을 찾으려 했었다.[177] 도자들과 비슷하게, 그는 '최고의' 물질을 '궁극적인' 혹은 완벽한 물질을 향해 진화해 가는, 불가사의한, 살아 있는 모든 사물의 어머니로 간주했다.[178] 그의 체계는 대우주와 소우주 간의 유사점에 바탕을 두고 있었다. 예를 들면, 광물들은 지구의 심장에서 고귀한 금, 에메랄드, 산호로 진화해가며, 그것들은 다시 인간의 심장을 강건히 하고 귀하게 만든다는 점에 대해 말했다.[179] 갈홍처럼, 그는 '약징주의'와 유사성의 원칙에 따라 약제를 선택했으며, 수명 연장의 문제에 심취했었다.[180] 실제로, 사람들은 파라셀수스를 최후의 위대한 연금술사로 그리는 동시에 최초의 위대한 의료화학자로 일컬을 것이다. 의료화학의 원조가 루페시사의 요한이었다면, 그것을 매력적이고 엄청난 체계로 수립했으며 궁극적으로 현대적 생화학과 화학요법으로 가는 이정표를 세웠던 인물이 혁명적인 파라셀수스였다.[181]

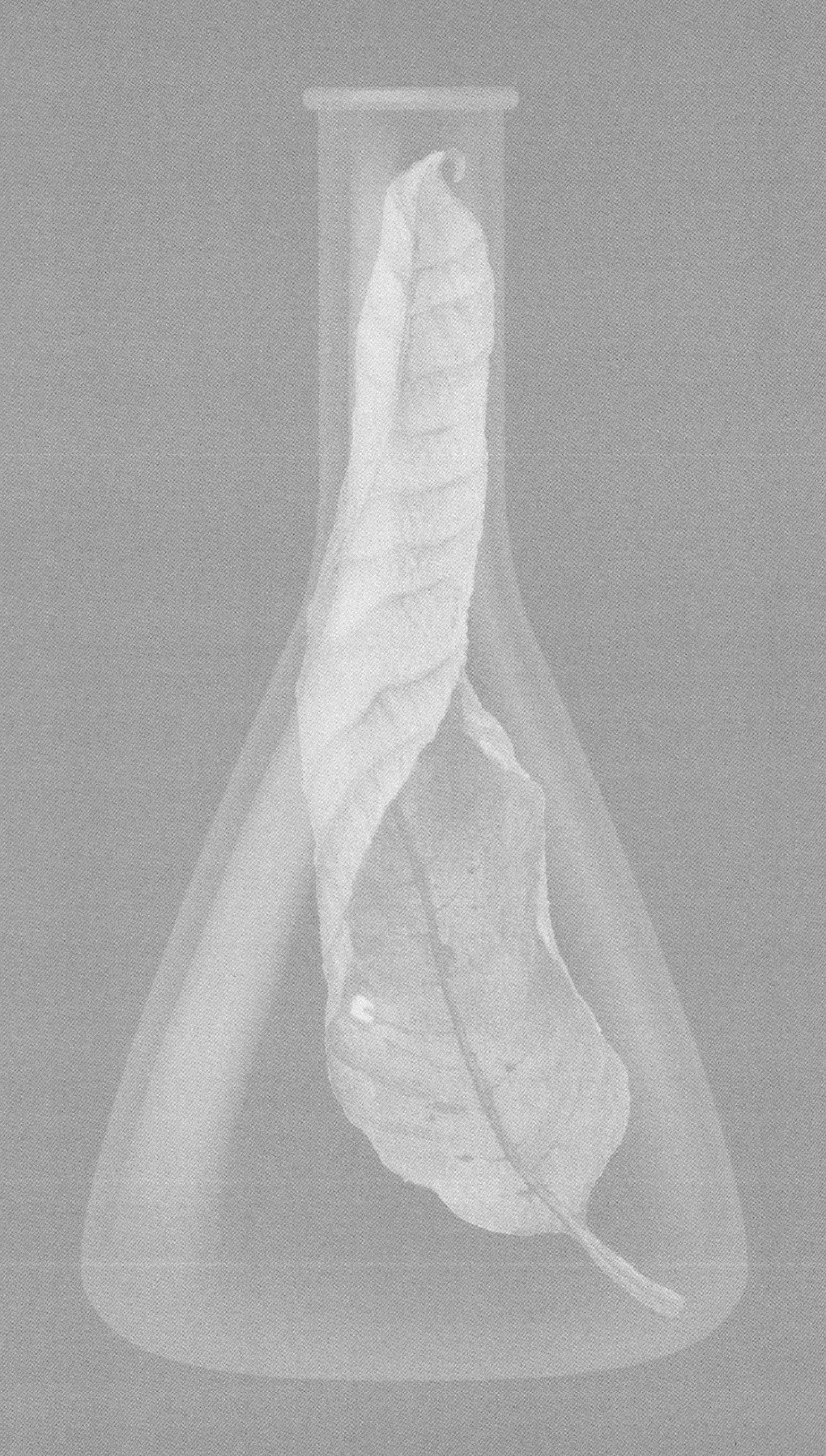

SEVEN

위생론자들[1]

루이지 코르나로는 비범하며 존경할 만한 장수長壽의 일례이다.
그는 건강과 이해력에 조금의 손상도 없이 100년을 살았다.
그가 지켰던 절제와 식이요법으로 그는
젊은 시절의 자유로움으로 생긴 질환에서 체질을 회복했다. (……)
그는 이 주장을 그의 노년에 저술했던 바, 그 책에서 그는
훨씬 더 많은 날들이 주어지리라고 자신에게 약속한다.
그의 기대에 어긋나는 것은 하나도 없었다.
그는 백 살 넘게 살았으며, 편안한 죽음을 맞이했다.
— 드 투[*], 『그 시대의 역사History of His Own Time』[2] —

루이지 코르나로

현대 문화의 선구자로서의 이탈리아 르네상스의 특이성을 표현함
에 있어, 야코프 부르크하르트[**]가 루이지 코르나로의 중요성을 적절히 다
루지 못했다는 것은 모순이다. 복고주의가 이탈리아 문학에 끼친 영향을
이야기하면서 그는 코르나로 스타일의 '고전적인 완벽함'에 대해 언급했

[*] Jacques Auguste De Thou(1553~1617), 프랑스의 역사학자이며 장서가.

[**] Carl Jacob Christoph Burckhardt(1818~1897), 예술사와 문화사를 연구했던 스위스의 역
사학자.

다.[3] 그 후, 르네상스에 의해 도입된 새로운 형식의 자서전을 논의하면서 주목할 만한 자서전 네 편을 선별했다. 비오 2세, 첼리니, 카르다노, 그리고 '훌륭하며 행복한 사람' 코르나로의 자서전이 그것들이었다. 그는 『소박한 삶에 대한 담론Discorsi della vita sobria』으로부터 여러 개의 긴 발췌문을 인용했으며, 이 발췌문들은 코르나로의 성격과 그가 삶을 대하는 태도에 대한 생생한 모습을 제공했다.[4] 독자들은 코르나로가 삶이 지극히 흥미롭고 즐거운 것임을 발견하고, 어린이 같은 정직함을 가지고 자신을 쉽고 우아하게 표현했던 사람이라는 인상을 받을 것이다. 그러나 코르나로의 저술에서 수명 연장에 대한 관점은 부르크하르트의 다음과 같은 논지를 가장 강력히 지지하는 측면임에도 불구하고 등한시되었다.

> 르네상스는 단지 고전의 부흥만이 아니라 그것과 이탈리아 사람들의 천재성의 결합이었으며, 서구 세계의 정복이라는 성취를 이루었다. (⋯⋯) 르네상스는 단순한 지엽적인 모방이나 편집이 아니라 새로운 탄생이다.[5]

코르나로의 『소박한 삶에 대한 담론』은 전형적인 르네상스적 저작을 설명하는 부르크하르트의 범주와 정확히 일치한다. 즉, 수많은 그리스-로마 사조들이 참신한 방식으로 결합되고 현대 정신이 창조적으로 가미된 것이다. 코르나로의 아이디어는 키케로와 갈레노스에 기초를 두고 있지만, 그들에 대한 코르나로의 해석은 고대적인 해석과는 달랐다. 키케로는 『노년에 관하여De senectute』에서 노년을 이상화하려 시도했지만 그의 목적은 옹호주의적인 것이었으며, 따라서 그의 논설의 분위기는 죄 지은 사람을 옹호하는 변호사의 변론처럼 방어적이었다.[6] 갈레노스가 『위생학De sanitate tuenda』에서 유산 계층을 위한 복잡한 위생 체계를 수립했지만 그의 목적은 매우 제한적이었다. 그에게는 노년이나 수명 연장에 대한 열정이 별로 없었다.[7] 코르나로의 업적이라 하면 키케로의 관점들을 채택하면서, 그 관점들을 수명 연장의 바람직성을 주장하는 데 사용했다는 점이다. 그는 갈레노스의 체계를 단순화시키면서 대중화시켰다. 그리고 동시에 그것의 효능에 대해 전례 없는 주장을 함으로써, 수명 연장의 가능성을 뒷받침했다. 코르나로의 서술을 관통하는 전체적인 어조 그리고 그의 삶에 대한 낙관주의와 열정은 상응하는 고전들과 큰 대조를 보인다.[8]

코르나로는 거의 모든 면에서 르네상스 시기의 전형적인 이탈리아 귀족이었다.[9] 많은 다른 가문들과 마찬가지로, 코르나로 가문도 북이탈리아 도시국가들에서의 정치적 삶에 휘말려 있었으며, 그 결과 가문 구성원들은 급격한 부침에 노출되어 있었다. 가문의 이해관계는 베네치아에 집중되어 있었지만, 그 도시로부터 추방되었던 코르나로의 할아버지는 파도바*에 자리를 잡았다. 루이지 코르나로는 1467년 그곳에서 태어났다.[10] 코르나로는 기민한 토지 경영으로 매우 부유해졌으며, 베네치아인들의 음모로 잃었던 귀족 작위를 되찾을 수 있었다. 당시의 풍습대로 그는 예술 특히 건축에 대한 관대한 후원자였으며, 그의 저택과 별장들은 널리 흠모의 대상이 되었다. 예를 들면, 그 중 하나에는 라파엘로가 제작한 장식물들이 있었다. 관례에 따라 코르나로는 자신을 사업과 정치에 한정시키지 않고, 건물을 디자인하고 공공사업을 추진했으며 심지어 희극을 쓰기까지 하였다. 1530년대와 1540년대에 그는 저명한 인문학자였던 벰보**의 파도바 지역 친우회 회원이었으며, 그 모임에서 시인이자 의사였던 프라카스토로***와 친분을 나누었다.

---

*   Padova, 베네치아 서쪽에 위치한 북부 이탈리아의 도시.

**   Pietro Bembo(1470~1547), 베네치아 귀족 가문 출신의 이탈리아 인문학자이자 시인이었던 가톨릭 추기경.

***   Girolamo Fracastoro(1478~1553), 전염병의 세균 원인설을 주장했던 베로나 출신의 이탈

『소박한 삶에 대한 담론』에서 가장 매력적이며 수많은 독자를 얻을 수밖에 없었던 특징은 소득이나 명성의 측면이 아니라, 그 담론의 존재 이유인 건강과 수명 관점에서 성공을 다루는 이야기라는 점이다.[11] 코르나로에 따르면, 그는 서른다섯 살에서 마흔 살 사이에 불규칙한 삶과 관능적 즐거움의 탐닉에 자주 빠짐으로써 신체가 심하게 파괴되었음을 알게 되었다.[12] 여러 가지 가운데서도 특히 위장과 옆구리의 통증, 통풍, 신열, 끊임없는 소갈증으로 고통을 받았다. 그의 상태는 생활 습관들을 크게 바꾸지 않으면 겨우 몇 달 정도밖에 더 살지 못하리라고 여러 의사들이 경고할 정도로 악화되어 있었다. 이런 절박한 상황에서 그는 절제되고 규칙적인 삶을 받아들였고, 그러한 삶의 가장 강력한 지지자가 되었던 것으로 알려져 있다. 이처럼 거의 종교적이라 할 정도의 엄청난 전향 이후 코르나로는 빠르게 회복되어 중년과 노년에 이르기까지 행복한 삶을 유지할 수 있었다. 코르나로는 그의 나이가 여든세 살이던 1550년에, 젊은 친구들의 요청에 따라, 그의 건강 비법을 알려주는 첫 번째 담론을 저술했다. 두 번째 담론을 여든여섯 살에 저술했으며, 세 번째와 네 번째 담론을 아흔한 살과 아흔다섯 살에 각각 저술했다. 마론셀리*에 따르면, 그 현명한 원로는 1565년에 아흔여덟 살을 일기로 사망했다.[13]

코르나로는 장수의 바람직성을 지지하는 거의 창의적인 주장 네 가지를 제시했다. 첫 번째는 장수의 가치에 대한 단순한 긍정이다. 그는 스스럼없이 "인간을 가능한 오래도록 보존하고 싶어하는 존재"로 자연을 지목할 뿐 아니라, 같은 시각에서 또한 신을 생각했다.[14]

리아 의사이자 시인.
* Piero Maroncelli(1795~1846), 코르나로의 전기를 저술했던 이탈리아의 음악가이자 문필가.

우리의 창조주께서 인간 수명이 길게 유지되도록 명하셨던 바, 모든 사람들은 극단의 한계까지 이르러야 함이 바람직한 것이다. 그분께서는 인간이 여든 살이 넘으면 쓰디쓴 관능의 열매로부터 완전히 자유로워지는 것을 알고 계시며 (……) 그러면, 당연히 죄와 악은 버려지게 된다. 그런 까닭에 신은 우리 모두가 극단의 고령에 이르도록 살 것을 원하시는 것이다.[15]

이는 바울보다는 키케로의 정신에 더 근접한 것이다. 그럼에도 이 신망 높은 파도바 사람은 자신을 무척이나 신실한 기독교인으로 여겼다. 하지만 코르나로가 현세와 내세 모두에서 최고의 삶을 가질 수 있다고 생각했던 것으로 보아, 이런 종류의 기독교 정신은 중세적 기류에서 멀리 떨어진 것이었다.

내 나이와 [아흔다섯 살] 같은 초고령에서, 나는 두 종류의 삶을 동시에 즐긴다. 그 하나는 지상의 것으로 현실에서 가지고 있다. 또 다른 하나는 천상의 것으로 내 생각 속에 간직하고 있다.[16]

코르나로는 중세 성인들이 그들의 죄에 대한 보속補贖으로 행한 육신의 고행에서 영감을 받지도 않았다.

내 판단으로는 이 사람들이 실수하고 있다고 말하지 않을 수 없다. 왜냐하면 신께서 그토록 사랑하시는 인간이 병약하고, 우울하고, 불만족스러워야 한다는 것을 좋게 여기실 것이라 믿을 수 없기 때문이다. 이와 반대로 그분께서는 인간이 건강하고, 즐거우며, 만족해하는 것을 원하신다고 나는 믿는다.[17]

바울은 지상에서의 삶이 계속되도록 자신을 북돋운 적이 거의 없는 반면, 코르나로는 이를 억제할 수 없는 열정을 가지고 선택했다. "신의 더 좋은 종이 되기 위해 나는 살자, 살자는 말을 끊임없이 반복한다!"[18]

　노년이 인생에서 행복한 단계라는 것이 장수의 바람직성을 지지하는 두 번째 이유이다. 이는 전통적인 서구의 친-수명 연장주의와는 동떨어진 주장이다. 이전의 장수 지지자들 대부분은 수명 연장을 궁극적으로 회춘과 동일한 의미로 생각했다. 예를 들면, 로저 베이컨은 노년을 '치유'할 방안을 찾으려 했으며, 노화를 적으로 보면서 그것을 암울한 용어들로 그려내는 것에 주저함이 없었다.[19] 반면에, 노년에 대한 예찬은 키케로의 『노년에 관하여』에서 나타나는 옹호론과 깊은 관련이 있었다. 이제 코르나로는 늙음의 이상화를 수용하여 온건한 친-수명 연장주의의 근거로 사용하면서, 이를 여든세 살의 저술에서 다음과 같이 서술한다.

> 그리고, 관능적이고 비합리적인 사람들은 예순다섯 살이 지난 사람의 존재를 살아있는 생명이라 부를 수 없을 뿐 아니라 차라리 죽은 생명이라 불러야 마땅하다고 간주하는데, (……) 이제 나는 그들이 큰 실수를 저지르고 있음을 숨김없이 보여주려 한다. 왜냐하면 나는 모든 사람들이 내 나이까지 살 수 있도록 최선의 노력을 다함으로써, 인생의 가장 아름다운 기간을 (……) 즐기게 되기를 열망하고 있기 때문이다.[20]

그런 후에 코르나로는 전염성 강한 열정을 가지고 그의 육신과 정신의 건강한 상태를 진술했다.[21] 노령에 이르렀음에도 불구하고 그의 감각들은 완벽한 상태에 있고, 성격은 쾌활하고 걱정이 없으며, 누구의 도움도 받지 않고 말 등에 탈 수 있고 계단을 쉽게 오를 수 있으며, 가장 놀랄 만한 것은 그의 치아가 잘 보존된 채 유지되고 있다고 주장했다. 또한 그는 그가 사는 방식에서 얻는 즐거움을 열심히 써 내려갔다. 독서와 집필, 학자와 예술가들과의 대화, 파도바 시내와 교외에 있는 집과 정원들, 불모지 개간 프로젝트, 여행, 가장 가까이 있는 열한 명의 손자 손녀들과 어울리는 즐거움 등.

그의 처음 두 주장에서의 삶의 환희joie de vivre로 마음을 누그러뜨린 후, 코르나로는 예상외로 빈틈없이 계산된 주장으로 옮겨갔다. 그는 음울한 긴 삶보다는 격정적인 짧은 삶이 더 낫다고 주장하는 사람들을 지적하며 경고했다,

> 그들은 배움과 미덕을 ―충분한 시간을 가지지 않으면 다다를 수 없는 두 가지 것― 갖추기에 가장 적당한 시기로 밝혀진 성숙한 나이에 이르렀을 때 가지게 되는 십 년의 더 긴 삶, 특히 건강한 삶의 엄청난 중요성을 생각하려 하지 않는다.[22]

이 주장을 뒷받침하기 위하여, 코르나로는 과학과 문학에서 가장 뛰어난 업적들 중 많은 것들이 노년에 이르러 이루어졌음을 언급하면서, 그의 논설들 또한 이 점에서 언급되리라는 만족감을 숨김없이 드러냈다. 한마디로 그는 장수가 득이 된다고 말하는 듯하다.

> 좋은 재능을 부여받은 사람들은 장수를 매우 소중히 여겨야 한다. (……) 고상하고 재능 있는 사람은 (……) 만일 그가 이미 추기경이라면 여든 살이 지나 교황이 될 확률이 더 높아질 것이며, 만일 그가 공무원이라면 국가의 가장 존엄한 인물로 불릴 가능성이 이보다 더 클 수 없으며, 만일 문필가라면 그는 지상의 신으로 존경 받게 될 것이며, 다른 다양한 직종의 사람들 역시 마찬가지일 것이다.[23]

코르나로의 독창성은 수명 연장의 바람직성을 설파하는 네 번째 이유에서 또 다시 나타난다. 만일 어느 사람이 충분히 오래 산다면 그는 '자연적인 죽음'의 축복을 얻게 될 것이다. '자연적인 죽음'의 개념은 결코 새로운 것이 아니다. 이미 아리스토텔레스의 글에서 (선천적 열의) 강제적 소멸에 의한 죽음과 (선천적 열의) 점진적 소진에 의한 죽음 간의 구분이 서술되었다.[24] 전자는 질병이나 물리적 폭력과 밀접한 관계가 있다. 후자는 그 특성상 상대적으로 평온한 과정으로 자연적이며 노화와 연관된 것으로 생각되었다. 코르나로의 혁신성은 이 견해를 친-수명 연장주의의 논거로 사용했다는 점이다. 절제된 삶을 수행함으로써 초고령에 이른 사람들은 삶의 이른 시기에 맞는 '비정상적인' 죽음에 따른 극도의 고통을 겪지 않을 것이기 때문이다.

> 피할 수 없는 죽음의 접근에 그들은 훨씬 덜 비통해 하는데, 이는 죽음이 괴롭고 격렬한 체액의 변화와 극심한 통증과 고통스런 열을 동반한 채 급작스럽게 혹은 예상외로 다가오지 않기 때문이다. 그 죽음은 오히려 가장 조용하고 부드럽게 다가온다. 그들에게 있어 최후는 등잔불이 서서히 꺼지는 것과 같은 방식으로, 단지 서서히 소진되어 마침내 완전히 고갈되는 ['선천적'] 습기의 손실에 의한 것이다. 따라서 그들은 어떤 종류의 질환도 없이 평화롭게 죽어가게 되는 것이다.[25]

이런 생각은 이후의 친-수명 연장주의 저술에서 여러가지 형태로 되풀이되어 나타난다. 예를 들어 메치니코프*는 만일 수명이 충분히 길게 연장

---

*   Il'ya Ilyich Metchnikoff(1845~1916), 대식세포의 발견으로 1908년 노벨 생리·의학상을 수상했으며, 장내 세균의 독소에 의한 노화 이론과 유산균에 의한 노화 치유를 주장했던 러시아 출신의 프랑스 동물학자.

될 수 있다면 '죽음 본능'이 생존 본능을 서서히 극복하게 되어 죽음의 공포가 사라질 것이라고 추론했다.[26]

장수의 바람직성에서 그 가능성으로 눈을 돌려보면, 우리는 코르나로가 온건한 친-수명 연장주의자임을 알게 된다. 도자들과 연금술사들의 급진적인 시각과 비교한다면 그는 무척이나 소심해 보인다. 그럼에도 불구하고, 그 이탈리아 귀족은 성경(시편 90: 10)의 "칠십 년 혹은 기껏해야 팔십 년"을 넘어서는 수명의 연장에 대해 확고한 믿음을 가졌다. 누구든, 설령 허약한 체질로 인해 장애가 있는 사람이라 해도 백 살까지 살 수 있으며, 강건한 체질을 부여 받은 사람들은 백스무 살까지도 염원할 수 있으리라고 그는 믿었다.[27] 코르나로를 친-수명 연장주의자로 규정지을 수 있는 특별한 이유는 '누구든' 백 년에서 백이십 년의 삶을 즐길 수 있다고 하는 그의 견해에 있다. 그리스-로마 전승에는 엄청난 수명의 예들이 등장하지만, 이는 예외적으로 강인한 개인들의 경우로 제한된다.[28] 하지만 코르나로는 보편적인 수명 연장의 길을 열었다.

> 이는 분명히 가장 바람직한 것으로서, 어느 상태에 있던 간에, 그들이 높은 자리에 있던 중산층에 속하던 혹은 가장 미천한 위치에 있던 상관없이 절제된 삶을 살아가는 모든 사람들에게 부여되는 것이다. 왜냐하면 우리 모두는 한 종에 속하며 동일한 네 가지 원소로 이루어져 있기 때문이다.[29]

더군다나 이러한 긴 삶은 우리가 보았듯이 마지막까지 건강하고 행복할 것이다.

코르나로 요법의 핵심은 물론 절제, 특히 식습관에서의 절제이다. 그는 그의 건강과 장수를 다음과 같은 절제의 덕으로 돌렸다,

먹고 마시는 것과 관련하여, 내가 항상 주의깊게 주시한 중요한 두 가지 규칙은 내 위장이 쉽게 소화시킬 수 있을 정도의 양을 먹는 것과 내 위장에 잘 맞는 종류의 음식을 먹는 것이다.[30]

사람이 성숙해짐에 따라 섭취하는 음식의 양을 줄이는 것은 필수적이었다. 왜냐하면 '자연적인 열'(즉, 선천적 열)은 노년에 줄어들게 되며 따라서 (연료로서의) 음식은 소량만 필요로 할 뿐이기 때문이었다.[31] 코르나로는 음식의 종류에 대해 조심해야 함을 또한 경험으로 알게 되었는데, 이는 입맛 당기는 음식들이 그가 소화시키기에 항상 적합한 것은 아니기 때문이었다. 당시 그의 식단은 작은 빵 조각, 고기, 계란, 스프, 그리고 '새로 담근' 와인이었다.[32] 이렇게 간단한 식사에도 불구하고, 그는 "나는 항상 즐겁게 먹는다" 그리고 "식탁을 떠날 때는 노래를 불러야 하겠다고 느낀다"고 주장했다.[33] 음식의 절제와 더불어, 필수적인 것은 아니지만, 다른 모든 면에 있어서도 온화하고 규칙적인 삶을 사는 것이 항상 도움이 되었는데, 이는 아주 뜨겁거나 찬 것, 피로, 우울감, 증오, 그리고 허약하게 만드는 다른 힘들로부터 보호하기 위한 것이었다.[34] 이 방법에 의한 성과를 고려하면서, 이 위생론자는 "어느 사람에게도 자신보다 나은 의사는 없으며, 절제된 삶보다 나은 약은 없다"고 결론을 내렸다.[35]

코르나로의 식이요법은 육신의 '선천적 습기' 혹은 생명소의 보존을 통한 수명의 연장을 목표로 했다.[36] 도자들이나 연금술사들과는 달리, 그는 선천적 습기를 복원시키거나 증가시킴으로써 회춘과 수명의 엄청난 증가를 유도하는 그 어떤 과정도 상상하지 않았다. 그의 희망은 훨씬 제한적이었다. 모든 개인은 육신의 활동에 따라 서서히 소모되어 가는 일정 양의 선천적 습기를 가지고 태어난다. 이 생명소는 소모되는 것이기에 그것이 다시 회복되지는 않지만, 절제된 삶을 영위함으로써 백 년에서 이백 년이라는 신과 자연이 인간에게 할당한 시간 동안 그 생명소가 유지되도록 할 수는 있는 것이다. 장수를 향한 길에서 가장 큰 방해물은 질병인데, 이는 사람이 병에 걸리면 선천적 습기가 비정상적인 빠른 속도로 소모되기 때문이다. 코르나로는 그의 식이요법이 육신의 네 가지 체액이 균형을 잘 유지되도록 하며, 따라서 모든 질병들을 방지한다는 점에 있다고 주장했다. "규칙적이고 절제된 삶을 사는 사람이 자연의 정상적인 과정 속에서 병에 걸리는 것은 불가능하다."[37] 그리고 다음의 글이 뒤를 잇는다.

> "소박함은 (……) 근본적인 [선천적] 습기가 더 잘 보존되도록 이끈다. (……) 따라서 우리는 경건한 절제된 삶이 진정한 건강과 장수의 어머니라는 합리적인 결론을 내릴 수 있는 것이다.[38]

코르나로 전승

그 담론들은 광범위하고 열성적인 독자들을 얻었다.[39] 1558년 초판이 이탈리아어로 출판되었다. 1613년 라틴어로, 1634년 영어로, 17세기가 끝나기 전에 프랑스어, 독일어, 그리고 네덜란드어로 번역되었다. 영국에서 가장 큰 호평을 받았으며, 1711년 조지프 애디슨*의 지지의 글이 영국 잡지 《스펙테이터》에 실렸다.[40] 코로나로의 책은 한 종류의 영어 번역본이 18세기와 19세기 동안 50판이나 출간될 정도로 엄청난 인기였다. 게다가 그 논설들은 다수의 유사 저술들의 출간을 촉진했는데, 그것들 모

---

* Joseph Addison(1672~1719), 간결한 산문 형식으로 유명한 영국의 수필가이며 시인으로 주간지 《스펙테이터》의 창립자.

두가 각 개인 생활 습관의 단순한 교정으로 수명이 크게 연장될 수 있다고 하는 코르나로의 견해에 바탕을 두고 있었다.

코르나로 전승의 특징은 기본적인 몇 가지 위생적 실천이 건강에 중대한 효과를 가질 것이라고 가정하는 것이다. 이 신념의 근저에는 원시주의, 개인주의, 그리고 체액 병리학의 흥미로운 조합이 있다. 원시주의적인 요소는, 인간은 자유롭게 태어나지만 어디에서나 사슬에 매여 있다고 하는, 루소*의 격언의 효시와 같은 것이다. 위생론자들에게 있어 인간은 건강하게 태어나지만 나쁜 건강이 만연해 있다는 것이다. 루소가 인간은 선천적으로 선하며, 과도한 제도적 규제로부터 자유로워지면 고결해질 것이라고 주장하려 했던 반면, 위생론자들은 인간은 선천적으로 건강하며, 단순하고 온건한 삶을 살아간다면 질병에 노출되지 않으리라고 가정했다. 이 생각 안에는 강한 개인주의가 내포되어 있다. 왜냐하면 만일 신과 자연이 인간에게 건강을 부여했다면 체계적인 의술이 별 필요가 없을 것이기 때문이다. 즉, 코르나로가 추론하듯이, "어느 사람에게도 그 자신보다 나은 의사는 없다"는 것이다.[41] 이 모든 것이 질병은 체액들 간의 불균형을 나타낸다고 하는 대중화된 갈레노스 병리학과 상당히 잘 어우러졌다. 눈에 보이지 않는 미생물 무리들을 다루며 조직과 세포에서 은밀히 퍼지면서 사정없이 진행되는 유병과정들에 대한 병리해부학을 다루는 세균학의 시대가 도래하기 전에는 매우 단순한 방법들에 의한 질병의 통제를 상상하는 것이 여전히 가능했던 것이다.

코르나로식의 식이요법이 받아들여지는 데 기여한 또 다른 요인으로는 인간의 수명에 대해 널리 퍼진 맹신이었다. 옛사람들 혹은 이 세상

---

*　Jean Jacques Rousseau(1712~1778), 사회계약론을 주장한 스위스 태생의 프랑스 계몽주의 철학자.

외진 어느 곳에 사는 사람들은 엄청난 장수를 즐겼다고 하는 태고형과 북방형 전설들에 대한 일반적인 믿음이 그 당시까지도 여전히 있었다. 실제로 엄청난 장수에 대한 이야기가, 심지어 당대 자기 지역의 사례들이라 해도, 그 역시 받아들이는 경향이 있었다. 가장 좋은 실례로 윌리엄 하비*가 작성한 토마스 파**의 부검 보고서를 들 수 있다. 하비는 당대의 가장 뛰어난 과학적 사고를 대표하는 인물이었지만, 그는 파가 "152년 9개월"을 살았다고 사무적으로 기술했다.[42] 그 보고서는 또한 코르나로의 견해에 호의적인 분위기를 띠는 소견을 보여주고 있다. 하비는 파의 장수를 가난한 농부의 빈약한 식단과 그의 '근심 걱정 않는' 성격, 그리고 '완벽히 깨끗한' 시골 공기를 마시는 호흡 덕으로 돌렸다. 더군다나 이 믿을 수 없는 나이에서의 죽음조차 사실은 조기 사망에 해당하는 것으로 여겼는데, 이는 파가 방문한 런던의 더러운 공기와 풍부하고 복잡한 음식이 사인死因으로 보였기 때문이다. 수명에 대한 이런 순진한 시각들이 친-수명 연장 위생학에 부가적인 매력을 제공했는데, 이는 평균적인 사람들이 '신과 자연이' 할당한 수명 전부를 살아내는 것이 가능하다고 코르나로가 주장했기 때문이었다. 코르나로 자신은 수명을 비교적 대단치 않은 120년으로 상정했지만, 다른 사람들이 인간수명을 파의 수명인 152년 혹은 그 이상으로 상정해서는 안될 이유가 없었다.

여기에서 우리의 목적은 친-수명 연장 위생론의 특징적인 견해를 개괄하는 것으로 제한되어 있다. 그 목적을 위해 우리는 코르나로를 하나의 원형으로 사용했으며, 그의 생각과 영향을 조망했다. 우리가 위생학적 방법을 이용한 수명의 연장에 공헌했던 매우 광범위한 문헌들을 상세하

---

*   William Harvey(1578~1657), 혈액 순환론을 주창했던 영국의 의학자이며 생리학자.

**   Thomas Parr(1483?~1635), 파 노인(Old Parr)으로도 불렸으며, 152년 넘게 살았다는 이유로 사후 웨스트민스터 사원에 묻힌 영국인 농부.

게 고려할 수는 없다. 이런 논문들이 얼마나 많은지는 쇼크 문헌 목록*의 1900년 이전 출판물 목록에서 찾을 수 있을 것이다.[43] 이 자료를 분석한다면 한 권의 흥미로운 단행본이 될 것이다. 하지만 여기에서는 몇 가지의 대표적인 저술들에 국한하여 주목해 볼 것이다. 여기에 포함되지 않은한 가지 중요한 식이요법은 프랜시스 베이컨의 것으로, 그것은 너무 복잡하고 실험의학에 대한 그의 계획과 밀접하게 연관되어 있어서 그것을 여기에서 규정하는 친-수명 연장 위생론으로 분류할 수는 없으며, 이에 따라 다음 장에서 다루게 될 것이다.

명백한 코르나로 신봉자로는 절제된 삶의 종교적 관점을 강조했던 벨기에 예수회의 수도자 레오나르드 레시우스**를 들 수 있다. 1613년에 출판된 레시우스의 『위생학Hygiasticon』에는 코르나로의 논제 모든 것들에 대한 반향이 들어 있다. 코르나로와 마찬가지로, 이 벨기에 학자도 그가 소박한 삶을 받아들일 때까지는 여러 의사들이 그의 삶을 포기했었다고 주장했다. 그는 특히 식생활에서의 절제를 칭송했다. 그는 생활 습관의 단순한 교정만으로 거의 모든 질병으로부터 자유로워질 수 있으며, 행복하고 건강한 노년과 수명의 증가 그리고 편안한 '자연적인' 죽음을 보장한다고 주장했다.[44] 레시우스는 금욕적인 품행을 통해 길고도 유익한 삶을 살았던 "옛 성인과 현명한 철학자들"의 사례를 모았으며 대부분의 위생론자들처럼 그도 "절제된 생활과 적절한 노동을 하며 기꺼이 시골의 소찬으로" 살아가는 단순한 농부와 장인들에 대해서 특별한 애정을 가지고 있었다.[45] 그 예수회 수도자의 글에는 르네상스의 광채나 생동감은 적은 반면, 반-개혁론의 완고한 규율과 자기 부정이 오히려 더 많이 보인

224

다. 그럼에도, 코르나로처럼 그는 현세와 내세 두 세상 각각의 장점 모두를 얻게 되기를 희망했으며, 그의 생각들은 세속적이면서 또한 천상적인 염원들의 특이한 혼합을 제시한다.

> 한 명의 기독교인으로서 노년이 된 후 견실하고 건강한 정신을 즉, 모든 직업과 그 직무에 즐겁고 신속하며 왕성한 정신을 즐기는 것보다 더 바랄 것이 무엇이 있겠는가? 왜냐하면, 그 자체가 즐겁다는 것 외에 매우 많은 정신적 이점이 동반되기 때문이다. 왜냐하면, 과거의 긴 경험으로부터 세상의 헛됨과 공허함을 더욱더 잘 알게 되고 매일 더욱더 무미건조해지기 때문이다.[46]

그런 것들은 "건강한 육신에 건강한 정신을 보존하려는, 그리고 인간의 짧은 수명에 더 긴 날들을 더하려는" 그 성직자의 성실한 노력에 어울리지 않는 동기들이었다.[47]

　보다 더 세속적인 관점에 대해서는 윌리엄 템플 경*의 평론인 "건강과 장수에 관하여Of Health and Long Life"로 눈을 돌릴 수 있다.[48] 17세기 외교관이자 문필가였던 그는 소박한 식이요법이라는 대가를 치르며 얻는 장수를 평가하기에는 그 자신이 "너무 심한 난봉꾼"이었다. 하지만 그는 "공공선을 목적으로" 그 주제에 대한 의견들을 종합했으며, 그 안에는 여러 가지 친-수명 연장 위생론의 전형적인 개념들이 포함되어 있다. 우선 수명에 대한 맹신이 있다. 브라질 원주민들과 인도의 브라만들은 200~300년을 사는 것으로 보고되었고, 히브리 족장들은 이보다 훨씬 길게 살았다. 이들의 장수에 대한 설명은 그들의 자연적이고 단순한 생활

---

*　Sir William Temple(1628~1699), 정치가이자 수필가였던 영국의 준남작(baronet).

방식이어야 했다.[49] 그 영국인 평론가는 괄목할 만한 장수의 사례들이 그의 조국에서 현대에 이르러서도 나타났다고 우쭐대며 덧붙였다.[50] 가장 현저한 사례는 거의 153년을 산 '파 노인'이었으며, "당시에 추정되었듯이, 만일 시골 공기와 음식을 도시의 것들로 바꾸어 그를 죽이지 않았더라면 그는 훨씬 더 오래 살 수 있었을 것이다." 그다음에, 가난에 끝없이 시달렸지만 140년 이상을 산 데스몬드 백작 부인*의 사례도 있었다. 템플 경은 부족한 식량으로 인해 124살까지 살 수 있었던 어느 거지를 자신이 직접 만난 적이 있다고 주장하기도 했다. 그 증거들은 절제된 삶이 장수를 위한 비법임을 시사했다.

> 장수한 종족들이나 사람들에 대한 모든 구전이나 목격담은 건강과 장수가 일반적으로 부자들이 아닌 빈자들의 축복이며, 화려함과 풍부함이 아닌 절제의 결실이라고 쉽게 결론지을 수 있게 한다.[51]

코르나로 다음으로 가장 위대한 친-수명 연장 위생론의 주창자는 걸출한 독일인 의사 크리스토퍼 후펠란트였으며, 그는 인간 수명을 200년으로 상정했다. 바이마르 그룹의 일원이었던 후펠란트는 괴테, 쉴러, 헤르더의 친구였으며, 의료계에서는 제너의 새로운 천연두 백신을 독일에 소개한 인물로 알려져 있다.[52] 후펠란트는 1796년에 출판된 그의 『수명 연장 기술Art of Prolonging Life』(후에 마크로비오티크Makrobiotik로 책 제목 변경)에서 수명을 증가시킬 인상적인 가능성들을 내다보았다.

---

*   Katherine FitzGerald, Countess of Desmond(1504~1604?), 튜더 시대 영국 작가들이 그녀의 장수를 주제로 글을 씀으로써 유명해진 아일랜드 피츠제럴드 왕조의 귀족 부인.

인간 수명의 절대적인 연장에 관해서는, 최대한의 수명 연장을 방해할 어떤 것도 없으며 경험에 따르면 그것은 성취 가능한 일이다. 지금은 인간이 150~160살의 나이에 이를 수 있음을 경험을 통해 명백히 알고 있다. 그리고 가장 중요한 점은 152살의 시신을 해부했을 때 그 나이에서조차 내장들의 상태가 완벽하게 정상적이었던 토마스 파의 사례가 입증하듯이, 사람은 분명히 그보다 더 오래 살 수도 있을 것이라는 점이다.[53]

이어서 후펠란트는 특이한 수명에 대한 통계들을 수집했던 저명한 생리학자 알브레히트 폰 할러[*]를 인용했다. 한 세기를 넘어선 사례가 1,000건 이상 있었으며, 이 중에는 110살 이상 60건, 120살 이상 29건, 130살 이상 15건, 140살 이상 6건이 있었으며, 그중 가장 오래 산 사람인 헨리 젠킨스는 169살에 이르렀던 것으로 알려졌다.[54] 할러와 후펠란트 모두 인간은 200살까지 살 수 있다고 결론을 내리면서, 그 이유로 위 사례들의 내역에 더하여 다음과 같은 비교생물학적 추론을 내세웠다. 동물은 보통 성장 기간의 8배를 산다. "자연 상태의" 인간은 육체적으로 성숙하기까지 25년이 걸린다. 그러므로 인간 수명은 8×25 즉, 200년이어야 한다.[55] 그 주장에 성서적 권위를 더하기 위해서 고대의 1년은 3개월 정도였다고 가정했다. 따라서 969년으로 쓰인 므두셀라의 수명이 200년 안팎으로 줄어들 수 있게 되는 것이다.[56]

후펠란트는 연금술과 파라셀수스의 이론들에 대해서는 경멸감을 가졌지만, 코르나로와 절제에 의해 수명이 연장될 수 있다는 코르나로의 가설에 대해서는 강렬한 존경심을 가졌다.[57] 육신은 일정 양의 '생명력'을

---

[*]　Albrecht von Haller(1708~1777), 헤르만 부르하버의 제자이며 현대생리학의 아버지라 불리는 스위스의 해부생리학자이자 서지학자.

가지고 태어나며, 그것은 생활 습관에 따라 빠르게 혹은 천천히 소모된다고 그 독일인 의사는 기술했다.[58] 수명을 연장하기 위해서는 이 생명력의 보존이 필요하다. 사람은 집중적으로intensively 살기보다 폭 넓게extensively 살아야 하는 것이다. 후펠란트의 위생 강령은 코르나로의 것보다 더 포괄적이어서 보육, 자살 문제, 그리고 미친 개를 인식하고 피하는 방법 등 다양한 주제들을 망라하는 것이었다.[59] 하지만 그의 저술의 중심 사상은 모든 면에서의 절제, 특히 식생 면에서의 절제를 강조하는 코르나로의 사상과 유사했다.[60] 늘 그렇듯이, 위생론 측면에서의 엘리트 계층은 시골 환경에서 사는 단순한 노동자들로 이루어져 있다.

> 하지만, 장수의 가장 비상한 사례들은 오직 육체 노동을 하는 사람들의 계층에서, 그리고 농부, 정원사, 사냥꾼, 병사, 뱃사람처럼 야외에서 자연과 교감하며 단순한 삶을 사는 사람들의 계층에서만 발견될 것이다. 이런 환경에서 인간은 여전히 140살 혹은 심지어 150살까지도 산다.[61]

수명 연장의 위생론적 가설들은 19세기 후반까지 지속되어 나타났다. 이의 주목할 만한 예로 1867년에 출판된 윌리엄 스위처*의 『인간의 삶 Human Life』이 있다.[62] 버몬트 대학에서, 후에는 보딘 대학에서 의학 교수로 있었던 스위처는 '정신 위생학mental hygiene'이라는 용어를 처음 도입한 사람으로 기억되고 있다.[63] 수명 연장에 대한 그의 저술에는 비상한 장수를 누렸던 유명한 예들이 모두 등장한다. 헨리 젠킨스, 토마스 파 등과 일부 미국인의 사례들도 등장하는데, 가장 최근에는 1866년 141살의 나이로 사망한 위스콘신의 조셉 크렐이 있었다.[64] 스위처의 결론은 다음과 같다.

---

*　　William Sweetser(1797-1875), 미국 뉴잉글랜드 지역의 의사.

소개된 비상한 장수의 일부 사례들은 과장되었으며 다른 어떤 사례들은 충분한 검증을 거치지 않았음을 지금 인정하는 바이나, 그런 점을 감안한다 해도 인간이 한 세기 반 이상을 유지하며 존재하였음을 보여주는 잘 증명된 사례들이 충분하게 남게 될 것이다.[65]

예상한 대로, 그런 수명 연장을 얻기 위해 추천된 주요 방안들 중 하나는 절제였다.[66] 하지만, 그 뉴잉글랜드 지방의 의사는 코르나로 전통에서 벗어나 새로이 전개된 발전들에 의해서도 또한 영향을 받았다. 그는 다윈주의자였으며 진보 사상에 대한 독실한 신자였다. 그 결과, 수명 연장에 대한 그의 희망은 대부분 미래에 있을 의과학의 발전에 중심을 두고 있었다.[67] 반면에, 조금 더 대중적인 수준에서는 코르나로의 주제가 흐트러짐 없이 지속되고 있었다. 예를 들면, 1859년에 출판된 D. H. 자크*의 『육체적 완성Physical Perfection』에는 「장수의 비밀」에 대한 챕터가 포함되어 있었다.[68] 물론 "생명의 에너지는 지속 기간에 반비례하기" 때문에 그 비밀은 모든 면에서의 절제이다.[69] 또한 자크는 150살을 넘겨 살았던 '입증된' 현대인들의 사례 10가지를 언급한다. 그 저술에서의 영웅은 "한 인간의 건강과 수명의 정도는 자신의 손에 달려 있다"고 설파했던 코르나로였다.[70]

* Daniel Harrison Jacques(1825~1877), 미국인 의사이며 저술가.

결론

　　19세기 마지막 사반세기에 이르러 친-수명 연장 위생론의 주요 교리들은 심한 도전을 받게 되는데, 주된 이유는 미생물학과 동태 통계학의 발흥 때문이었다. 이미 18세기 유럽의 "자비로운 전제 군주들"이 건강은 개인들의 책임이 아니라 국가의 책임이라는 사상을 수용하기 시작했다. 이 흐름은 프랑스 혁명의 개혁에 의해 지속되었다.[71] 19세기에는 산업화와 도시화의 문제들이 사회 위생의 확장을 강조하는 위생 운동을 촉진했다.[72] 전통적인 개인 위생론에 대한 가장 심대한 타격은 소독 방법, 마취 방법, 세균학의 발달과 함께 왔다. 이제 의학은 백신, 해독제, 정밀 수술, 그리고 전염병학의 복잡한 기법들 같은 질병에 대항하는 효과적인 무기들을 가지게 되었다. 이러한 체계화된 의학과 공중 보건의 강력한 무기와 대조적으로 "어떤 사람이든 자신보다 더 나은 의사는 없다"고 하는 코르나로의 주장은 더 이상 유지될 수 없었다.[73]

　　이와 동시에, 초-백세인에 대한 믿음은 통계학적 분석과 역사학적 비평이 결합된 방법들에 의해 무너지게 되었다. 1873년 출판된 윌리엄 J. 톰스*의 『인간 수명, 그 실제와 허구Human Longevity, its Facts and its Fictions』가 전환점이 되었다.[74] 영국 귀족원에서 도서관 사서로 일하던 톰스는 여가 시간에는 고서 전문가로 활동했으며, '민간전승folklore'이라는 단어를 도입한 사람으로 알려져 있다.[75] 그는 수명에 대한 저술에서 쉽게 속는다는 점을 들어 의사들을 비난하면서, 수명에 대한 믿을 만한 증거의 관점에서 오히려 생명보험 회사의 통계 전문가들에게 의지했다.[76] 그 후 그는 비상한

---

*　William J. Thoms(1803~1885), 영국 귀족원에서 도서관 사서로 일하며 장수 신화를 파헤쳤던 영국의 작가이자 고문헌학자.

장수 사례가 타당한 것으로 받아들여지기 위해 반드시 충족되어야 할 조건들을 규정했다.[77] 특히 그는 가난한 시골 거주자들이 가장 장수했다는 생각에 이의를 제기하면서, 바로 그 지역들의 기록이 가장 부정확했음을 지적했다.[78] 헨리 젠킨스, 토마스 파, 데스몬드 백작 부인 등 가장 유명한 영국의 장수 사례들 하나하나의 오류를 증명하는 데 각각 한 챕터씩을 할애했다.[79] 이런 행위는 톰스를 뜨거운 논란으로 끌어들였는데, 그 이유는 젠킨스가 그의 동향 요크셔 사람들에 의해 값비싼 기념비 건립이라는 영광을 받았으며, 파는 웨스트민스터 사원에 묻혀 있었기 때문이었다.[80]

> 만일 내가 헨리 젠킨스의 169년 수명을 의심함으로써 위험한 회의론적 태도를 가지는 죄를 짓는 것이라면 토마스 파의 152년 수명을 의심하는 훨씬 더 대담무쌍함을 고려한다면, 무슨 말을 듣게 되겠는가? (……) 토마스 파는 의심의 여지 없이 매우 늙은, 예외적으로 나이 많은 사람이었다. 아마 100살 정도.[81]

톰스는 그의 힘차며 약간은 냉소적인 주장들로 친-수명 연장 위생론의 가장 중요한 기둥들 중 하나를 허물어뜨렸다.[82] 그가 주장했듯이, 만일 수명이 100년으로 한정되어 있다면, 수명을 크게 연장하고자 하는 희망은 더 이상 단순한 육신의 생명력 유지에 초점을 맞출 수 없게 되는 것이었다. 신과 자연은 인간에게 수명을 부여함에 있어 그리 너그럽지 않았던 것으로 드러났으며, 만일 인간이 지극한 장수를 원한다면 과학과 의학의 중대한 약진을 성취해야 하는 것이다.

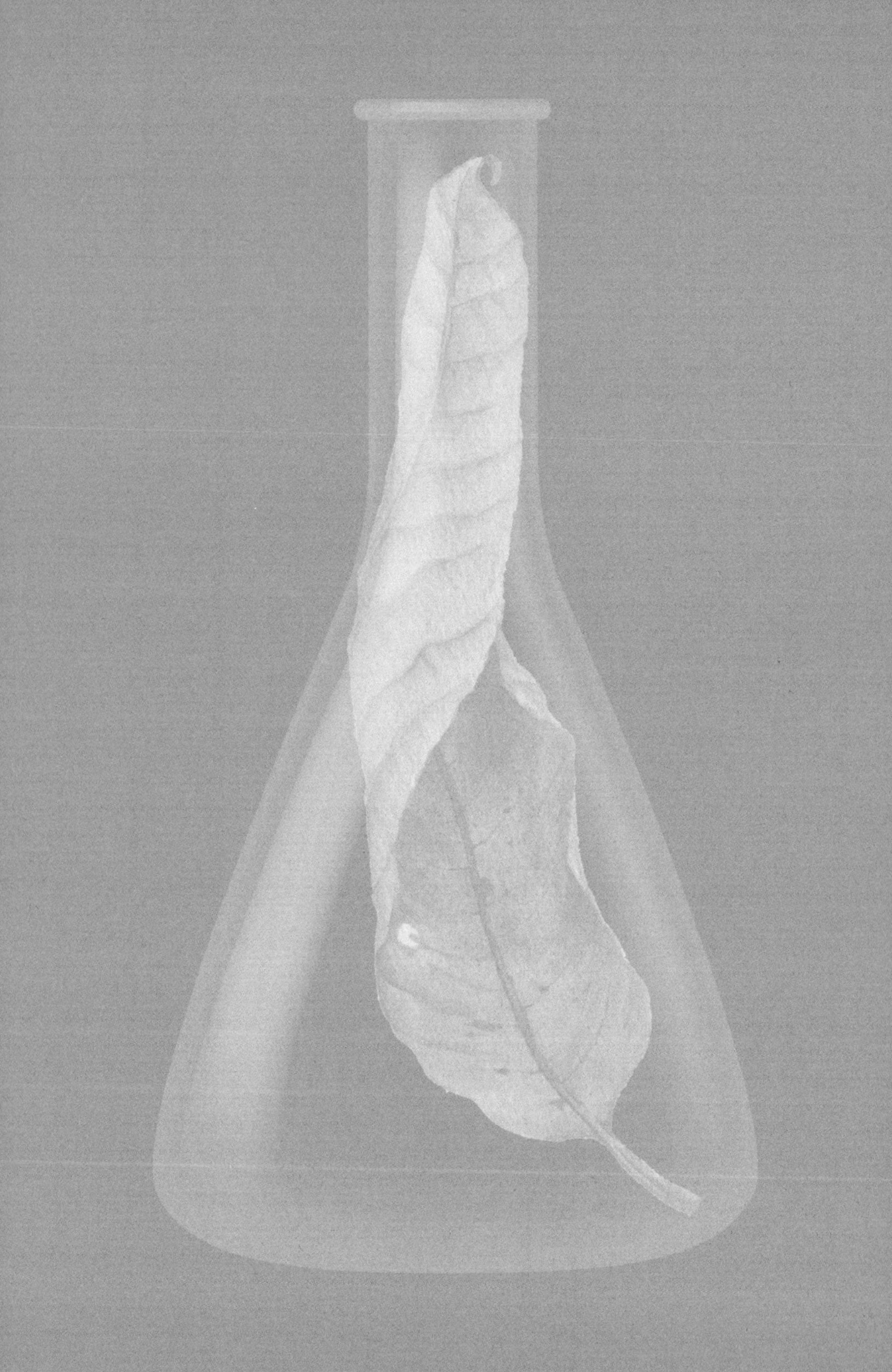

EIGHT

계몽 사상가들

현재 진정한 과학의 빠른 진보를 보면서,
나는 가끔 내가 너무 일찍 태어났다는 게 애석하기도 합니다.
물질에 대한 인간의 지배력이 1,000년 안에 어디까지 도달할지 상상하는 것은 불가능합
니다. 어쩌면 우리는 큰 물체들을 쉽게 운반하기 위하여 그것들로부터 중력을 제거해
절대적으로 가볍게 하는 방법을 알게 될지도 모르지요.
농업에서는 필요한 노동력을 감소시키면서 생산을 배가시키게 될 수도 있을 것입니다.
모든 질병들을 예방하거나 치료할 수 있는 확실한 수단들이 반드시 나올 것이며,
이에는 노년의 질병들에 대한 것도 예외는 아닐 것이어서, 우리의 쾌적한 삶은 길게,
어쩌면 태고의 기준 너머까지 연장될 수도 있을 것입니다.
— 벤저민 프랭클린*, 1780년 프리스틀리**에게 보낸 편지[1] —

죽음과 진보

진보 사상은 수명 연장에 대한 인간의 관점을 혁명적으로 바꾸었
다. 르네상스 시대의 위생학을 예외로 한다면, 민간전승, 도가 사상, 연금

---

*   Benjamin Franklin(1706~1790), 미국 건국 시기의 정치가이자 외교관이며, 전기유기체설
을 주장하고 피뢰침을 발견한 과학자.

**   Joseph Priestley(1733~1804), 산소를 비롯한 여러 종류의 기체를 발견한 영국의 화학자
이자 자연철학자이며 신학자.

술 등 주요한 모든 친-수명 연장주의 논설들은 원시주의 즉, 옛날에는 이미 긴 수명을 누렸다는 믿음에 바탕을 두고 있었다. 진보 사상의 출현은 미래에 성취하게 될 목표로서의 수명 연장이라는 완전히 다른 전망을 제시했다. 뷰리가 말하듯이, 진보 개념은 "문명은 바람직한 방향으로 지속되어 왔고, 지속되고 있으며, 지속될 것"이라는 믿음이라고 정의할 수 있다.[2] 만일 진보를 믿으며 수명 연장이 바람직하다고 생각한다면, 인간이 달성할 수 있는 목표 중 하나는 반드시 연장된 수명일 것이다.

그러므로, 진보 사상의 필연적인 결과로 친-수명 연장주의가 나타났다. 친-수명 연장주의 지지자들은 자신의 삶도 연장하지 못하는 술사들의 명백한 무능력을 더 이상 창피해 하며 설명하려 노력할 필요가 없게 되었다. 그저 프랭클린을 언급하면서 현 세대는 "너무 일찍 태어났다"고 말할 수 있게 되었다. 옛날의 현인들로부터 은밀히 전해 내려왔다고 하는 '비법들'에 대한 독단적인 숭배도 더 이상 필요 없게 되었다. 옛 지혜는 힘을 잃었으며, 누구든 태고의 기준을 넘어서는 것을 목표로 한다고 당당히 말할 수 있게 되었다. 비법 전수자들의 의심스럽고 비밀스런 분파들은 협조적으로 연구하면서 공개적인 논쟁을 통해 오류를 근절하는 '진정한 과학'으로 대체되었다.

진보 사상을 장착한 친-수명 연장주의가 처음으로 서구 문명의 중심부에 자리잡게 되었다. 서구 친-수명 연장주의의 의미 있는 첫 체계인 라틴 연금술과 함께 이러한 인식이 시작되었다. 추가적인 발판으로는 르네상스 시대의 위생학을 들 수 있다. 그러나 새로운 전환점은 진보에 대한 믿음이 옹호론의 전통적인 강점 대부분을 약화시킨 18세기에 이르러 나타났다.[3] 태양 아래 새로운 것은 없으며 수명 연장은 동일한 경험의 피곤한 반복일 뿐이라는 에피쿠로스적 시각은 변화와 개선에 대한 기대로 대체되었다. 인간은 손상되기 쉬우며 무기력한 존재라고 하는 스토아 학파적 인간관은 자연의 힘에 대한 인간의 점증하는 지배력에 대한 희망으로 대체되었다. 현대 과학의 가능성이라는 측면을 감안하면, 갈레노스-아비센나식 의술의 신중한 목표는 소심해 보였다. 기독교의 전통적인 내세적 염원은 진정한 지상의 천국을 그리는 새로운 꿈에 의해 반박되었다.

19세기가 진행되는 동안, 진보 사상은 널리 퍼지게 되어 자명한 원리로 여겨지게 되었다. 진보 개념의 진화를 추적하는 작업과 근대에 이르러서야 그것이 우위를 점하게 되었음을 실증하는 작업이 학자들의 연구, 특히 뷰리에 맡겨졌다.[4] 고대에는 역사에 대한 두 가지 주요 이론으로 퇴보론과 순환론이 있었다. 퇴보론은 그것의 한 변형인 원시주의로 우리에게 익숙해졌는데, 친-수명 연장주의의 초기 체계로 확인되었다. 물론 순환론은 전체적인 방향성 없이 부침이 되풀이되어 나타나는 사회를 그렸다. 이 두 가지 주도적인 이론과 함께, 진보주의적 사고들이 어렴풋이 나타나기도 하였다. 그중 하나는 황금 시대가 다시 올 것이라는 전망에 초점을 맞추는 것이었다. 히브리인들과 초기 기독교인들은 모두 새로운 예루살렘이라는 천년왕국의 희망을 가지고 있었다. 그리고 조금 더 세속적인 맥락에서는, 아우구스투스 원수정元首政*이 절정에 이르렀을 때, 임박한 인류의 재탄생에 대해서 베르길리우스**가 쓴 유명한 구절이 있다.[5] 진보에 대한 또 다른 형태의 초기 추론은 과학과 기계론적 기술에서 예상되는 발전과 관련되어 있었다. 이런 정서를 대변하는 사례로는 세네카***의 언급을 들 수 있는데, 그는 미래 지식인들이 "지금 우리에게는 불명확한 문제들을 장차 풀어낼 것"이며 "그들에게는 명확한 원인을 우리가 무지

---

* Augustan principate, BC 23년 옥타비아누스에게 아우구스투스라는 칭호를 부여함으로써 국가의 일인자가 로마를 지배하게 한 정치 체제.

** Publius Vergilius Maro(70~19 BC), 아우구스투스 원수정 시절에 활동한 고대 로마의 시인.

*** Lucius Annaeus Seneca(4 BC~65), 로마의 스토아 철학자이자 정치가이며 극작가.

한 것에 대해 놀랄 것"이라고 하면서 미래에 있을 발견들에 대해 말했다.[6]
이와 동일한 생각이 알-라지에 의해 반복되었으며, 자비르에 의해 강조
되었고, 로저 베이컨에 의해 상술되었다.[7] 그러나 뷰리에 따르면, 17세기
철학자 데카르트와 프랜시스 베이컨에 의한 기초 작업이 마련될 때까지
분명한 진보 개념의 진술은 이루어지지 않았다. 이 두 철학자들이 수명
연장에 대한 강렬한 관심을 가지고 있었음은 주목할 만하다.

진보에 대한 믿음을 완벽한 형태로 기술한 첫 표현은 18세기에 나
왔다. 흥미롭게도, 대체로 그 표현들은 인간의 발전 가능성에 대한 가장
이른 시기의 기대를 자극했던 두 가지 동일한 믿음 즉, 황금 시대의 복
귀(천년왕국설)와 과학과 기술의 성장을 반영하고 있다. 예를 들면, 리처
드 프라이스*의 『미래 발전의 시대에 대한 증거Evidence for a Future Period of
Improvement』를 관통하는 두 가지 영감이었다.[8] 프라이스는 그의 견해를 옹
호하기 위하여 다니엘, 이사야, 바울의 예언적 진술을 증언하는 것으로
시작했다.

> 지금까지의 메시아 왕국은 오직 유년기에 해당할 뿐이다. 왕국의 가장 영
> 광스러운 시기는 여전히 미래에 있다. (……) 지금까지 비추어진 빛은 마치
> 아침 여명과 같은 것이었다. 지금 이후로 온 세상에 밝은 낮이 이루어지게
> 될 것이다.[9]

마치 계시처럼 들리도록 한 후, 이 영국인 반골은 이성의 증언으로 시선
을 돌려서 어떻게 먼 조상들의 노력이 베이컨, 보일, 뉴턴 같은 천재들의
길을 준비했는지 상기시켰다.[10]

---

*   Richard Price(1723~1791), 웨일스 출신의 영국 윤리철학자이자 비국교도 목회자.

이렇게 향상된 한 세대가 다음 세대에 발전을 전하고, 다음 세대의 발전을 또 그다음 세대에 전하면서, 마침내 발전의 진보가 빠르고 저항할 수 없게 일어날 때까지 전함으로써 이 지구상에 존재할 수 있는 사물들을 가장 행복한 상태에 있게 할 수 있을 것이다.[11]

그것은 인간의 행위가 세상을 향상시킬 수 있다고 하는 믿음인 개선론을 향한 한 단계에 불과한 것이었다.

이러한 생각은 큰 격려가 된다. 그것은 가장 위대한 선善은 우리의 노력으로 우리가 만들 수 있는 가장 작은 정도의 실질적인 개선으로부터 온다는 것을 보여준다. 그리고 그 생각은 그러한 노력들 모두에 대한 우리의 열성을 재촉한다.[12]

이러한 진보 사상, 개선론, 인간의 완전성이라는 관념들이 수명 연장과 수월하게 어우러지는 것은 프라이스의 친구인 영국의 화학자이자 성직자 조지프 프리스틀리의 유명한 글에 잘 나타난다.

(……) 그리고 베이컨 경이 주지하듯이 지식은 힘이어서 인간의 능력은 실제로 확장될 것이다. 자연의 물질과 법칙들은 더욱더 우리의 통제하에 있게 될 것이다. 사람들은 이 세상에서 그들의 상태를 충분히 편안하고 쾌적하게 만들 것이다. 아마 그들은 그 안에서 그들의 생존을 연장하게 될 것이다.[13]

우리의 목적상, 18세기의 진보 개념에 대한 가장 유익한 해석은 이제는 고전이라 할 만한 미국 역사학자 칼 베커의 저술일 것이다.[14] 베커에 따르면, 비록 진보 개념이 없다는 점에서는 서로 유사하지만, 역사의 의미에 대한 고대와 중세의 관념을 함께 하나로 분류하는 것은 잘못된 것이다. 사실, 고대와 중세의 관점에는 엄청난 차이가 있었다. 기본적으로 그리스인과 로마인들에게는 사회의 미래에 대한 희망이 별로 없었다. 이와 반대로 중세 기독교인들은 모든 인류의 구원을 고대했다. 실제로, 이것이 역사의 목적이었다. 기독교인은 이 세상의 일들에 대해서는 비관적이거나 경멸했을지 모르지만, 역사 과정의 종말에 이르러 신의 개입에 의한 심판과 부활을 통해 모든 것이 바르게 되리라 믿었다. 중세의 기독교인들에게 있어 이 세상은 진지하고 의미 있는 부활극이 연출되는 위대한 무대였다.

베커에 따르면, 18세기의 계몽주의라는 위대한 사조는 중세의 기독교적 부활 드라마의 세속화, 즉 지상의 낙원을 향한 진보 개념으로의 전환에 바탕을 두고 있었다.[15] 베커는 현대적인 기질은 그리스 로마 문화보다는 중세 문화에 더 많은 빚을 지고 있다고 적었다. 18세기 계몽사상가들이 전통적인 종교를 비웃을 수는 있지만, 그들 자신이 새로운 종교의 —진보라는 종교— 시작을 대변하고 있었다. 그러므로, 이성의 시대가 믿음의 시대를 대체했다는 말은 잘못된 것이다. 중세인들이 초자연적인 방법들에 믿음을 가졌던 반면, 계몽사상가들은 그 믿음의 초점을 인간과 자연에 맞추었을 뿐이었다. 기독교가 내세적이었다면, 계몽사상가들은 현세에 바탕을 두었다. 그러나 두 사조 모두 믿음에 기초를 두었고, 모두 인류를 구한다는 간절한 욕구에 의해 동기 부여가 되었다. 베커는 계몽주의의 진정한 종교적인 실체는 혁명기 프랑스에서 자코뱅당*이 권력을 쟁취한 후 세속적인 예식, 축일, 신념을 경건한 체제로 실현시켰을 때 드러났다고 보았다.[16]

---

*   Jacobins, 프랑스 혁명 이후 급진적 사회 변혁을 추구했던 정치 분파.

베커의 논문에서 우리에게 가장 흥미로운 부분은 마지막 장에 있는 「후대後代의 사용The Uses of Posterity」이다. 여기에서는 죽음의 문제를 다루었다. 베커는 계몽사상가들이 기독교의 영생에 대한 약속이라는 자리를 고결한 사람들은 미래 세대의 기억 속에서 영원히 살 수 있으리라는 희망으로 대체시켰다고 지적했다. 베커에 따르면, 기독교인들이 초자연적인 부활과 영생이라는 방법으로 죽음에서의 구원을 추구했던 반면, 계몽사상가들은 인류에 공헌한 영웅들에 대한 숭배의식을 만들어 유사한 목표를 성취하려 시도했다. 인류 공헌에 감사하는 미래의 사람들은 그들의 선조들 중 누가 가장 '부활할' 가치가 있는지 판정할 것이며, 그렇게 뽑힌 사람들의 이름이 명예의 전당에 헌정될 것이었다. 독실한 기독교인이 부활과 심판이 도래한다는 생각에 고무되는 것과 같은 방식으로, 베커는 그같은 미래의 신격화에 대한 전망이 고결한 계몽사상가에게 지속되었으리라고 제시하면서 디드로*가 언급한 "종교인에게 내세가 있다면 철학자에게는 후대가 있다"는 말을 인용했다.

'후대의 사용'은 매우 중요하다. 우리로 하여금 죽음과 진보 간의 모순을 주목하게 만들기 때문이다. 그러나 불행하게도, 베커는 이 문제에 대해 간접적으로 살짝 건드릴 뿐이다. 영웅숭배는 어떤 식으로든 초자연적 구원이라는 광범위한 중세의 생각에 대한 완벽한 세속적 대체물로 고려될 수는 없다. 중세 기독교는 역사에서 의미와 목적을 보았을 뿐 아니라, 인류를 죽음이라는 궁극적인 적으로부터 구원한다는 극적인 종말을 역사 안에 포함시키는 역사관을 제공했다. 기독교 체계에서는 신자들 각자가 그리고 모든 신자들이 무덤으로부터의 실질적인 부활을 고대할 수

---

*   Denis Diderot(1713~1784), 볼테르, 몽테스키외, 루소 등과 함께 백과사전을 집필했던 프랑스의 계몽사상가.

있었다. 이와 비교한다면, 선택된 소수만이 육체에서 분리된 채 일부 미래 세대의 의식 속에 기억으로 살게되는 계몽 시대의 영웅숭배가 얼마나 보잘것없이 보였겠는가. 그 같은 영적인 불멸 형태는 천상 존재에 상응하는 인간을 실제로 이 세상에서 성취하는 것에 집중하는 사고 방식에 결코 완전히 만족스럽지는 않을 것이다.

　　계몽사상가들 중에는 후대에서의 명성에 완전히 만족할 정도로 감상적인 사람들도 일부 있었겠지만, 죽음에 대한 보다 더 구체적인 승리를 추구하려 밀어붙이는 또 다른 사람들이 항상 있었다. 진보 이념이 자리를 잡기 시작하자 베이컨과 데카르트 같은 철학자들은 수명 연장 문제를 붙잡고 씨름했다. 초자연적 구원에 대한 인간의 신념이 약해지기 시작하기가 무섭게, 그로부터 풀려난 에너지가 이 세상에서의 삶의 길이를 늘리려는 심화된 노력으로 전환되기 시작했다. 물론 그 같은 급격한 지적 전환이 완벽하게 의식적이고 직접적인 형태로 실현될 수는 없었다. 베이컨과 데카르트는 전통과 혁신 사이에서, 그리고 신의 권능에 대한 믿음과 인간의 능력에 대한 믿음 사이에서 고민했다. 가장 진보적인 사상가들조차 죽음에 대한 대담하고 낙관적인 태도를 오직 점진적으로만 수립하고 표현할 수 있었다. 앞에서 보았듯이, 18세기 중반 무렵 프리스틀리는 수명 연장을 가져올 진보에 대해 이야기했던 반면, 1780년 프랭클린은 수명이 천 년을 넘기게 될 것이라 예측했다. 그러나 18세기가 끝날 무렵, 영국의 고드윈과 프랑스의 콩도르세가 인류가 지구상에서 영생을 얻을 수 있다는 주장을 한 때에 이르러서야 비로소 계몽주의적 믿음이 논리적인 결론에 이르게 된다.

17세기

데카르트[17]

비록 데카르트와 베이컨을 습관적으로 대비시키지만, 이들 간에는 적어도 한 가지 놀랄 만한 유사점 있다. 두 사람은 모두 실용적인 지식을 추구했으며, 과학이 지상에서 인간의 상태를 개선시킬 수 있다고 믿었다.[18] 확실히 하자면, 방법론에 있어서는 매우 달랐다. 베이컨이 실증적이고 정성적이며 더 단편적인 접근을 선호했다면, 데카르트는 보다 이론적이며 수학적이고 사변적이었다. 하지만, 인간의 자연 정복을 가능하게 하는 실용적인 지식이라는 목표는 같았다. 데카르트에게 있어 이 점은 과학과 개선론에 대한 그의 포부가 가장 분명하게 드러나는 저작인 『방법서설Discourse on the Method』에서 찾을 수 있다. 사실, 원래 제목은 '우리의 본성을 최고 단계인 완전성으로 고양시킬 수 있는 보편적 과학을 위한 프로젝트'라는 거창한 것이었다.[19] 저자는 분명하고 확실하며 유용한 지식에 대한 욕구가 어떻게 학교와 책을 포기하고 행동하는 세상을 향한 모험으로 인도하였는지 기술한다.[20] 데카르트는 1617년 군사 공학의 대가인 나사우의 모리스*의 군대에 합류해 수학을 적용시켰다. 당시 네덜란드는 엄청난 물질적 향상과 과학적 발전을 보여주는 곳이었다.[21]

이러한 데카르트의 경험들이 『방법서설』에 반영되어 있는데, 이 책에서 그는 "우리 안에 계속 존재하는 한 우리로 하여금 인류의 보편적 선을 반드시 고양시키도록 하는 법칙"에 대해 이야기하고서, 계속하여 다음과 같이 말한다.

---

*　Maurice of Nassau(1567~1625), 네덜란드 공화국의 총독으로서 총사령관을 지내며 네덜란드 군을 양성했던 훗날의 오라녜(오렌지) 공작.

나는 삶에 지극히 유용한 지식에 이르는 것이 가능함을 인지했다. 그리고 학교에서 통상적으로 가르치는 사변적인 철학의 자리를 대신하여, 우리를 둘러싸고 있는 불, 물, 공기, 별, 하늘, 그리고 모든 다른 실체들의 움직임과 힘을 파악하는 실용적인 지식을 발견하는 것이 가능하며, 장인들의 다양한 기술을 우리가 명백히 알듯이 모든 쓰임새에 그것들이 맞추어진 것과 같은 방식으로 우리가 그 지식들을 적용할 수 있을 것이며, 따라서 우리 자신을 자연의 주인이나 지배자로 되게 할 수 있을 것이다.[22]

전기 작가 아담이 언급했듯이, 데카르트는 스콜라 철학의 논리와 중세 장인과 연금술사들의 파우스트식 꿈을 혼합했다.[23]

데카르트가 그린 응용과학의 범주에서 의학은 그 중심적인 위치에 있었다. 그는 철학을 역학, 의학, 윤리학이라는 과실들이 달리는 세 개의 가지를 가진 나무에 비유했으며, 윤리학은 의학에 기초를 두고 있다고 믿었다.[24] 어쩌면 병약했던 소년기 때문일 수 있지만, 그는 삶에 있어 건강이 가장 큰 미덕이라 단언했다.

그리고 이것[자연의 정복]은 지구의 소산所産과 그로 인한 안락함을 아무 문제 없이 즐길 수 있도록 하는 무한한 기술의 발명을 위해 소망하는 결과일 뿐 아니라, 특히 삶의 축복들 중에서 의문의 여지없이 가장 우선하고 기본적인 것인 건강의 보존을 위해 소망하는 결과이다.[25]

『방법서설』을 마무리하면서 데카르트는 의학 발전을 더욱 촉진시키기로 맹세했다.

나는 아직 내게 남아 있는 시간을 다른 어떤 일보다도 자연에 대한 특정한 지식을, 현재 사용 중인 것보다 훨씬 더 명료하게 의학적 법칙들을 추론할 수 있도록 해 주는 그런 종류의 지식을 취득하기 위한 노력에 헌신하리라 굳게 다짐했다.[26]

물론 이 철학자는 그의 다른 관심들을 포기하겠다던 서약을 다 지키지는 않았다. 하지만 그가 의학 연구와 의사들과의 교제에 상당한 시간을 할애하여 헌신했던 것은 사실이다.[27] 그는 특히 해부학에 능통했으며, 임상에도 약간 관여하면서 병리학과 치료술에 대한 일부 가설 수립에도 공을 들였다. 그의 『인간에 대한 논설Treatise on Man』은 생리학 역사에서 랜드마크가 되었다.[28]

데카르트가 의학 연구를 하게 된 주된 동기는 더 긴 삶에 대한 욕망이었다. 『방법서설』에서 그는 노화 치료의 가능성에 대해 희망적으로 이야기 했다.

> 그것[의학]에 대해 현재 알고 있는 모든 것은 앞으로 발견하게 될 남은 것들에 비하면 거의 아무것도 아니다. (……) 만일 우리가 질병의 원인, 그리고 자연이 우리에게 제공한 모든 치료제에 대해 충분히 많은 지식을 가졌다면, 정신과 육신의 끝없는 질환들로부터 그리고 어쩌면 노년의 장애로부터 우리를 자유롭게 할 수 있었을 것이다.[29]

또한 『인체의 구조에 관하여Description of the Human Body』의 서문에서 그는 의학에 대해 기술했다.

> 나는 질병들의 치료와 예방에 대한, 그리고 심지어 노화의 지연에 대한 매우 타당한 많은 수칙들을 발견하는 것이 가능하리라고 믿는다.[30]

데카르트는 그가 과학과 철학을 발전시키는 확실한 길을 찾았다고 생각하면서, 그 노력의 황홀한 결과들을 볼 수 있도록 충분히 오래 살기를 갈망했다. 그는 기술은 길고 인생은 짧다는 점을 절실히 인식하고 있었으며, 건강과 수명에 대한 관심을 수시로 표출했다. 예를 들면,『방법서설』에서 장대한 "미래에 대한 기대"를 이야기한다. 그러나 동시에 '내 삶의 짧음'에 대한 불안감을 느끼고 있었다.[31] 이와 비슷하게, 그의 방법론을 채택하는 사람은 '짧은 삶'에 의해 방해 받지 않는 한 원하는 목표에 반드시 이르게 될 것이라는 자신감을 표현했다.[32] 그러므로, 진보 개념의 출현과 함께 수명을 연장시키는 것이 바람직하다는 감정이 떠오르게 되었다. 홍미롭게도 이 소망은 태양 아래 새로운 것은 없기 때문에 수명 연장이 바람직하지 않다고 하는 에피쿠로스적 개념인 '충만한 즐거움'과 대비가 된다.[33]

데카르트는 교회와 갈등을 일으킬 수 있는 견해들에 대해 매우 신중했으며, 그는 수명 연장에 대한 상세한 관점들 어느 것도 출간하지 않았다. 실제로『방법서설』과 함께 출판하려 했던 생리학에 대한 그의 논문조차 자의적으로 숨겨졌으며, 그의 사후에나 발견되었다.[34] 그의 서신도 별로 도움이 되지 않는데, 그는 서신의 출판을 염두에 두었기 때문에 자체 검열을 유지했다.[35] 하지만, 그의 열정이 통상적인 절제를 회피한 경우가 한 번 있다. 위대한 과학자의 아버지인 콘스탄테인 하위헌스*에게 보낸 편지에서 다음과 같이 썼다.

이제 당신의 편지에서 제기한 마지막 관점에 대하여 현재 나를 사로잡고

---

*   Constantijn Huygens(1596~1687), 빛의 파동설로 유명한 과학자 크리스티안 하위헌스의 아버지인 네덜란드의 시인이자 작곡가.

있는 생각을 말한다면, 당신은 무척 기쁠 것입니다. 나는 자신을 보존하기 위해 지금처럼 열심히 돌본 적이 없었으며, 비록 예전에는 죽음이 나에게 서 30년 혹은 40년 이상을 앗아갈 수 없다고 생각했지만, 이제부터는 한 세기 이상을 앗아가지 않는 한 나를 놀라게 할 수는 없을 것입니다. 왜냐하면 우리가 살면서 습관적으로 행하는 일정한 실수들을 범하지 않는다면, 특별한 처치를 하지 않는다 해도 우리가 지금보다 훨씬 더 길고 행복한 노년을 성취할 수 있을 것임이 분명해 보이기 때문입니다. 그러나 이 주제와 관련된 모든 것들을 검토하기 위해서는 많은 시간과 경험이 필요하기 때문에, 나는 현재 여러 서적들과 이성적 사고에 기대어 의학을 요약하는 일에 열중하고 있으며, 이 일이 내가 자연현상의 지연을 일부 취하는 데 기여하고 그로 하여 향후 내 목표를 더 잘 추구할 수 있게 되기를 희망하고 있습니다.[36]

이 단락의 모호한 표현 때문에, 데카르트가 백 살 이상 살기를 희망했다는 것인지 아니면 그의 현재 나이에 더하여 백 년을 더 살 것을 기대했다는 것인지 판단하기는 불가능하다. 당시 그의 나이가 마흔두 살이었으니, 두 번째 해석에 따르면 그는 백사십 살이나 백오십 살까지 살기를 원했음을 시사하는 것이다.

데카르트의 수명 연장에 대한 관심과 관련된 다른 정보는 간접적인 자료에서도 찾을 수 있다. 예를 들면, 생테브르몽*은 그의 전기 작가에게 케넬름 딕비 경**이 그 위대한 철학자를 방문했을 때의 이야기를 들려준

---

*　　Charles de St. Evremond(1613~1703), 영국에서 망명 생활을 했던 프랑스의 수필가이자 문학평론가.

**　Sir Kenelm Digby(1603~1665), 점성술과 연금술 그리고 공감 주술에 심취했던 영국의 외교관이자 자연철학자.

적이 있었다. 약간은 지나치게 서로 찬사를 나눈 후 대화는 이어졌다.

케널름 경이 이 철학자에게 말했다. "우리의 사변적인 발견들은 사실 매력적이고 동의할 만합니다. 하지만 어쨌든 그것들은 사람의 온 생각을 채우기에는 불분명하고 도움이 되지 않아요. 필요한 것들에 대한 올바른 지식을 얻기에는 삶이 너무 짧아요. 그러므로 인체의 골간을 잘 이해하는 사람에게는 철학적 추론에 매달리는 것보다 인체를 더 오래 유지할 수 있는 수단과 방법을 연구하는 것이 훨씬 더 가치 있는 일이겠지요." 데카르트 씨는 그가 이미 그 점에 대해 고려하고 있었다고 확언했다. 그리고 인간에게 영생을 부여하는 것은 그가 감히 약속하지 못하지만, 그의 수명을 고대 족장들의 수명 정도까지 늘리는 것은 가능하다고 장담했다.[37]

수명의 연장에 대한 데카르트의 희망은 네덜란드에서 유명한 일이었노라고 생테브르몽이 덧붙여 이야기했다고 전해지며, 생테브르몽 자신이 고인이 된 그 철학자의 친구들과 대담하는 과정에서 이 이야기들을 확인했었다.

수명 연장과 관련된 추가적인 자료로 데카르트의 추종자인 피콧 신부*의 이야기가 있는데, 바이예**에 따르면, 그 신부는 수명을 사오백 년으로 늘리기 위한 데카르트의 방법들 중 하나가 절제된 식생활이라고 믿으며 이 방법을 받아들였다.[38] 그 신부는 데카르트가 겨우 쉰네 살에 죽었다는 소식을 접하고 큰 충격을 받았으며, 그 소식을 믿지 못했다고 전해진다. 그는 그 현자가 오백 살까지 살 수 있는 방법을 얻었을 것으로 전적

*　　Abbe' Claude Picot(1614~1668), 데카르트와 교분이 깊었던 지적 자유인으로서 '무신론자 신부'라 불렸던 프랑스 신부.
**　　Adrien Baillet(1649~1706), 데카르트 전기를 쓴 프랑스의 학자이자 비평가.

으로 기대하고 있었기 때문에, 그 죽음에는 놀랄 만한 어느 급격한 원인이 반드시 개입되었을 것이라고 주장했다.[39] 더 나아가, 스웨덴에서의 생애 마지막 수개월 동안 데카르트는 수명 연장에 대해 희망적으로 말했던 것으로 전해지며, 크리스티나 여왕*은 그가 영생을 추구하고 있다는 인상을 받았었다.[40]

이 모든 것은 그림의 한 측면만을 제시하는 것으로, 데카르트는 그의 합리주의, 실용주의, 친-수명 연장주의와 관련된 내적 갈등으로 갈피를 잡지 못하고 있었다. 그 철학자가 합리주의에 관한 질문에 머뭇거렸던 것은 잘 알려져 있다. 아마도 그의 초기 교육을 담당했던 예수회에 대한 고마움 때문에, 그리고 갈릴레오에 대한 비난이 주는 경종 때문에 신앙에 대한 도전을 회피하기 위해 큰 고통을 감수했다.[41] 이 갈등의 깊은 감정적 뿌리는 1619년에 꾼 악몽에서 암시되고 있는데, 그 꿈에서 그는 처음에는 교회 방향으로 그다음에는 반대 방향으로 몰아치는 맹렬한 바람에 사로잡혀 있었다. 그는 땀으로 흥건히 젖은 채 "나는 인생에서 어느 길을 따라야 하는가?"라는 어구를 되뇌며 잠에서 깨어났다.[42]

이런 식의 우유부단함의 결과로 그의 사고 체계는 선명한 이원론으로 분리되어 있다.『방법서설』에서 그는 이성이 명령하는 바를 확고히 따르기로 맹세하고 있으나, 그럼에도 동시에 그는 조국의 관습과 종교적 계율들에 대한 거의 절대적인 충성을 서약하고 있다.[43] 그는 과학에 의한 세상의 개조 가능성에 대한 열정을 가장 현대적인 방식으로 토로하다가, 이어서 윤리학의 과업은 있는 그대로의 세상에 복종하도록 사람들을 가르치는 것이라는 스토아적 전통에 서약한다.[44] 앞에서 보았듯이, 수명의 연장에 대한 욕구를 한 편지에서 개진했지만, 그럼에도 또 다른 편지에서

---

*   Queen Christina(1626~1689), 30년 전쟁을 종식시키고 문화 발전에 헌신한 스웨덴 여왕.

는 "생명을 보존하는 방법들을 발견하는 대신, 나는 죽음의 공포를 떨쳐내는 훨씬 더 쉽고 확실한 다른 것을 발견했다"고 적고 있다.[45] 이는 그가 작업할 때 느꼈던 압박감을 드러내는 것이며, 그의 추종자들은 그가 수명 연장의 성취를 위해 노력했다는 점에 기초한 불경 혐의로부터 그를 방어해야만 했다.[46]

데카르트는 어떻게 수명 연장을 꾀하려 했는지 명확한 설명을 남기지 않았지만, 그가 시도했던 것으로 보이는 발상 중 하나는 코르나로의 것과 유사한 식이요법이었으며, 어쩌면 도가 방식의 식이기법처럼 더욱 정교했을 수도 있다.[47] 그의 낙관주의는 자신이 생리학에 관한 두 가지 큰 공헌을 했다는 믿음에서 기인했다. 그 공헌이란 기하학의 공리에 비견되는 명료하고 정확한 추론 방식의 도입과 인체 기능의 철저한 기계론적 해석의 도입이었다. 『방법서설』에서 보듯이, 그 철학자는 근본적인 과학의 발전은 기하학적 추론의 적용에서 기인한다고 생각했다.[48] 하지만 장기적인 안목으로 보자면, 기계로서의 육체라는 그의 개념이 더욱 큰 영향력을 지녔다. 인간은 "찰흙으로 된 조각이나 기계"와 같으며, 또한 생물체의 활동은 물시계, 물레방아, 놀이공원의 전시물처럼 압력이 가해진 배관 안으로 끌어들여진 물의 작동 기제와 유사한 것이다.[49]

생기론이 그 분야를 주도하는 한, 의사들이 정확한 육체의 작동 방식을 이해하기를 희망할 수는 없었다. 그러나 이제는 그런 모든 현상들이 기계적 상호관계로 환원되었다.

자연이 모든 경우들에서 역학적 법칙에 따라 작동하며 신이 그런 법칙을 자연에 부과했다고 가정한다면, 자연이 동물의 신경, 정맥, 뼈, 그리고 다른 부분들의 다수성과 질서를 형성함에 적합하지 않음을 시사하는 것은 전혀 아닐 것이다. (……) 내가 유성론Meteors에서 소금 알갱이나 작은 눈 조각으로 유성을 설명했듯이, 나 자신이 자연적 원인들로 그 형성 과정을 설명할 수 없다고 생각하는 어떤 것도 나는 본 적이 없다.[50]

여기에서 또다시 친-수명 연장주의가 생물학과 의학의 생산적인 발달을 자극했다. 우리가 보아 왔듯이 연금술사들의 긴 삶에 대한 욕망이 의료화학에 기여했으며, 이는 후일에 현대 생화학과 화학요법의 진화를 크게 도왔다.[51] 그리고, 수명의 연장이라는 희망으로 고무된 데카르트는 의료물리학에 강한 추동력을 제공했으며, 이는 다시 현대적인 실험 생리학을 수립하는 데 중요한 요소가 되었다.

프랜시스 베이컨[52]

프랜시스 베이컨의 개선론은 굳이 강조할 필요도 없다. 그는 그 사상의 화신이다. 베이컨에게 있어 과학의 목적은 자연에 대한 지배력을 고양시킴으로써 인간 복리를 향상시키는 것이며, 연구의 진정한 목표는 "인간의 삶에 새로운 발견과 능력을 부여하는 것"이다.[53] 이 개선론은 베이컨의 유토피아인 '뉴 아틀란티스New Atlantis'의 연구센터 '솔로몬의 집'의 지도 신념이었다.

우리 재단의 목적은 다양한 원인들과 사물의 비밀스런 움직임들에 대한 지식이다. 그리고 인간 제국의 한계를 확장하여 가능한 모든 것들에 영향을 미치는 것이다.[54]

이에 더하여, 베이컨은 개선론이 순수과학 자체의 이점으로 되돌아온다고 생각했다.

실용적인 결과들은 인류의 복리를 향상시키는 방법에 그치지 않는다. 그것들은 또한 진리를 보장한다. 종교에서의 진정한 규칙 한 가지는 사람은 그의 신앙을 행위를 통해 보여야 한다는 것이다. 자연 철학에서도 동일한 규칙이 잘 적용된다. 과학 역시 그것의 결과를 통해 알려져야 한다. 진리가 밝혀지고 수립되는 것은 논리나 심지어 관찰에 의해서 되기보다는 실증적 증거에 의해 되는 것이다. 인간 운명의 개선과 인간 심성의 증진이 동일한 것이라 함은 여기서부터 시작된다.[55]

그리고 데카르트와 마찬가지로 베이컨도 매우 폭넓은 미래의 진보를 담보하는 방법론을 발견했다고 생각했다.

그러므로 탁월한 용도의 수많은 비밀들이 자연의 자궁 안에 들어 있으리라 희망하는 많은 근거가 있다. (……) 우리가 지금 사용하는 방법으로 그것들을 빠르게, 불현듯이 그리고 동시적으로 제시하고 예측할 수 있을 것이다.[56]

수명 연장은 베이컨의 개선론에서 중심적인 관심 사항이었다. 이 관점은 프로메테우스 신화에 대한 그의 논평에서 드러난다.[57] 베이컨의 설명에 따르면, 프로메테우스는 인간에게 불을 제공하지만, 그럼에도 인간들은 제우스에게 불평을 늘어놓고, 신들의 왕은 자비로운 마음으로 그들에게 영원한 젊음이라는 혜택을 추가적으로 부여한다. 그러나 인류는 교활한 뱀이 그 비밀을 빼내 가도록 경솔하게 허용함으로써 인류가 아닌 뱀들이 젊음을 회복하는 힘을 갖게 된다(즉, 주기적으로 허물을 벗는 방법으로).[58] 베이컨의 견해에 따르면, 이 우화가 가르치는 바는 신의 권능이 인간들로 하여금 "자연과 기술의 결함들"에 대해 불만스러워하면서 최고 수준의 지식과 능력을 얻으려 노력하기를 바라고 있다는 것이었다. 이 해석을 뒷받침하고자, 베이컨은 인간들이 불평하며 요구하는 자세를 취한 후에야 신들이 그들에게 영원한 젊음이라는 선물을 주었다고 보았다. 이것의 교훈은 다음과 같다.

> 고대인들은 노화의 지연과 수명의 연장을 위한 방법과 약들이 인류에게 허락되지 않았거나 부여된 적이 없었다기보다 태만과 부주의로 한때 가지고 있던 그것들이 사라지게 되었을 뿐이라고 생각하여 절망하지 않았음을 보여주는 것으로 보인다.[59]

이것은 원시주의와 진보주의 사이에서 보여주는 전형적인 베이컨의 중간적인 입장이다. 그는 고대 선조들의 성취를 언급하기를 즐겼지만, 그와 동시에, 미래의 발전으로 인해 그 선조들이 빛을 잃게 될 것임을 자주 시사했다.[60]

더 나아가 베이컨은 수명에 대한 그의 생각을 『학문의 진보Advanceme nt of Learning』에서 설명하는데, 여기에서 그는 수명 연장을 의학의 '가장 고귀한' 목표로 칭송했다.

> 만일 그런 것들이 발견된다면, 의료 사업은 더 이상 사소한 병들을 고치는 데 국한되지 않을 것이며, 의사들은 오직 필요성 때문에 존경받는 것에 그치지 않을 것이다. 의사들은 인류에게 안긴 선물—어쩌면 이 세상에서 가장 큰 선물— 때문에 존경 받을 것이며, 그들은 신에 버금가는 선물의 분배자이자 관리자가 될 것이다.[61]

여기에서 그 철학자는 신앙심이 없다는 비난 가능성으로부터 자신을 방어할 필요성을 느끼면서, 삶의 길이는 신의 섭리에 따르게 되어 있지만 이것이 예방적인 방법으로 얻는 이점을 배제하는 것은 아니라고 주장했다.[62]

> 비록 약속의 땅을 향해 가는 기독교인에게 세상은 황무지에 지나지 않지만, 그럼에도 우리가 황무지를 지나는 동안 신발과 옷(즉, 정신의 의복인 우리 육신)이 그 길로 인해 닳지 않도록 하는 것은 신의 은총으로 내리는 선물로 간주되어야 할 것이다.[63]

이 열성적인 친-수명 연장주의자는 이 세상의 것들이 중요치 않음을 시사하는 전통적인 종교의 가르침 앞에서 여전히 방어적으로 되었던 듯 보인다. 그는 「삶과 죽음의 역사History of Life and Death」에서 추가적인 반증을 제시한다.

> 비록 인간의 삶은 누적된 죄와 슬픔으로 가득 덮여 있지만, 영원을 염원하는 사람들은 삶에 별 가치를 두지 않지만, 그럼에도 우리 기독교인들조차 지속적인 구호사업을 경멸하지는 말아야 한다. 뿐만 아니라, 총애 받은 사도가 여생을 다 살았으며, 많은 사제들 특히 성스러운 수도자와 은둔자들은 긴 삶을 살았다.[64]

그 개혁가는 『학문의 진보』에서 의사들에 대해 '그들 기술의 주된 부분'인 삶을 연장시키는 일을 등한시한다고 계속 비난했다.

> 목숨 그 자체를 늘리는 것, 그리고 자연적인 해체와 늙음에 의한 쇠퇴로 인해 점점 다가오는 죽음의 시간을 연기시키는 것은 그 존엄성에 비해 어떤

의사도 손대지 않는 주제이다.[65]

베이컨은, 다소 거만하게, 의료계에 대해 이 새로운 분야의 지침으로 네 가지 충고를 했다.[66] 첫째, 오늘에 이르기까지 이 주제에 대한 모든 저술들은 부적절했다. 아리스토텔레스의 기여가 그저 약간의 가치가 있을 뿐, 더 근래의 저술가들은(명백히, 연금술사들과 의료화학자들) 헛되고 미신적이었다. 둘째, 타고난 온기와 습기를 보존하려는 순진한 노력은 유익하기는커녕 유해할 뿐이다. 셋째, 아마 가장 적절한 말일 듯한데, 수명 연장은 길고 복잡한 작업이다.

> 사람들은 자연의 흐름을 지연시키거나 되돌리는 이런 엄청난 일이 해장술 한 잔이나 어느 진귀한 약물로 인해, 그리고 금으로 만든 음료나 진주의 진액 혹은 그 같은 장난감들로 인해 효력이 발휘되리라고 상상하는 하찮은 일을 그만두어야 하며 또한 쉽게 현혹되지 말아야 한다.

그리고 넷째, 건강을 위한 식이요법과 장수를 위한 식이요법을 구분할 필요가 있다. 왜냐하면 육신과 정신을 상쾌하게 하는 것이 반드시 긴 수명에 이르도록 하지는 않기 때문이다.

베이컨의 상상 속 과학 아카데미인 솔로몬의 집에서, 우리는 건강과 장수를 위해 분주히 씨름하고 있는 학자들을 발견한다. 그들은 질병을 빠르게 낫게 하는 특수한 식품과 의약품을 가지고 있을 뿐 아니라,[67] 또한 "(……) 그것들 중에는 낙원의 물이라 부르는 건강과 수명 연장에 특효가 있는 물이 있어서, 그것으로 치료를 한다."[68] 이에 더하여 깊은 동굴들이 언급되는데, 이는 그 동굴들의 대기 특성이 질환을 치유하고 수명을 연장시키는 장점을 가지고 있기 때문이었다.[69] 그리고 인체의 "본질적인 체액

과 물질"을 복원시키는 특별한 욕조 시설들이 있었다.[70]

솔로몬의 집에서 가장 주목할 만한 모습은 동물에게 시행된 실험들이었다.

우리는 (……) 해부와 시험을 위해 사용하는 (……) 모든 종류의 짐승과 새들 역시 가지고 있다. 이를 통해 인체에 무슨 일이 일어나는지 이해할 수 있을 것이다. 우리는 그것들에서 많은 기이한 효과들을 발견한다. 당신이 필수적이라 간주하는 갖가지 부위들을 떼어낸 후 다시 붙여도 그것들에서 생명이 지속되고 있으며 외관상 죽은 듯 보이는 어떤 것들은 소생하기도 하는 등이다.[71]

이 구절은 실험의학의 예견이라는 점뿐 아니라, 죽음에 대한 경외감과 두려움의 소실, 그리고 삶과 죽음의 경계 획정에 과학적인 방법을 적용하려는 의지 등 죽음에 대한 새로운 자세를 밝히고 있다는 점에서 상기할 만하다. 이러한 계몽 시대의 의학은 '죽음'으로부터 소생시키려는, 그리고 필수적인 장기들을 교체하려는 충동으로 특징지어졌다.[72] 궁극적으로 이러한 생각이 효율적인 인공 호흡기, 심장 마사지, 심폐기, 인공 신장, 심장 내 수술이라는 지극히 유용한 발전이 오늘날 가능하도록 도왔다.

베이컨 자신의 수명 연장에 대한 과학적 기초를 수립하려는 노력은 「삶과 죽음의 역사」에 기술되어 있다.[73] 이는 그의 "대혁신Great Instauration"에 있어 본질적인 한 요소로서, 대혁신은 그 첫째 파트가 「학문의 진보」였으며, 둘째 파트가 신기관Novum Organum이었다. 셋째 파트가 바람, 밀도와 희귀성, 황과 수은 등 모든 종류의 자연 현상들의 '역사'로 구성되어 있는 「자연과 실험의 역사Natural and Experimental History」였다. 그 마지막 파트 논설들 중에 삶과 죽음의 '역사'가 있으며, 이것은 폭넓은 독서와 일상에서의 예리한 관찰을 증언하는 격언, 자료, 그리고 '설명들'로 산만하게 구성된 개론이었다. 그러나 그 안에 지속적이고 체계적인 관찰이나 실험을 시사하는 것들은 거의 없으며, 논조는 하비의『심장의 작동에 관하여On the Motion of the Heart』같은 보다 더 선진적인 저작보다 아비센나의『의학 규범』이나 심지어 플리니우스의『박물지』와 오히려 더 유사하다. 이는 베이컨이 과학적 연구 그 자체의 수행보다는 과학의 예언자로서 더욱 인상적이라는 사실을 보여주는 또 다른 한 예이다.

　　베이컨에 의해 수립된 노화 이론과 수명 연장을 위한 식이요법 모두 대체로 새로운 것이 아니었다. 아리스토텔레스나 갈레노스처럼, 노화에 대한 그의 설명은 생기론과 체액론에 바탕을 두었다.[74] 비록 그가 "선천적 열"이나 "선천적 습기"라는 용어를 거부했지만,[75] 그는 불꽃과 공기의 절묘한 조합으로 구성된 "스피리트"이라는 유사한 개념으로 그것들을 대체했다.[76] 이 스피리트들은 육신의 기능에 필수적이지만, 그것들은 연소와 흡사해서 체액을 말리고 체내의 기름진 물질을 태우려 한다고 기술했다. 더군다나 스피리트는 주변의 공기 속으로 빠져나가려 한다.[77] 결과적으로 보면 노년의 본성은 전통적인 가설들과 마찬가지이다. 스피리트는 고갈되어 가고, 기름진 체액은 물같이 되며, 피는 차가워져서, 결국 점액질의 (차고 습한) 체액과 우울질의 (차고 건조한) 체액이 과도하게 된다.[78]

　　그 철학자는 체력의 감소를 지연시키기 위하여 수많은 제안을 함으로써 수명 연장이 길고 복잡한 작업이라는 그의 충고를 증명이라도 하는 듯하다. 거기에는 세 가지 기본적인 목표가 있었다. 첫째, 스피리트는 반드시 보존되어야 하며 그 작용은 수정되어야 한다. 스피리트는 특정한 약들에(예를 들면 아편과 초석) 의해 '농축'될 수 있으며, 그것의 누출은 피부의 구멍들에 기름을 도포함으로써 방지할 수 있고, 그것이 혈액에 끼치는 나쁜 영향은 (피를 식히는) 목욕으로 감소시킬 수 있다.[79] 둘째, 육신을 회복하고 재생하는 과정들을 촉진하기 위한 시도를 할 수 있다. 예를 들면, 적절한 식이요법이(절식, 운동 등) 음식물의 소화와 흡수의 증진을 돕는 한편, 특정 약초들은 필수 장기들을 강화한다.[80] 마지막으로, 회춘을 목표로 하는 활동들이 있다. 따라서 지나치게 건조한 부분들은 마사지와 특별한 목욕으로 유연화 시키고 보습 시킬 수 있는 한편, "묵은 육즙을 제거하고 새로운 육즙을 공급하기" 위한 약초들과 설사제를 정기적으로 복용할 수 있다.[81]

「삶과 죽음의 역사」의 중요성은 그것이 친-수명 연장주의의 위상을 크게 진작시켰다는 점이다. 명확히 하자면, 이론적인 면에서나 실제적인 면에서 그 저술이 특별히 새로운 것을 제공하지는 않았으며, 그것의 접근 법은 하비 혹은 데카르트의 새로운 생리학과 궤를 같이 하지 않았다. 오 히려 그것은 당대 대부분의 임상 관련 저술들의 수준에 맞춘 장인들의 수행법 같은 것이었다. 게다가 그 저술은 친-수명 연장주의에 저명 인사 의 보증을 제공하는 역할을 했다. 이미 1652년에, 데카르트의 한 추종자 는 베이컨의 예를 언급함으로써 장수에 대한 스승의 관심을 변호하기도 했다.[82] 이 영국 철학자의 명성은 끝없을 정도로 높아져서 솔로몬의 집으 로 보여준 그의 비전은 왕립학회의 설립을 촉진했으며, 그 학회는 뉴턴의 세기적인 성취 이후 모든 과학 학회들의 모델이 되었다. 뉴턴 자신이 많 은 면에서 베이컨주의자였으며 18세기 과학에 베이컨을 각인시키는 데 일조했다. 베이컨의 삶의 연장에 대한 관심은 잘 알려져 있었으며, 그의 시대 이후, 수명 연장에 대한 거의 모든 저술들이 이 "가장 고귀한" 주제 에 대한 그의 찬사를 언급했다.

수혈[83]

데카르트와 베이컨에 대한 논의의 후기로서, 가장 값진 현대적 의학

기법들 중 하나인 수혈의 초기 개발에 있어 친-수명 연장주의가 영향을 끼쳤던 부분에 대해 몇 자 덧붙이고자 한다. 우리가 보았듯이, 베이컨은 「뉴 아틀란티스」에서 필수 장기들의 제거와 대체의 가능성을 시현해 볼 것을 주장했으며, 「삶과 죽음의 역사」에서 묵은 '육즙'을 새 육즙으로 교체하는 것이 노인에게 미칠 유익한 효과를 추측해 보았다. 거의 같은 시기에, 수혈에 대한 생리학적인 기초가 하비의 혈관을 통한 혈액순환 이론에 의해 정립되었다. 이에 뒤따라, 노쇠해 가는 생물체를 회춘시키기 위해 젊은 피의 수혈을 시도해야 한다는 주장이 나타났다. 불행하게도, 항-패혈법과 혈액형 분류 등 필요한 기술들이 아직 가능하지 않았기 때문에 그러한 방법을 임상에 적용하기에는 시기상조였다.

동물(개)에서의 첫 번째 성공적인 수혈은 1650년에 영국의 의사이자 생리학자인 리처드 로워[*]에 의해 수행되었으며, 이 새로운 기법은 회춘을 위한 시도로 바로 응용되었다. 이에 따라, 우리는 《왕립학회보》에서 "흡윤개선^{**}에 걸려 그르렁거리는 늙은 잡종견에게" 어린 스패니얼 종 강아지의 혈액 "14-16온스"를 수혈시켰더니 "완전히 치유되었다"라는 콕센^{***}의 실험을 접할 수 있게 된다.[84] 유사한 또 다른 연구가 다음과 같이 보고되었다.

> 가얀트 씨가 어린 개의 피를 늙은 개의 정맥으로 수혈 시켰더니 두 시간 후에 그 개가 뛰어 놀았다. 그런데 이전에 그 개는 노안으로 거의 보지 못했으며 운신도 제대로 못했었다.[85]

---

*　　Richard Lower(1631~1691), 수혈과 심폐 기능에 대한 연구로 큰 공헌을 한 영국 의사.

**　　mainge, 옴진드기에 의해 생기는 가축 피부병.

***　　Thomas Coxen(1615~1685), 왕립학회의 초기 회원이었던 영국 의사.

1668년에는 이탈리아에서, 열세 살이나 되어 노쇠한 스패니얼 종 개에게 수혈한 양의 피가 신기한 회춘 효능을 보여주었다고 보고되었다.[86]

한편, 그 아이디어를 받아들였던 파리의 의사 장 드니*는 흡윤개선에 걸린 늙은 개를 젊고 건강한 개의 피를 수혈함으로써 회춘시키는 시술을 대중 앞에서 공개 시연함으로써 주목을 끌었다. 어느 노쇠한 말에게도 유사한 실험이 실시되었다.[87] 드니의 한 지지자는 학자들의 저널에 글을 실어 모든 종류의 질병을 치유하고 노인을 회춘시키는 이 새로운 방법을 선전했으며, 드니는 1667년에 인간에 대한 첫 번째 수혈을 시행했다.[88] 우리는 인간에게 행한 시술 다섯 사례를 알고 있다. 묘하게도 이들 중 어느 누구도 노인이 아니었다. 의심의 여지 없이, 조만간 노인들에게 적용될 것이었지만, 드니의 시술은 한 환자의 급작스런 죽음으로 인해 조기에 그 끝을 보게 되었다. 이 사고는 재판으로 진행되었으며, 결국 더 이상의 실험에 대해서는 위세 높은 의과대학의 중지 명령이 내려졌다. 간헐적이고 비효율적인 시도가 몇 번 더 있었지만, 수혈에 대한 더 이상의 진보는 19세기 초까지 지연되었다.

18세기

프랭클린[89]

수명 연장에 대한 벤저민 프랭클린의 가장 확실한 언급이 이 장의 제명題銘으로 사용되었다. 문장의 간결성에도 불구하고 그 글은 주목할 만한 진술이며, 또한 18세기 삶의 경향과 함께 고드윈과 콩도르세의 급

---

* Jean Baptiste Denis(1643~1704), 최초로 인체 수혈을 시도했던 프랑스의 의사.

격한 친-수명 연장주의를 위한 길을 준비하고 있었던 당대의 사조를 그리고 있다. 그 단락의 가장 놀라운 부분은 과학의 진보에 의해 인간의 수명이 태고의 기준 너머로 연장되리라는 주장이며, 또한 수명의 급격한 증가에 대한 이 전망이 타당한 상식으로 유명한 사람으로부터 나왔다는 점이다. 이전 서구의 친-수명 연장주의자들의 사고에서 폭넓게 나타났던 선입견들로부터 자유로웠던 프랭클린을 이보다 더 잘 보여줄 수 있는 글은 없을 것이다. 로저 베이컨과 심지어 프랜시스 베이컨에게조차 있었던 원시주의는 더 이상 아무 무게도 가지지 않았다. 프랭클린은 전적으로 미래를 보고 있었다. 데카르트와 프랜시스 베이컨을 여전히 망설이게 했던 인류 타락의 교리조차 프랭클린에게 영향을 미치지 못했는데, 이는 프랭클린의 종교적 관점이 계시보다는 이성에 기초하고 있었기 때문이다. 이전의 저술가들이 그들의 염원을 히브리 족장들의 수명 틀 내에 조심스레 묶어 두었다면, 프랭클린은 이를 넘어서는 수명을 논할 수 있었다.

'물질에 대한 인간 지배력의' 확장에 있어 과학이 만들고 있었던 '급격한 진보'에 관해서 프랭클린보다 더 권위를 가지고 논할 수 있는 사람은 없었다. 그는 모든 시대를 통틀어 가장 위대한 과학적 기술적 성취들 중 일부와 관련되어 있었다. 이런 성취들 중 당대인들에게 가장 상징적이었던 것은 피뢰침이라는 프랭클린 고유의 발명품이었다. 천둥과 번개는 항상 초자연적이며 신적인 영역과 관련되어 있었는데, 이 두려운 힘을 통제 범위 내로 끌어내온 프랭클린에 대해 콩도르세는 '현대의 프로메테우스'라 일컬었다.[90] 전기는 그다음 세기가 되어서야 실제로 사용되었지만, 많은 면에서 전기에 대한 프랭클린의 기초적인 연구 덕분이었다.[91] 프랭클린은 증기기관이라는 또 다른 세기적인 기술 혁신에 연이 닿아 있었다.[92] 뒤이어, 1783년에 프랭클린을 크게 흥분시켰던 '비행이라는 새로운 기술'이 나타났다.[93] 수명 연장과 마찬가지로, 비행은 다이달로스와 이

카로스 신화에서 보듯이 오랫동안 민간전승의 주제였으며 옹호론자들의 경멸의 대상이었다. 이제, 몽골피에* 등에 의한 성공적인 열기구 비행에 대해 프랭클린은 "지극히 중요한 발견이며 인간사에 새 장을 열게 할 것" 이라는 경의를 표했다. 그 과학자이자 정치가는 의학 발전과도 연을 맺고 있었다. 예를 들면, 예방의학의 첫 효과적인 무기 중 하나였던 천연두 백신 접종의 강력한 지지자였다.[94]

과학에서의 광범위한 발전에 대한 전망이 프랭클린을 우울하게 만들기도 했다. 그는 "때때로 내가 너무 일찍 태어났다는 점이 유감스럽기도 하다"고 했다. 그러므로, 진보 사상은 수명 연장이 가능하다는 믿음을 지지했을 뿐 아니라 그 바람직성 또한 증진시켰다. 왜냐하면, 삶은 오직 제한된 수의 행복한 경험만 할 수 있기에 "충만한 즐거움"을 추구했던 에피쿠로스적 신조를 그것이 지워버렸기 때문이다.[95] 데카르트는 과학과 철학에 대한 고양된 희망을 가지고 있었기에, 그것들이 현실화되는 것을 보기에 충분할 만큼 오래 살기를 갈망했다. 그 결과, 그는 짧은 기대 수명에 대한 불안감을 갖게 되었으며, 수명을 늘리기 위해 의학에 열중했다. 프랭클린의 미래에 대한 기대는 오히려 더 컸으며, 그 역시 다가올 경이로움을 보기 위해 계속 살 수 있기를 간절히 원했다.[96] 이러한 감정이 자크 바르뵈-뒤부르** 박사에게 보낸 편지에 농담반 진담반 글로 표현되어 있다. 여기에서 그는 여러 가지 것들을 논의하는 중에 와인에 빠져 '익사'했던 파리들이 햇볕에 의해 소생한 것을 다루었다.

이 예를 보면서, 나는 익사한 사람들을 먼 훗날 언제고 소생시킬 수 있는

---

*   Joseph Michel Montgolfier(1740~1783), 프랑스의 열기구 발명가.
**   Jacques Barbeu-Dubourg(1740~1810), 벤저민 프랭클린의 연구들을 프랑스어로 번역 출간한 프랑스의 의사이자 식물학자.

방식으로 방부 처리하는 방법을 고안하는 것이 가능하기를 희망해 본답니다. 지금부터 백 년 후 미국의 상황을 보고 관찰하고자 하는 간절한 소망을 가지고 있기 때문에, 나는 통상적인 죽음보다는 몇 명의 친구들과 함께 마데리아주 술통에 그때까지 잠겨 있다가 내 조국의 따뜻한 햇살에 의해 소생하기를 원하지요. 그러나 우리들 시대의 기술이 완벽성을 갖추게 되리라 희망하기에는 우리가 너무 이른 시대에 살고 있으며 과학의 유년기에 너무 가까이 살고 있을 개연성이 높기 때문에, 현재로서 나는 당신이 친절하게 약속했던 새나 칠면조 수컷의 부활 시술법에 만족해야 하겠습니다.[97]

프랭클린의 유예된 생기에 대한 추론은 진정한 과학적 기초를 가지고 있었던 것인데, 그 이유는 한 생물체가 모든 생명 징후가 사라졌음에도 불구하고 여전히 소생할 수 있는 상태인 '가사假死 상태anabiosis'가 18세기에 발견되었기 때문이다.[98] 그 현상은 1702년에 레이우엔훅*에 의해 미생물(건조된 담륜충)에서 처음 인지되었으며, 후속 연구가 진행됨에 따라 삶과 죽음의 본질에 관한 상당히 많은 논의가 이루어졌다.[99] 이런 종류의 관찰들은 죽음과 연관된 신비로움과 두려움을 제거하려는 계몽주의 경향에 잘 부합되었다. 계몽사상가들은 지속적으로 소생술에 관심을 두었다. 예를 들면, 절친한 친구인 바르뵈-뒤부르 박사에게 보낸 프랭클린의 동일한 편지에 다음과 같은 글이 있다.

죽음의 원인들에 대한 당신의 관찰과 번개에 맞아 죽은 것으로 보이는 사람들의 소생에 대해 당신이 제안한 실험은 당신의 총명함과 인간애를 함께 입증하고 있습니다. 일반적으로 삶과 죽음에 대한 학설들은 아직까지 거의

이해되지 못하고 있습니다.[100]

프랭클린은 가사 상태라고 주장된 사례들에 대하여 다소 무비판적으로 추론하기를 계속했다. 모래와 암석에 석화된 두꺼비는 "우리가 가늠할 수 없는 긴 세월을" 살고 있는 것일 수 있으며, 이미 언급했듯이 와인에 빠진 파리들은 "햇살에 의해 소생할 수 있는" 것이다.

18세기의 위대한 해부학자이자 외과의사였던 영국의 존 헌터* 역시 수명 연장 목적의 응용에 대한 유사한 개념과 사고를 가지고 있었다. 1776년에 그는 여러 마리의 잉어를 얼린 후 서서히 녹여 보았다. 그러나 기대에 어긋나게 잉어들은 소생하지 않았다.

> 지금까지 나는 동토에서 사람을 얼림으로써 원하는 때까지 수명을 연장하는 것이 가능하리라 생각했다. 왜냐하면 육신이 녹을 때까지 모든 활동과 배설이 멈출 것이라 생각했기 때문이다. 만일 어느 사람이 이런 망각과 활동의 반복에 그의 마지막 10년을 양도한다면, 천 년까지도 수명을 연장할 수 있을 것이다. 그리고 백 년에 한 번씩 녹임으로써, 그는 동결된 상태로 있던 동안 무슨 일이 일어 났는지 알 수 있을 것이라 생각했다.[101]

그러한 추론은 매우 미숙한 것이었지만, 현재에 이르러 1948년 글리세롤의 보호 효능 발견은(실제로는 1946년 장 로스탕에 의해 처음 보고되었다) 동결에 의한 포유동물들(쥐와 햄스터)의 가사 상태 생성을 가능케 했으며, 인간에 대한 기술 확장 역시 가능한 것으로 보인다.[102]

---

*　John Hunter(1728~1793), 스코틀랜드의 당대 최고 외과의사이자 과학자이며 천연두 백신을 개발한 에드워드 제너의 스승이자 공동연구자.

고드윈[103]

고드윈과 콩도르세의 사상은 18세기 친-수명 연장주의의 정점을 찍는다. 두 사람 모두 프랑스 혁명에 엄청나게 고무되었으며, 그들의 저술은 1790년대 초반 거의 같은 시기에 나타났다. 두 사람 간에는 다른 여러 분야에서도 강한 동질성이 있다. 예를 들면, 두 사람 모두 외양으로는 무신론자였지만 정신적인 면에서 본질적으로 종교적이었으며, 모두 진보 사상과 인간의 완전성에 깊이 헌신했다. 간단히 말해, 그들은 계몽주의의 많은 점들이 기독교적 종말론의 세속화된 형태를 대변한다는 베커의 이론을 입증하는 훌륭한 본보기들이다. 또한 그들은 죽음과 관련된 계몽사상가들의 입장에 대한 베커의 분석이 갖는 단점들 역시 분명히 보여준다. 베커는 죽음의 문제에 대한 계몽주의의 해법이 영웅의 사후 신격화에 있다고 생각했지만, 데카르트와 베이컨, 프랭클린에서 보듯이, 수명 연장에 의한 죽음의 물질적 극복을 추구하는 강력한 경향 역시 존재했었다. 고드윈과 콩도르세에 이르면, 그들이 지구상에서의 궁극적인 영생을 추구했다는 점에서 이 주제는 명백해 진다.

이와 동시에, 이들 두 사상가 사이에 중요한 차이점 또한 존재한다. 어떤 면에서 그들은 계몽주의 내에서 대비되는 두 경향을 특징짓고 있다. 고드윈은 개인을 진보의 주체로 인식했던 반면, 콩도르세는 사회를 진보의 주된 추동력으로 보았다. 아마 "자유, 평등, 박애"라는 슬로건에서 고드윈이 자유를 선호했다면, 콩도르세는 박애를 강조했을 것이다. 한 사람은 철학적 아나키즘의 창시자이며, 다른 이는 사회학의 창시자였다. 고드윈에게 있어 인류 발전의 요체는 '개인의 독립'이었으며, 콩도르세에게는 조직화된 과학 연구였다. 그들은 목표로 했던 구원의 형태에 있어서도 역시 다른 경향을 대변한다. 전통적인 종교에서 말하는 천국에는 두 종류의 축복이 있었다. 첫째는 더 중요한 것으로서 죄, 즉 이 세상의 도덕적인 악으로부터의 자유였으며, 둘째는 물질적인 궁핍인 가난, 질병, 죽음으로부터의 해방이었다. 고드윈이 죄로부터의 구원을 우선적인 과업으로 여긴점에서 전통적인 종교적 가르침과 더 잘 어울렸던 반면, 콩도르세는 물질적인 불운으로부터의 구원을 으뜸으로 강조한다는 점에서 보다 혁명적이었다. 고드윈은 윤리가 인간의 완전성을 성취하는 가장 강력한 수단이라고 믿었다. 콩도르세는 그것을 대신하여 자연과학에 주목했다.

1793년에 발간된 고드윈의 『정치적 정의에 관한 고찰Enquiry Concerning Political Justice』에서 그를 친-수명 연장주의로 이끌었던 여러 원칙들을 추출해낼 수 있을 것이다.[104] 첫 번째로 이성의 힘이 있다.[105] 고드윈에 따르면 "인간은 이성적인 존재이다."[106] 그리고 그 철학자는 이성이 감정보다우위에 있다는 이 견해를 극단까지 밀고 갔다. 뒤이어 기술하기를, 만일인간이 본질적으로 이성적이라면, 거짓으로부터 진리를 파악해낼 것이확실하기 때문에 "진리는 전능하다"고 했다. 그리고 정신이 "행위에 대한절대적인 지배력을 가지기" 때문에, 이 진리의 승리는 자명한 것이다.[107]이런 가정들로부터, 인간의 완전성에 대한 믿음이 태어났다.[108] 이성의 힘과 진리의 전능함 때문에 지식의 끝없는 발전이 있을 것이며, 인류는 그지식을 받아들여 종족의 발전에 응용할 것이다.

고드윈은 개인주의, 이성의 힘, 그리고 인간의 완전성에 대한 그의신조로부터 "정신의 물질에 대한" 지배를 증가시킴으로써 삶을 연장시키는 것이 분명히 가능할 것임을 추론해냈다.[109] 이 철학자는 그의 친-수명연장적 체계를 프랜시스 베이컨, 프랭클린, 그리고 콩도르세의 체계로부터 구분 짓는 데 주의를 기울였다.

이 저자들은 (……) 그들의 희망을 여기서 보여진 증진된 지적 능력의 즉각적이고 불가피한 활동에 의지하기보다 늘어나는 기술의 힘에 의지하려는

264

경향이 있었다.[110]

고드윈이 마음에 품었던 것은 한 개인의 정신이 그 자신의 물질적 육신에 대해 가지는 "전능 가능성"이었다. 인간의 완전성 때문에, 그런 통제력은 죽음 자체가 극복될 때까지 거침없이 증진될 것이었다.[111] "한마디로, 인간이 언젠가 영생에 이르게 되지 않을 이유가 있는가?"[112]

이 같은 물질에 대한 정신력 우위에 의한 수명 연장을 대변하고자, 고드윈은 오늘날의 심신 의학*에서 다루는 유형의 현상들에 대해 언급했다.[113] 좋은 소식의 도래가 육체적인 불편함 일부를 치유할 수 있으며, 반대로, 불행한 정신적 느낌은 '상심'을 일으키거나 심지어 육신의 질병을 유발할 수도 있다. 바쁘고 활동적인 사람들은 질환에 대한 나태함을 감소시키기에 충분할 정도로 유해한 영향에 잘 저항한다.

> 나는 정신을 고양시킨다는 동기를 가지고 열정에 가득 찬 채 이십 마일을 걷는다. 그러면 여정을 시작했을 때와 마찬가지로 상쾌하고 머리가 맑은 채 도착하게 된다. 기대 밖의 말 한마디에 의해, 우리에게 배달된 편지에 의해, 고양된 감정은 우리 몸에 가장 놀라운 변화를 일으키기도 한다. (……) 의사가 회복을 돕거나 지체시키는 데 있어 정신의 힘보다 더 자주 관심을 갖는 것은 없다.[114]

고드윈의 생각이 오늘날의 심신 의학 이론과 다른 점이라면, 그는 이런 현상들이 의식의 통제하에 있는 것으로 여겼던 반면, 오늘날에는 무의식의 역할이 더 현저한 것으로 본다는 것이다.

---

*   psychosomatic medicine, 인간의 육체적 이상을 심신 양면에서 검토하는 의학.

이러한 육체적 건강에 대한 감정의 영향에 대한 사례들로부터 고드
윈은 장수 원인으로서의 정신 위생에 관한 추정을 진행시켜 나갔다.

> 육신의 활력에 기이하도록 좋은 습관은 바로 쾌활함이다. 우리의 정신이
> 공허함이나 우울증으로 병들 때마다 우리의 육신은 항상 장애를 일으킨다.
> 생각이 없다는 것은 죽음과 한 형제이다. 그러나 쾌활함은 우리 몸에 새로
> 운 탄성을 제공하고 우리의 체액이 순환되도록 한다.[115]

이러한 견해들이 이 개혁가로 하여금 노화의 윤리적이고 감정적인 원인
들에 관한 가설을 세우게 하였다.

> 젊음이의 대수롭지 않은 유쾌함을 규정하는 사지의 탄력성을 왜 성인成人
> 이 되면 잃게 되는가? 젊은 날의 습관을 버리는 것이 이의 원인인 것으로
> 보인다. (……) 성인은 우리의 잘못된 관습이 유발하는 걱정거리들을 접하
> 며 짜증스럽게 되고, 마음은 더 이상 만족하지 못하며 음울하게 된다. 성인
> 의 사지는 뻣뻣해지며, 마음대로 움직이지 않고 불편해진다. 이것은 노년
> 과 죽음의 전조이다.[116]

올바른 생각과 생활이 수명을 늘릴 것이며, "유쾌함, 선명한 구상 그리고
자비심"이 영생의 처방전이라고 뒤이어 말했다.[117] 게다가 수명 연장에
대한 믿음은 이런 바람직한 특성들을 배양하는 한 요인이다. 우리는 아프
게 되고 죽게 되는데, 그 이유 중 일부는 우리가 그리될 운명을 예상하고
받아들이기 때문이다. 그러나 만일 우리가 수명 연장에 대한 신념을 가지
고 있다면, 보다 낙관적인 기질이 우리의 수명을 더 길게 할 것이다.[118]

이를 넘어서, 인간의 완전성이라 함은 "가능한 완벽하게 자의적인

상태에 다가가는 것을" 의미하기 때문에, 고드윈은 육신의 기능들에 대한 자의적 조절의 점진적인 확장을 그려보였다.[119] 한 가지 예로서, 현재는 순환계의 작동이 일반적으로 자의적인 조절 대상이 아니다. 그럼에도, "특정한 생각과 사유 기능의 상태"가 순환계의 작동에 영향을 미치는 것은, 예를 들면, 심장의 두근거림을 유발한다는 것은 일반적으로 관찰되는 일이다. 더구나, 일반 사람들에게는 의식적인 통제가 불가능한 특정한 육체적 행위에 대하여 일부 사람들은 자의적 통제력을 이미 가지고 있다. 그러므로, 인간이 자신을 완전하게 만듦으로써, 자신의 육신을 정신의 통제하에 두는 것을 기대할 수 있을 것이다.

> 만일 자유 의지가 지금 무언가를 할 수 있다면, 점점 더 많은 것을 해 나가는 것이 왜 불가능하겠는가? 이것처럼 명백한 이유율理由律[*]은 없다. 왜냐하면 만일 우리가 지금 어떤 점에서 약간의 능력을 가지고 있다면, 그리고 만일 우리가 본질적으로 진보해 간다면, 기이한 자연의 충격이 없는 조건에서 그 능력은 우리가 규정할 수 있는 어떤 한계 너머까지 확장될 수 있을 것이며 확실히 그리될 것이기 때문이다.[120]

먼저 잠이 극복될 것이며, 결국 죽음 자체도 극복될 것이다. "죽음의 이미지를 가진 잠을 추방한 후에만, 우리가 죽음을 제거할 수 있게 된다. 잠은 인간 육신의 가장 뚜렷한 질환들 중 하나이다."[121]

수명의 연장에 대한 이런 견해들에 대해 토머스 맬서스[**]가 1798년 출간된 그의 『인구론Essay on the Principle of Population』에서 재빠르게 응수했는

---

[*] principle of reason, 모든 사물의 존재 또는 진리에는 그에 상응하는 충분한 이유가 있어야 한다는 사유 법칙의 하나.

[**] Thomas Robert Malthus(1766~1834), 인구론으로 유명한 영국의 성직자이며 정치경제학자.

데, 이 책은 계몽사상가들에 대한 반론에서 영감을 받았던 저술로 '고드윈, M. 콩도르세, 그리고 여타 저작자들의 견해에 대하여'라는 부제를 달고 있었다.[122] 맬서스는 고드윈이 열거했던 심신의학적 현상들의 존재를 부정하지 않았다. 그러나 그 현상들을 '정신적인 자극'의 결과로 간주했으며, 그런 자극들은 오직 제한적인 효력을 가질 뿐이라고 믿었다.[123] 그는 의기충천한 사람은 이십 마일을 피로감을 느끼지 않으며 걸을 수 있다는 것에 동의한다. 그러나 만일 그 사람이 다시 이십 마일을 더 걷도록 예정되어 있고 또 다시 이것이 반복된다면, 그 사람의 동기가 얼마나 크든지 근육이 정신을 지배하는 것으로 보이게 될 것이라고 했다. 이와 유사하게, '정신적인 자극'이 경미한 질환에는 일정한 효과를 가질 수 있겠지만, 그런 요소가 천연두나 흑사병같이 위중한 병에 무슨 소용이 있겠느냐고 되물었다. 육체적 기능들에 대한 자의적 조절에 대해서도 맬서스는 이런 종류의 재주를 보이는 사람들이 간혹 있을 수 있음을 받아들인다. 그러나 그런 재주들은 어떤 좋은 목적에도 사용될 수 없는 '속임수'에 불과하다고 간주했다. 결론은 '정신적인 자극'이나 '속임수' 모두 수명을 유의미하게 연장시키는 가능한 방법으로 볼 수 없다는 것이다.

> 다양한 사람들 사이에 그들의 정신적 에너지나 자비로운 활동 등과 관련해 매우 확연한 차이가 있는 것을 우리가 어느 정도 알고 있으므로, 그들의 지적 능력 작동이 삶의 길이를 늘릴 수 있는지를 우리가 판단할 수 있어야 한다. 이런 종류의 결정적인 효과 어느 것도 아직 관찰되지 않았음이 분명하다.[124]

물론 맬서스학파 옹호론의 중심에는 인구과잉 가설이 있는데, 이 가설은 수명 연장을 절대적으로 바람직하지 않은 것으로 만든다. 맬서스에 따르면, 인구는 기하급수적으로 증가하는 경향을 가지는 반면, 식량 공급은 오직 산술적으로만 증가한다. 그러므로 사회는 항상 인구과잉 상태에 있게 되며, 가난과 질병은 거의 필연적이게 된다.[125] 이런 관점에서는, 수명 연장이 축복과는 거리가 멀며 실제로는 더욱 큰 인구과잉을 초래함으로써 상황을 더욱 악화시키게 될 것이었다.[126] 고드윈은 맬서스주의의 초기 단계에 해당하는 로버트 월레스*가 1761년에 발표한 평론을 인지하고 있었으며,[127] 그 문제를 회피할 수 있는 가능한 세 가지 방안을 수립하고 있었다. 아마도 가장 멋있는 발상이라 한다면, 인간의 완전성은 증가하는 이성의 지배를 의미하므로 인간의 진보 과정에서 성性은 무관심하게 될 것이라는 견해를 들 수 있다.

세련되며 고결한 정신의 한 가지 성향이 감각적 만족에 대한 열망을 약화시킬 것이다. (……) 우리는 머지않아 단순한 동물적인 기능을 경멸하는 법을 배우게 될 것이다. (……) 그러므로, 앞으로 존재하게 되리라 우리가 추정하는 사람들은 지구가 더 이상의 인구 증가를 거부하게 될 때 아마 번식을 중단하게 될 것이다. 사회 전체는 어른들로 채워질 것이며 아이들은 없어질 것이다. 한 세대는 다음 세대로 진행되지 않을 것이며, 삼십 년마다 진리가 다시 펼쳐져야 하는 것도 어느 정도 사라질 것이다.[128]

인간은 진보함에 따라 더욱 합리적으로 되고, 따라서 성과 같은 원초적인 기능에 대한 관심이 적어질 것이라는 이 신념은 19세기 빅토리아 시대의 사조 형성에 큰 영향을 미쳤으며, 20세기에 들어서도 합리주의

---

*　　Robert Wallace(1697~1771), 스코틀랜드 교회 목사로서 인구 문제 저술가.

의 모범생인 조지 버나드 쇼[*]에 의해 여전히 제기되고 있다.[129] 맬서스는 성직자였음에도 불구하고 그런 생각을 전혀 갖지 않았으며, 성적 본능을 옹호하는 글을 도도히 써내려 갔다.[130] 한편, 고드윈은 두 가지 다른 계획을 남겨두고 있었다. 농업과 공업에서의 '발전'이 인구과잉의 도래를 여러 세기 동안 지연시킬 수 있으며, 만일 그것이 실패한다면, 사회가 산아 제한에 의존할 수도 있을 것이었다.[131] 하지만 맬서스는 기술적인 진보의 폭이 작다고 생각했으며,[132] 신-맬서스학파 사람들과는 달리 (윤리적인 차원에서) 산아 제한을 반대했다.[133]

고드윈의 친-수명 연장주의의 중요성을 가늠해 봄에 있어, 그가 추구했던 계열의 사상은 그 영향력이 그리 크지 않았다고 말할 수 있다. 확실히 하자면, 고드윈의 견해들은 크리스천 사이언스의 초자연적인 형태나 버나드 쇼의 자연주의적 변형 안에서 여전히 친숙하게 남아 있다. 그러나 그의 '지성적인' 그리고 개인주의적인 의학에 대한 주장은 많은 추종자를 얻지 못했다. 왜냐하면 코르나로 전통에서의 개인주의적 친-수명 연장 위생학의 기초들이 일소된 것과 동일한 요인들로 인해 약화되었기 때문이다. 고드윈 시대 이후 의학의 진보는 공중 보건의 복잡한 사회적 방법들과 함께 많은 약들과 혈청, 방사선 등 특정 개인과 관계없이 표준화된 치료법의 개발에 의해 이루어졌다. 의과학은 "점증하는 기술의 힘"이라는 신념에 뿌리내린 채 프랜시스 베이컨, 프랭클린, 그리고 콩도르세의 길을 따랐으며, 그 길은 고드윈이 그로부터 자신을 분리시키려고 주의를 기울였던 바로 그 길이었다.

---

[*] George Bernard Shaw(1856~1950), 노벨문학상을 수상한 아일랜드의 극작가이자 비평가.

콩도르세[134]

1795년 출간된 콩도르세의 『인간 정신의 진보에 관한 역사적 개요 Sketch for a Historical Picture of the Progress of the Human Mind』는 계몽사상가들이 중세 기독교에 빚을 졌다는 베커의 명제를 입증하는 데 쓰일 수 있다.[135] 이 저술은 그 체계에 있어 독일의 주교였던 오토 폰 프라이징*이 1146년에 편집한 『두 도시Two Cities』와 놀랄 정도의 유사성을 가지고 있다.[136] 오토는 모든 역사를 여덟 권의 책에서 다루었다. 그 첫 번째 책은 아담과 이브로 시작하며, 두 번째 책은 그리스와 로마 공화국을 다루고, 세 번째 책에서 기독교가 등장한다. 네 번째, 다섯 번째, 여섯 번째 책에서 1085년까지의 이야기를 담고 있다. 오토의 책 제7권은 "우리들의 시대"를 다루는 한편, 가장 흥미로운 제8권은 부활과 심판 그리고 죄와 죽음으로부터 인류의 구원이 들어 있는 미래의 영광을 묘사했다.

콩도르세는 역사를 열 단계로 나누었다. 첫 번째는 원시 종족들의 시대인 반면, 아홉 번째는 프랑스 혁명까지의 17세기와 18세기를 다루었다. 콩도르세의 열 번째 단계는 오토의 여덟 번째처럼 경이로운 미래에 집중했다. 그러나 오토가 지상의 역사를 비극으로 표현하며 구원을 위한 내세를 말했던 반면, 콩도르세는 역사를 승리를 거두는 진보로 보았으며 궁극적인 지상의 천국을 그려 보았다. 오토는 세상을 종말에 다가선 지극히 오래된 것으로 생각했다. 콩도르세는 세상은 이제 겨우 성숙기에 도달했으며 최대 번영기는 아직 도래하지 않은 것으로 보았다.

콩도르세가 예상한 진보의 행진 안에서 수명의 연장은 주요한 위치를 차지했으며, 그는 이를 아래의 유명한 구절에서 제시하고 있다.

---

*　　Otto von Freising(1114~1158), 프라이징의 주교였던 독일의 성직자이며 연대기 작가.

그렇다면 이러한 인간 종의 완전성이 무한한 진보를 이룰 수 있다고 추정하는 것이, 죽음이 오직 기이한 사고들이나 생명력의 쇠퇴에 기인하는 그날이 올 것이라고 추정하는 것이, 그리고 궁극적으로 탄생과 소멸 사이의 평균적인 시간이 논할 가치가 없게 된다고 추정하는 것이 터무니없는 것인가? 인간은 분명히 영생하게 되지는 않을 것이다. 그러나 그가 처음 들이마셨던 숨과 질병이나 사고 없이 자연적 과정에 의해 소멸되는 시간 사이의 간격은 무한히 증가하지 않겠는가?[137]

계속하여 그 철학자이자 수학자는 비록 영생 자체를 생각하지는 않고 있다 해도 그에 매우 근접하게 될 것임을 내비쳤다.

사실, 시간이 지남에 따라 무한히 증가할 것이라고 우리가 추측하는 이 평균 수명은 결코 무한한 길이에 도달하지는 않겠지만, 쉬지 않고 그에 접근해 간다는 법칙에 따라 혹은 수세기에 걸쳐 우리가 그 한계로 설정하는 어떤 확실한 값보다도 더 긴 길이에 다다를 것이라는 법칙에 따라 증가해 갈 것이다.

콩도르세의 친-수명 연장주의의 세 가지 주요 기반은 환경 개선, 습득 형질의 유전, 의과학의 발전이었다. 이 계몽사상가는 공중 보건에 매우 큰 관심을 가지고 있었는데, 그것은 자신의 사회적·정치적 개혁에 대한 노력과 가장 밀접하게 관련되어 있는 의학 분야였다. 19세기 위생학자들처럼 그는 오염된 공기, 과로, 어리석은 식습관, 그리고 격한 감정이 질병 원인의 많은 부분을 차지한다고 생각했다.[138] 그는 특히 부자들의 나태한 사치와 무절제, 그리고 빈자들의 과도한 염려와 불안에 대해 통렬히 비판하기를 좋아했다. 이런 악들이 "이성과 사회 질서의 진보"에 의해 극복될 것이므로 기대 수명은 증가할 것이다.

> 예방의학이 발전하고 식이 환경과 주거 환경이 개선됨에 따라, 운동으로
> 우리의 체력을 증진시키되 과도하여 해치지 않도록 하는 생활 방식이 확립
> 됨에 따라, 쇠퇴의 두 가지 가장 치명적인 원인인 빈곤과 과도한 부富를 제
> 거함에 따라, 인간의 평균 수명이 증가하게 될 것이며 보다 좋은 건강과 더
> 욱 강인한 체질을 얻게 될 것임을 어느 누구도 의심할 수 없을 것이다.[139]

콩도르세의 견해로는 이러한 인간 체질의 개선은 습득 형질의 유전
에 따라 세대마다 더욱 강화될 수 있는 것이다.[140] 로저 베이컨과 마찬가
지로, 그 역시 프랑스의 자연주의자 라마르크*를 기리는 뜻에서 라마르크
주의로 불리게 된 학설을 수명 연장에 적용했는데, 라마르크는 이 개념을
이용하여 한 종류의 진화론을 수립했다.[141] 일정한 환경에서 개발된 형질
들이 그 후손들에게 전해진다는 이 법칙을 초기 생물학자들 대부분이 수
용했었다. 콩도르세는 다음과 같이 적었다.

> 그러나 우리의 체격과 체력 그리고 우리 감각들의 재주와 예리함이, 한 개
> 체 안에서의 완벽함이 다음 세대로 전달되는 자질들에 속한다고 여겨지지
> 않는가? 다양한 가축들의 사육에서 관찰된 바는 그것이 실제로 그러함을
> 믿도록 만들며, 우리는 이를 직접적인 관찰로 인간 종족에서 확인할 수 있
> 다.[142]

---

* Jean Baptiste Lamarck(1744~1829), 습득형질의 유전 혹은 후성 유전을 기초로 한 진화론
을 주장했던 프랑스의 자연철학자이자 생물학자.

　그 개혁가는 지적인 자질과 도덕적인 자질조차 후속 세대들로 전해지고 이로 하여 종족을 더욱 완벽하게 만들 것이라고 생각했다.[143] 콩도르세의 이런 면에서의 추론들은 1800년대 초의 위대한 의사이자 철학자인 카바니스[*]의 모방심을 크게 고양시켰는데, 카바니스는 그의 저술에서 습득 형질의 유전을 통한 인간의 완전성을 반복하여 계속 언급했다.[144]

　그러나 콩도르세의 수명 연장에 대한 주된 희망은 추가적인 의학의 진보였다. 그는 과학의 역사와 방법들을 잘 알고 있었기 때문에, 당대의 생물학적 이론들에 그의 시야를 묶어둘 수 없었다. 그는 연구 프로그램을 가장 종합적인 범위로 조직하고 지원하기를 절실한 목소리로 사회에 주문했다. 프랜시스 베이컨의 선례에 따라, 그는 모든 종류의 자연 현상들에 대한 계획적이고 체계적인 연구를 추구했다. 그는 그의 평론집 『아틀란티스에 관하여On Atlantis』에서 이 계획의 개요를 제시했다. 그는 당대의 의학이 여전히 효과적이지 못하기는 하지만 엄청난 진보의 목전에 와 있다고 생각했다. 왜냐하면 의학이 "오로지 경험만을 믿는 것"을 알게 되었기 때문이었다.[145] 늙음은 여타의 것들과 다를 바 없는 자연현상의 하나로서, '조직체'를 관장하는 법칙들에 따른다고 그는 단언했다. 의학 연구가 "인간 기계"의 작동을 조절하는 법칙들을 밝힘에 따라(데카르트 참조) 의사들이 육신을 건강한 상태로 영원히 유지시킬 능력을 갖게 될 것인바, 이는 시계공이 그의 기술로 시계가 완벽하게 작동하도록 유지시킬 수 있는 것과 같은 이치다.[146]

　맬서스는 콩도르세가 그의 친-수명 연장주의 수립에 사용한 세 가지 기본적인 가정 모두를 비판했다. 우선 첫 번째로, 맬서스는 환경 개선이 의미 있는 수명의 연장을 조금도 가져오지 않을 것이라며 부정했다.

---

[*]　　Pierre Jean Georges Cabanis(1757~1808), 프랑스의 생리학자이자 철학자.

사실 그는 환경 조건들의 현저한 개선이 이루어지리라는 점을 의심했다. 그는 오래된 국가들 중 어느 한 국가라도 대중들을 "대략 삼십 년 전 미국 북부 주들에서 일반인들이" 누렸던 복지 수준까지, 심지어 천년 안에라도, 이르게 할 수 있을지에 대해 회의적인 견해를 표출했다.[147] 그러나 어느 정도의 유토피아가 만들어져서 각 가정이 깨끗하고 쾌적한 집을 가지며, 사치와 빈곤이 모두 제거되고, 노역과 직업상 위험들이 사라진다고 가정할지라도, 그 결과는 그저 엄청난 인구 증가가 될 것이며 다시 비참함과 질병으로 되돌아가게 될 뿐일 것이었다.[148] 콩도르세는 다소 모호하게 산아제한의 가치를 언급했다.

> (……) 언젠가는 [생존의] 한계에 도달하는 날이 올 것임을 우리가 동의한다 해도 그것이 반드시 걱정스러운 것이라고 할 수는 없다. (……) 만일 사람들이 아직 태어나지 않은 아이들에 대한 의무를 가진다면, 그 의무는 그들에게 존재를 제공하는 것이 아니라 그들에게 행복을 제공하는 것임을 그 때가 되면 사람들이 알게 될 것이다. 그들의 목표는 (……) 쓸모 없고 비참한 존재들로 이 세상을 어리석게 훼방 놓기보다 (……) 인류의 보편적 복지를 고양시키는 것이어야 할 것이다.[149]

그러나 맬서스는 이 제안을 '비정상적'이며 더욱이 '미덕'과 '품행의 순수성'에 대한 위협이라며 맹렬히 거부했다.[150]

맬서스는 또한 콩도르세의 낙관론을 지탱하는 라마르크주의와 의과학의 진보라는 다른 두 가지 기반에 대해서도 반감을 가졌다. 그는 사육사들이 식물이나 동물의 개선에 일정한 영향을 미칠 수 있다는 사실을 인정하면서도, 그러한 증진은 한계가 있다고 주장했다.[151] 그가 즐겨 썼던 전술은 지속 기간보다 크기에 대해 말하는 것이었다. 예를 들면, 양배추

만한 크기의 카네이션을 개발하거나 감자를 무한히 크게 만들 생각을 하는 사람들을 조롱하는 것이었다.[152] 과학의 진보와 관련해, 맬서스는 조금 더 신중했다. 그는 늙음과 죽음의 원인을 모르고 있음을 인정했고,[153] 과학의 진보가 일부 이루어질 수 있음을 인정했다.[154] 하지만 이러한 진보가 조금 있다고 해도 그것은 주로 물리적 과학에서 이루어지리라 생각했다. 그는 늙음과 죽음을 삶에 수반되는 치유 불가능한 것으로 보았다.[155] 그는 전 역사를 통틀어 수명증가의 예가 하나라도 있었는지 의문을 나타냈으며, 이는 오늘날에도 여전히 유효한 질문이다.[156]

결론

맬서스의 평론에서 가장 주목할 만한 구절은, 베커보다 한 세기도 더 전에, '회의적인' 계몽사상가들이 지상에서의 천상 도시를 진정으로 목표했음을 지적한 구절이다.

> 영생한 후의 영혼을 갈망하는 매우 진기한 한 가지 예로서, 무한한 인간 수명의 연장에 관한 고드윈과 콩도르세의 이런 추정들에 대해 언급한 후에 이 주제를 마치려 한다. 이 두 신사 모두 지금과 다른 상태에서 영원히 살게 될 것임을 절대적으로 약속하는 계시의 빛을 거부했다. 그들은 모든 시대의 가장 유능한 지성인들에게 사후 영혼의 존재를 시사했던 자연 종교의 빛 역시 거부했다. 그럼에도, 영생에 대한 발상이 인간의 마음에 잘 부합하기 때문에, 그들은 그것을 자신들의 사유체계에서 완전히 버리지 못한다. (……) 이런 추정들이 드러내 보이는 회의론의 모순에 대한 이 얼마나 낯설고 기이한 증거인가![157]

콩도르세가 이 비판에 대해 어떤 식으로 반응했을지를 알 수 있다면 무척이나 흥미로울 것이다. 사실, 친-수명 연장주의자가 이 질문을 정교한 방식으로 다룬 것은 19세기 말 미국인 의사 C. A. 스티븐스에 이르러서였다. 스티븐스는 그의 체계를 '자연주의적 구원'이라 불렀으며, 그것이 기독교의 초자연적 구원을 모방했던 것임을 인정했다.[158]

맬서스는 죽음의 문제에 대한 진보주의적 해결책이 갖는 정당성에 의문을 제기하는 또 다른 주목할 만한 구절로 이 비평을 계속했다.

> 세심한 모든 회의론들을 설파한 후에 (……) 그들은 (……) 최고로 편협하

고 불완전하며 부당한 (……) 영생하는 그들 자신의 종種을 소개한다. 그들은 지금껏 존재했거나 수천 년 혹은 수백만 년 존재할 수 있는 위대하고 고결하며 고양된 모든 지성들이 멸절될 것이라고 추정한다. 그리고 지구상에서 한 번에 존재할 수 있는 수보다 많지 않은 오직 소수의 존재들만이 궁극적으로 영생의 월계관을 쓸 것이라고 추정한다. 그런 교리가 하나의 계시 교리로 발전했다면 종교의 모든 적들은, 그리고 아마 고드윈과 콩도르세도 그들 중 한 명으로서, 그것을 가장 유치하고, 가장 터무니없으며, 가장 빈약하고, 가장 측은하며, 가장 사악하게 부당한, 그리고 결과적으로, 인간의 미신적인 어리석음이 창안할 수 있는 가장 쓸모없는 신으로 조롱하는 데 모든 힘을 소진했을 것이다.

이 점은 죽음의 문제에 대한 정의로운 해결책에 있어서 모든 세대들이 평등해야 한다고 주장하는 20세기 신-정통주의 지지자들에 의해 여전히 반향을 일으키고 있다.[159] 확실히 하자면, 고드윈이나 콩도르세 그 누구도 전통적 종교의 약속들 모두를 과학과 진보에 기초한 등가물로 대체할 수 있다고 주장했던 적이 없다. 그렇지만, 그들 입장에서의 논리가 부활의 바람직성을 인정하도록 그들을 이끌었던 것으로 보인다. 그리고 인간의 무한한 완전성과 가늠할 수 없는 과학의 발전에 대한 믿음이라는 관점에서, 그 가능성 역시 그들이 추정하고 있었던 것으로 보인다.[160]

결론적으로, 콩도르세는 그의 추종자 카바니스를 통해 프랑스 의학의 황금기 촉발에 뚜렷한 영향을 미쳤다는 점이 언급되어야 한다. 그 계몽사상가는 많은 위대한 과학자들을 특징짓는 최고 수준의 지적 정직성과 거의 종교적이라 할 만한 열의와 포부가 결합된 이중적 성격을 가지고 있었다. 당대인의 표현을 빌리자면, 그는 "눈 덮인 화산"이었다.[161] 그 자신이 가치 있는 과학적 작업을 특히, 수학 분야에서 수행했으며, 오랜 기간 동안 과학 아카데미의 사무총장으로 일했다.[162] 그러므로 그가 기호 논리학과 확률 통계학을 포함한 가장 정교한 방법론의 주창자였다는 사실이 놀랄 일은 아닌 것이다.[163] 이러한 열정적인 낙관론과 냉정한 객관성의 특이한 조합은 그의 추종자인 카바니스에게 전해졌다. 그리고 카바니스는 18세기 의학의 교조적인 체계를 거부하고, 이를 대신해 임상과 사체 부검에서의 관찰에 직접 기초한 의료의 일상화를 구축했던 '파리학파'의 확립을 주도했던 인물이었다.[164] 19세기 전반기 동안 프랑스의 의학은 세계를 선도했다.

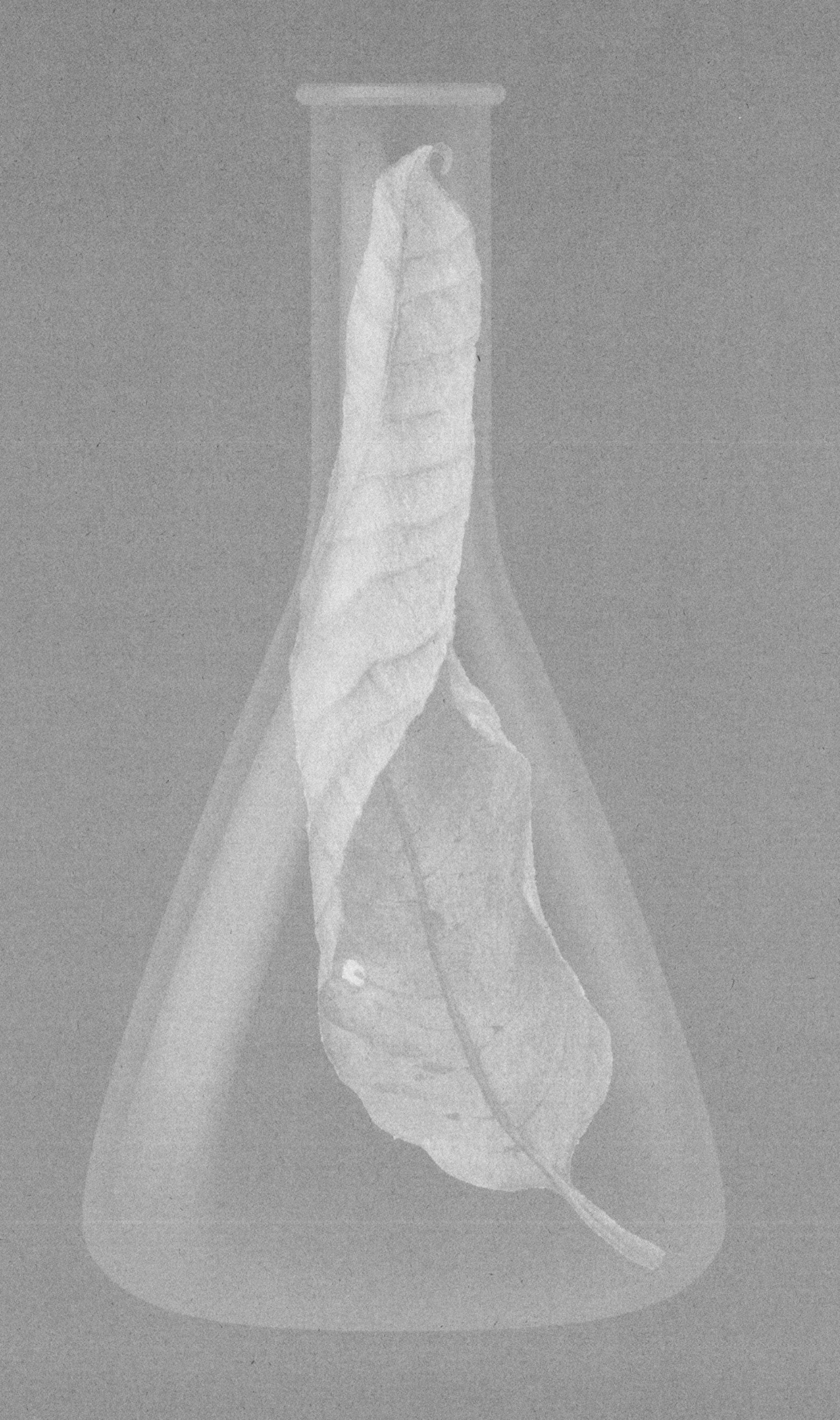

NINE

에필로그

콩도르세, 프랭클린, 그리고 그 밖의 18세기 학자들은
삶의 무한한 연장을 과학의 목표로 보았다.
그러나 최근에 성취한 것들이 수명의 (아마 생물학적인) 최대 한계를
연장하지는 않았다는 점이 자주 지적되어 왔다.
만일 훨씬 더 큰 기대를 받는 그 날이 실제로 도래한다면,
지극히 중요한 결과들이 분명히 뒤따를 것이다. 의학적인 성과는
항상 사회 내의 동향에 부분적으로 의존적이기는 하지만,
그때에 이르러 미래 사회는 적지 않은 정도로 의학의 발전에 눈을 돌릴 것이다.
— R. H. 슈라이옥[*], "미국 역사에서 의학의 중요성", 1956[1] —

친-수명 연장 사조의 진화는 계몽주의를 경계로 두 개의 큰 부분으로 나눌 수 있다고 말할 수 있다. 전반부는 인간 문화의 시작으로부터 18세기까지를 포함할 것이다. 후반부는 그 시기로부터 현재까지의 전개를 아우르는 것이다. 계몽 시대를 전환점으로 삼는 이유는 (원시주의를 대체하는) 진보 사상이 친-수명 연장주의에 대한 새로운 이념적 기초를 제공하기 때문이며, 또한 16세기와 17세기의 과학 혁명이 원형과학의 종언

[*] Richard Harrison Shryock(1893~1972), 일반 역사와 의학사 간의 관계를 연구한 미국의 역사학자.

과 함께 친-수명 연장주의를 위한 과학적 기초의 시작을 예고하기 때문이다.

　이 연구에서 우리는 1800년 이전의 친-수명 연장 사조의 주된 경향들을 다루면서, 일반적으로 인식되는 것보다 더 많은 실체들과 적시성이 이 '이른' 역사에 있음을 보이려 시도했다. 대중적인 저술들에서와 마찬가지로, 학문적이며 전문적인 저술들에서도 친-수명 연장의 시원을 대수롭지 않게 다루는 것이 관례화되어 있다. 므두셀라, 청춘의 샘, 연금술사의 영약에 대한 가장 단순한 언급, 그리고 가끔 프랜시스 베이컨을 향한 조금은 더 존경에 찬 끄덕임, 이것들로 그 주제를 충분히 다룬다고 간주하고 있다. 사실, 그것이 현 저자가 이 작업에 착수했을 때 가졌던 관점이었다. 여기에서 연구되는 내용에 대해서 한 챕터면 충분하리라 생각했었다. 하지만, '초기' 친-수명 연장주의 내의 다양한 갈래들을 공평히 다루려면 한 권의 단행본 전부가 바람직하다는 것이 금방 분명해졌다.

　예를 들어, 우리는 친-수명 연장 사조가 단순한 것이 아니라, 추구하는 다양한 목표들과 사용될 다양한 방법들로 구성되어 있는 것을 보았다. 그리고 기대 수명과 최대 수명의 개념이 주의깊게 구분되어야 함을 보았다. 수명 연장을 책망하는 (옹호론) 세력들이 신화와 민간전승에서, 철학에서, 그리고 과학과 의학에서 강력한 위상을 점하고 있는 것이 밝혀졌다. 하지만, 옹호론의 힘에도 불구하고, 친-수명 연장 민간전승의 세 종류 주요 변형들(태고형, 북방형, 샘물형 주제들)이 역사의 거의 모든 시기에 대부분의 문화들에서 나타남에 따라 그것이 사실상 편재해 있었음이 밝혀졌다.

　더 나아가 우리는 도가 사상에 일정 부분 존재하는 옹호론적 경향들과 상관없이 도가 고전들이 체계적인 친-수명 연장주의를 위한 존중할 만한 지성적인 틀을 —역사상 처음으로— 제공했음을 배웠다. 그리고 도가의 생리학적 수련들은 (때때로 잘못 해석되기도 했지만) 진정한 실증적 관찰들의 축적과 관련되어 있음이 입증되었다. 중국 연금술에 대해서도 특히, 수은과 수은 화합물들의 주목할 만한 화학적 작용과 관련해서 동일한 평가를 내릴 수 있다. 우리는 로저 베이컨에 의해 잘 정립되어 라틴 연금술에 적용되었던 친-수명 연장론의 논리적 근거 역시 검증했으며, 또한 룰 학파의 발흥을 '제5원소' 탐구 및 그것의 파라셀수스의 의료화학에 기여한 바와 함께 추적했다. 아랍 연금술이 동서양 간의 연결고리 역할을 했다는 직접적인 증거의 결핍에 기초하여 비교역사학적 문제점 하나를 제기했다.

코르나로의 담론은 르네상스에 대한 부르크하이트의 이론과 잘 연관되어 있으며 친-수명 연장 위생론의 전통을 시발함으로써, 이것이 레시우스, 후펠란트, 그리고 다른 사람들을 통해 19세기 말까지 이어졌음을 언급했다. "후대의 사용"에 대한 칼 베커의 논술을 세밀히 검토했으며, 이것이 —데카르트, 베이컨, 프랭클린, 고드윈, 콩도르세 등— 계몽사상가들의 친-수명 연장주의적 경향을 설명하는 것에 도움이 됨을 알게 되었다.[2] 맬서스가 베커의 주제를 예견했으며 또한 신-정통주의와 "자연주의적 구원" 간의 충돌에서 여전히 생존 가능한 주장들을 돌출시켰음을 역시 보았다. 더 나아가, 계몽주의적 친-수명 연장주의가 실험 생리학, 수혈, 소생술, 그리고 가사 상태의 시발에 영향을 미쳤음이 드러났다.

이 단행본의 주요 요점들 일부의 검토를 마치면서, 제1장에서 서술했던 세 가지 목표를 상기하는 것이 좋을 것이다. 1) 삶의 연장에 대한 사조들의 진화는 길고도 복잡한 것이며 사상사의 중요한 분야임을 설명한다. 2) 주된 친-수명 연장 가설들은 그들 시대의 주요한 과학적 그리고 철학적 흐름에서 나온 합리적인 추론들이었다. 3) 수명 연장의 가능성과 바람직성에 대한 믿음이 과학과 의학의 진보를 발전시켰다. 희망하건대,

이 제안들이 본문 안에서 충분히 예증되어 더 이상 자료를 반복하는 것이 이 시점에서 필요하지 않기를 바란다.

** — **

여기에서 1800년 이후 친-수명 연장의 역사에서 두드러지는 특정 경향들에 대해 매우 간단한 조망을 제시하는 것이 흥미로울 듯하다. 19세기 사상의 가장 강력한 흐름들 중 세 가지에서 계몽주의의 영향이 계속되었다. 첫째, 유토피아주의. 전부 다 그런 것은 아니지만, 대부분의 유토피아적 계획들은 건강수명의 일부 증가를 약속했다. 둘째, 다윈주의. 비록 옹호론적인 다윈주의자들이(예, 바이스만*) 있었지만, 메치니코프, 윈우드 리드**, 그리고 C. A. 스티븐스(자연주의적 구원) 등 다른 이들은 확고한 친-수명 연장주의자였다. 셋째, 마르크스주의. 수명 연장은 마르크스주의자들의 저술에서 (일부 어렴풋한 옹호론과 함께) 반복되는 주제였으며, 정통파 공산주의 집단만이 아니라 많은 사회민주주의자들 그리고 일부 기독교 사회주의자들과 절충적 자유주의자들에게서 현재까지 지속되고 있다.

20세기가 시작될 무렵, 산업적으로 발전한 국가들에서의 노령 인구와 복지 상태가 이념에 덜 민감한 노화에 대한 관심을 불러일으킴에 따라, 친-수명 연장 개념들의 성격에 괄목할 만한 변화가 일어났다. 노년학이 공인된 전문분야가 되었으며, 여러 재단과 정부들이 증가된 규모의 재화를 노화 연구에 투입했다. 노년학의 성장과 더불어, 친-수명 연장주의

---

*   August Friedrich Leopold Weismann(1834~1914), 획득형질의 유전을 부정하고 유전의 염색체설을 주장했던 독일의 유전학자.

**   William Winwood Reade(1838 ~1875), 아프리카를 탐험하며 다윈과 교류했던 영국의 역사가이며 철학자.

자들에게 약간의 희망을 주는 수많은 생물-의학적 발견들이 제시되었다. 그 예로서, 골다공증과 아토피 피부 같은 질환에 대한 성 호르몬들의 효과, 조직배양의 '불멸성', 식습관과 동맥경화증 간의 관계, 감식減食에 의한 다양한 종들의 수명 연장, 포유동물 세포들의 동결에 있어 글리세롤의 보호 효능 작용, 그리고 곤충들에 있는, 아마 일부 포유동물들에도 있는 듯한, '현상유지' 호르몬의 분리 등을 들 수 있다.

이러한 고무적인 20세기의 전개와 함께, 일부 이에 역행하는 경향들도 나타났다. 이 세기의 사회적·경제적 격변이 이전 세기에 가졌던 진보 개념에 대해 깊은 회의감을 일으켰다. 그렇다고 개선론이 버려진 것은 아니었다. 그와 반대로, "기대치의 증가에 따른 변혁"이라는 말이 현대 문화가 얼마나 깊이 진보주의적 관점에 헌신하고 있는지를 시사하고 있다. 그러나, 이와 더불어, 기대치 감소에 따른 선명한 반-혁명도 있었다. 그리고 현대인들의 정신은 심대한 모순들로 인해 분열되어 있다. 이 시대가 내부적인 갈등과 불안감으로 규정지어지는 것은 당연한 것이다. 삶은 무의미하며 불합리하다는 만연한 두려움이 있다. 그리고 그 모순은 개인과 논란의 여지가 있는 개인의 '가치'에 가장 무겁게 작용한다.

이 연구의 시작에서 이야기했듯이, 우리 시대의 위기 속에서 가장 좋은 길은 개선론적 전통을 의식적으로 발전시키는 것이며, 또한, 죽음의 문제에 대하여 수명 연장 노력을 진척시키는 것이라고 현 저자는 생각한다. 이는 수명 연장, 회춘, 소생 기술들, 그리고 어쩌면 몇몇 방식의 부활 등의 구체적인 방법으로 각 개인의 가치를 증진시키기 위한 행동 계획이 지지 받을 것임을 의미한다. 개인의 '가치'는 사실이기보다는 목표라고 말할 수 있을 것이다.

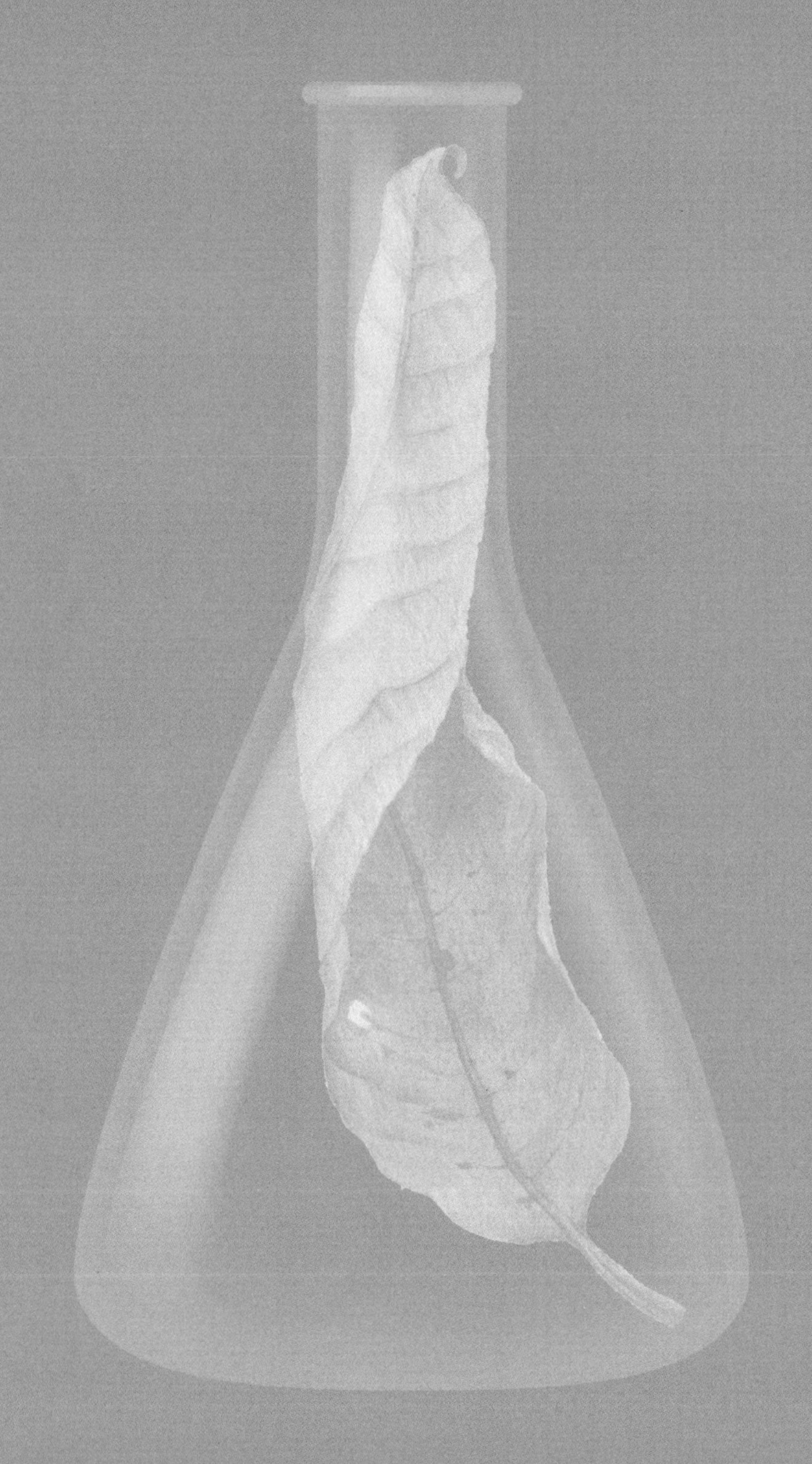

옮긴이의 말

　노화에 대한 나의 관심이 커지기 시작하던 2003년, 미국에서는 레온 R. 카스를 위원장으로 하는 17인의 생명윤리에 관한 대통령 자문위원회가 조지 W. 부시 대통령에게 한 권의 보고서를 제출했다. 의학, 생물학, 철학, 법학, 정치학, 행정학, 경제학 등 학문 제 분야의 전문가들로 구성된 위원회는 치료의 범주를 넘어서서 생명공학적으로 인간을 강화시키는 것이 바람직한지 검토하였는데, 네 방향의 검토 대상 중 하나가 바로 '노화 없는 육신'이었다.

　보고서의 서두에 언급하고 있듯이, "노화의 필연성과 그에 따른 죽음에 대한 공포는 인간의 삶에서 떠나지 않았다. 그리고 늙음을 극복하고자 하며 심지어 죽음에 저항하고자 하는 욕구가 인류의 오랜 꿈으로 자리 잡고 있었다." 그리고 마침내 21세기 과학의 지평 위로 이 꿈의 실현 가능성이 떠오르자, 동 위원회는 인간 수명의 획기적인 증가가 각 개인과 사회에 미칠 영향들을 분석하였으며 이를 통해 얻은 결론을 정리하여 인류 사회가 나아가야 할 방향으로 대통령에게 보고한 것이다. 항-노화 기술이 바람직한가에 대한 전반적인 부정적 서술로 인해 이후 일부의 비판의 대상이 되기도 했지만, 동 보고서는 노화에 관한 과학적 연구와 그 결과물이 철학적, 윤리적, 그리고 정치경제적 관점에서 엄중한 검토 대상이 되고 있다는 사실을 내게 알려 주었다. 이를 계기로, 관련 문헌들을 추적하는 과정에서 항-노화 연구에 대한 찬반 논쟁이 이번 세기 첫 20년 동안 격하게 진행되어 왔음을 인지할 수 있게 되었다. 그렇다면 왜 굳이 21세기이며, 찬반을 구성하는 논점들과 그것들을 뒷받침하는 논거들은 어디에서 어떻게 유래되었을까?

우선 가능성의 측면에서 보자면, 항-노화 기술이 새로운 차원의 혁신을 지속적으로 선보이고 있는 21세기가 가까운 미래에 그 기술을 인간에게 적용할 수 있으리라 기대하게 만드는 시대이기 때문일 것이다. 실제로, 생리 작용이 비교적 단순한 하등 동물뿐 아니라 인간과 많은 특성을 공유하는 포유류 동물들을 대상으로 하는 여러 연구에서 장수를 유도하는 유전자의 실체와 작동 기제가 밝혀지고 있으며, 이 유전자들의 활성 혹은 노화 기제를 조절하는 약효 물질들이 발굴되고 있다. 또한 이를 이용한 동물의 노화 억제와 이를 통한 수명 연장에 대한 보고서가 하루가 멀다 하고 발표되고 있다. 현 세기에 이르러 항-노화 기술의 가능성과 그로 인한 수명 연장의 가능성은 가정적 질문의 대상에서 벗어나 현실적 적용 여부의 판단 대상으로 이미 바뀌고 있는 것으로 보인다.

세계 수명 통계를 보면 아프리카 대륙의 많은 국가에서 최근 5년간 평균수명이 50년 전후인 반면 세계 최장수 국가인 일본과 한국은 각각 84.7년과 83.2년에 이르러 국가 간 편차가 30-40년에 이른다. 그 결과, 한국 사회는 65세 이상 인구가 15.7%(2020년 기준)에 이르는 고령 사회를 이루고 있다. 이러한 수명의 불평등은 대체로 경제적 차이와 비례하는 것으로, 국가 간에서 뿐만 아니라 한 국가 안에서도 뚜렷하게 나타난다. 그렇다면 풍족한 경제력을 바탕으로 이미 상대적으로 긴 삶을 살고 있는 우리들에게 항-노화 기술을 이용하여 보다 더 긴 삶을 영위하게 되는 것이 바람직하다 할 수 있겠는가? 이 질문에 대한 답은 간단히 나올 수 있는 것이 아니다. 진화론적 입장에서 본능적 생존 노력만을 강조해서 얻을 수 있는 답이 아니며, 노화에 의한 퇴행성 질환들의 전반적인 유병을 지연시킬 수 있으리라는 의학적 경제성에 무게를 전부 실을 수도 없는 일이다. 이 질문과 관련해서는 철학적, 윤리학적 고려와 더불어 사회적, 정치경제적으로 수반되어 나타날 수많은 문제들을 충분히 숙고한 후에야 가부간의 의견 제시가 가능해 질 것이다.

다행스런 점이라면 이미 50여 년 전에 이 책의 저자 제럴드 J. 그루만이 항-노화를 바탕으로 한 수명 연장의 가능성과 바람직성을 판단의 지표로 삼아 동서고금의 사조들을 이 책에 분석하여 정리해 놓았다는 것이다. "불멸을 꿈꾸는 수명 연장의 역사"라는 제명으로 이 책을 번역하면서, 한국의 동료 과학자들 특히 노화를 연구하는 의과학자들에게 항-노화 기술이 가져올 미래의 현실을 성찰할 소중한 참고서가 되어 주기를, 그리고 늙음과 죽음이 있는 인간의 이야기에 흥미를 가지는 비전문 지식인들에게 인간 조건의 극복을 다루는 고금의 명문장들을 통해 다양한 문화적 관점들을 접하는 창구가 되어 주기를 기원해 본다.

저자는 이 책에서 고대 사회의 사조를 읽을 수 있는 다양한 신화와 전설로 시작해서 18세기 계몽 사상가들의 진보적 사조에 이르기까지 전 세계적으로 진행되었던 수명 연장에 관한 사조의 변천 과정을 옹호론과 친-수명 연장주의라는 상반되는 두 가지 전형으로 범주화하여 접근한다. 물론 책 제명에서 볼 수 있듯이 저자는 친-수명 연장주의적 입장에서 서술해 나가지만, 그 대척점에 있는 옹호론적 입장을 적실하게 대비시킴으로써 상반되는 두 전형 모두의 논거를 효과적으로 제시하고 있다. 이 책의 또 다른 특징이라면 서구 사상가들의 평론에서 보기 어려운 도가道家 친-수명 연장주의로 대표되는 동양 사조의 분석에 큰 비중을 두고 논리를 전개하고 있는 점으로, 이를 통해 친-수명 연장주의가 동서고금 모든 인류의 문화에 편재되어 있음을 명료히 보여주고 있다. 이들 이야기 전개에 있어 저자가 인용하는 문장들은 내용에 대한 적실한 논거와 해설을 제공할 뿐 아니라, 그 문장들 자체로 문학적 아름다움을 담보하고 있어 읽는 이의 기쁨을 증가시킨다. 이는 1장의 서론에서부터 마지막 8장에 이르기까지 유지되는 이 책의 수월성으로 꼽을 수 있을 것이다. 다만 번역 과정이 그 기쁨을 반감시키지 않았을까 우려하게 될 뿐이다.

저자는 1장을 신의 명령에 의한 영생과 부활에 대한 믿음이 급격히 감소함에 따라 현대인들은 죽음을 대할 때 허전함과 무력감을 느낀다는 명제로 시작한다. 이의 극복을 위해 현대인들이 취하는 일반적인 방안들로 죽음 자체에 대한 의도적 망각 혹은 무시, 그리고 초자연적 구원을 약속하는 신학적 입장을 재정립하려는 시도를 들고 있다. 하지만 저자는 세속적 실존주의자의 입장에서 보다 긍정적인 해결책으로 개선론에 바탕을 둔 수명 연장을 제시한다. 또한 구체적인 사회적 진보의 실례들을 그의 논거로 제시함으로써 앞으로 전개할 친-수명 연장주의 논점에 대한 정당성과 개연성을 확보한다.

늙음과 죽음은 인류에게 필연적인 것으로서 그것들은 필요할 뿐 아니라 개인과 사회에 오히려 도움이 되며, 따라서 수명을 늘리려는 시도는 현명하지 못하다는 믿음이 철학, 과학, 그리고 종교 체계 내에 있어왔다. 2장에서는 친-수명 연장주의 사조를 억제하여 왔던 이러한 믿음을 '옹호론'으로 규정하고, 그 실체를 분석 논의한다. 이 과정에서 우리는 길가메시 서사시를 비롯한 헤시오도스가 전하는 프로메테우스와 판도라 이야기, 아프로디테 찬가에 나오는 티토누스 이야기, 히브리 전승 상의 아담과 이브 이야기, 루크레티우스의 〈사물의 본성에 관하여〉가 전하는 에피쿠로스의 철학, 키케로의 〈노년에 관하여〉와 마르쿠스 아우렐리우스 황제의 〈명상록〉에서 읽는 노년을 대하는 자세, 히포크라테스와 아리스토텔레스 그리고 갈레노스가 공통적으로 설파했던 4체액설에 기초한 노년

생리학의 논리, 구약성서에서 전도자와 욥이 그려 보이는 인간의 겸손한 복종에 대해 주어지는 신의 보상으로서의 장수에 관한 해석, 그리고 지상의 삶보다는 더 높이 고양된 상태에서 누리게 될 천상에서의 영생에 큰 가치를 두는 바울의 고백과 중세 신학자들인 성 아우구스티누스와 성 토마스 아퀴나스의 죽음과 구원에 관한 해설 등 주옥같은 수많은 명문장들을 접하게 된다.

현대적인 지식이 발달하기 전에는 어떤 특정 환경의 사람들이 당대 사람들보다 월등히 오랜 수명을 영위했던 것으로 알려지면, 사람들은 그 환경의 비밀을 발견함으로써 수명을 늘릴 수 있기를 희망했을 것이다. 역사 과정에서 그러한 전승들이 허구로 인지되면, 그 전승들은 지하로 스며들어 전설 혹은 우화로 민중에게 전해졌다. 3장에서 저자는 그같이 형성된 친-수명 연장 전설들을 옛날 사람들은 지극히 오래 살았다는 태고형, 어느 다른 지역에서는 사람들이 특이하게 긴 삶을 산다는 북방형, 그리고 어떤 놀라운 물질을 이용하여 수명을 늘릴 수 있으리라는 생각에 기초를 둔 샘물형의 세 가지 주요 그룹으로 구분하여 해석을 시도한다. 저자는 앞 장에서와 마찬가지로 동서양을 넘나들며 다양한 전설들에서 인용문을 발췌하여 소개하면서 이들 전설들의 내용과 그 안에 내포된 의미를 분석해 나간다.

4장과 5장에서는 도가道家의 친-수명 연장주의의 이론과 실제를 다룬다. 고대와 중세 초기 중국에서의 친-수명 연장주의는 위대한 철학적-종교적 체계인 도가사상과 궤를 같이 하며 사회의 중심적인 위치를 점하고 있었다. 여러 세기에 걸쳐 수천 명의 도사들이 대를 이어가며 도가의 수명 연장 기법들을 공부하고 수련했으며, 이것이 훗날 중국의 과학과 의학에 큰 영향을 발휘하고 서구의 과학과 의학에도 일정 정도 영향을 미쳤다. 이러한 이유에 근거하여 저자는 친-수명 연장 사조의 발달에 관한 연구에 있어 도가 사상에 주도적인 지위를 부여해야 함을 저술의 전 과정에서 주장한다. 먼저 4장에서는 도가 철학을 대표하는 저술들 ―도덕경, 장자, 열자― 곳곳에서 표출되는 도가 철학의 특징적인 원칙인 자연의 통일성, 범신론, 신비주의, 정숙주의, 그리고 원시주의가 고대와 중세 중국의 친-수명 연장 사조에 지적인 뼈대를 제공했음을 분석한다. 5장에서는 6장에서 소개될 연금술과는 별도로 수명 연장술로 행해졌던 호흡 기법, 식이 기법, 체조 기법, 그리고 성교 기법 등 생리적 기법들과 종교적 분위기가 강조되는 정신적 기법의 실제 수행 방법과 그것의 시대에 따른 변천 과정을 구체적으로 분석하여 그려내고 있다. 이 과정에서 서구 철학자가 빚어내는 흥미진진한 도가 친-수명 연장 사조의 해석은 동양적 사고에 함몰되어 있던 우리에게 새로운 통찰력을 제시할 수도 있으리라 생각한다. 다만 도가 문헌의 분석에 있어 언어상의 제약으로 인해 저자는 대부분 프랑스어로 된 2차 자료와 이를 다시 영어로 번역한 3차 자료에 의지할 수밖에 없었고, 그 한계가 간혹 본문에 노출되기도 한다. 이는 우리말로 옮기는 과정에서도 어려움으로 다가왔다. 저자의 서술 내용과 1차 자료로서의 도가 문헌 원본의 내용에 모두 충실할 수 있는 언어를 찾아 번역하는 노력이 과외로 있었음을 밝히는 것이 옳을 듯하다. 이를 위한 1차 자료로는 중국철학전자화계획(中國哲學電子化計劃)에 수록되어 있는 도가 문헌들을 활용하였다.

6장에서는 의료화학의 효시가 되는 친-수명 연장 연금술의 진화 과정을 중국과 서구로 구분하여 분석하고 이들 간의 상호 연관성을 고찰한다. 갈홍과 위백양으로 대표되는 중국 연금술의 특징은 수명을 연장시키는 목표에 거의 완벽하게 전념한다는 점에 있다. 이에 비하여, 수명 연장보다 경제적 가치가 높은 귀금속의 획득에 집중했던 서구의 연금술은 중세 한가운데에 이르러서야 친-수명 연장주의적 입장에 봉사하게 된다.

13세기 영국의 로저 베이컨의 등장을 계기로 친-수명 연장주의적 경향이 뚜렷해진 서구 연금술은 14세기에 이르러 연금술과 의학 간의 결합을 확립해 나간 빌라노바의 아르날드와 제 5원소의 분리를 지향하는 라몬 룰, 그리고 뒤이어 철학자의 돌 제조에 열중한 존 다스틴과 룰의 이론을 받아들여 의학적 연금술의 진화에 중심적 역할을 담당했던 루페시사의 요한 등 위대한 연금술사들이 등장한다. 이들은 다음 시대에 나타날 의학과 화학의 밑거름이 되어 16세기 의료화학을 만개시키는 파라셀수스로 이어지게 된다. 동-서양에서 각각 발흥했던 연금술들의 실체와 성격을 분석하여 그들 사이에 존재하는 친연성과 상호 연관성 그리고 후일의 의학과 과학에 미친 영향들을 세밀히 해석해 나가는 과정에서 우리는 다양한 지역과 시대에 따른 문화들 간의 차이보다는 인류 문화의 보편성을 읽을 수 있게 된다.

이탈리아 르네상스 시기의 전형적인 귀족이었던 루이기 코르나로는 수많은 그리스-로마 사조들을 참신한 방식으로 결합하고 현대 정신을 창조적으로 가미한 〈소박한 삶에 대한 담론〉 네 편을 그의 나이 83세, 86세, 91세, 95세에 각각 저술한 후, 98세를 일기로 사망했다. 7장에서는 르네상스 문학의 대표적인 작품으로서 그리고 독창적인 친-수명 연장주의 작품으로서 코르나로의 〈담론〉들을 철학자의 깊은 통찰력으로 분석하고 해석을 시도한다. 이 과정에서 저자는 "어느 사람에게도 그 자신보다 나은 의사는 없다"는 〈담론〉의 한 구절을 예로 들면서 개인위생에 초점을 둔 코르나로 식의 장수 방안을 비판한다. 하지만 이 책이 출판되던 1960년대는 모든 사람에게 보편적으로 적용되는 공중 보건과 체계적 의학의 획기적인 발달로 전염성 질병이 크게 감소하고 평균 기대수명이 크게 증가하던 시기였음을 상기할 필요가 있다. 그러한 시대 환경 안에서는 개인위생보다 공중위생에 더 큰 무게를 싣는 것이 오히려 자연스러운 일이 아니겠는가. 다만 그 후 50여 년 동안 과학기술이 급격히 발전하여 우리는 개인의학과 개인위생이 다시 강조되는 21세기를 살고 있다. 또한 코르나로의 "소박한 식이 생활"은 칼로리 제한에 의한 수명 연장이라는 현대 노화생물학의 화두로 되살아나 활발한 연구의 대상이 되고 있다.

8장에서 저자는 먼저 친-수명 연장주의가 왜 진보 사상의 필연적인 결과로 나타나는지 분석한다. 저자는 그 논거를 계몽주의를 분석한 베커의 이론에서 차용한다. 즉, 계몽주의라는 위대한 사조는 중세의 기독교적 부활 드라마의 세속화에 바탕을 둔다. 다시 말해 중세인들이 내세에서의 초자연적 구원을 믿었던 반면, 계몽 사상가들은 현세적 구원에 대한 믿음을 가졌다. 그렇다면 기독교 체계를 대체할 수 있는 현세적 구원 방법이 제시되어야 할 것이었으며, 실제로 베이컨과 데카르트 같은 17세기 계몽 철학자들이 현세적 구원을 위한 수명의 연장 문제를 붙잡고 씨름하게 되었다고 해석한다. 이러한 계몽주의적 믿음은 18세기가 끝날 무렵, 영국의 고드윈과 프랑스의 콩도르세가 인류가 지구상에서 영생을 얻을 수 있다는 주장을 한 때에 이르러 논리적인 결론에 이르게 된다. 저자는 대표적인 친-수명 연장주의적 계몽 사상가들인 17세기의 르네 데카르트와 프랜시스 베이컨 그리고 18세기에 활동했던 벤자민 프랭클린, 윌리엄 고드윈, 그리고 콩도르세 후작의 친-수명 연장주의를 각론적으로 분석한다. 흥미롭게도 고드윈과 콩도르세를 분석하면서 인용하는 옹호론자 토마스 맬서스의 이들에 대한 가시 돋친 비평에서는 마치 최근 20여 년 동안 진행되고 있는 항-노화 연구에 대한 격한 찬반 논쟁을 200여 년 전으로 돌아가 보고 있는 듯이 유사한 논점과 논거들이 제시되고 있다.

9장 에필로그에서 저자는 앞의 여덟 챕터를 되돌아본 후 19세기와 20세기 들어 크게 변화한 수명 연장 개념과 새로이 얻어지는 희망적인 연구 결과들에 대해 간단히 언급한다. 하지만 사회적 경제적 격변으로 인해 이에 역행하는 경향들 역시 나타나면서 진보 개념에 대한 회의감 역시 깊어졌다. 이에 따라 현대인들의 정신은 심대한 모순들로 인해 분열되어 있음을 지적한다. 저자는 우리 시대의 위기 속에서 가장 좋은 길은 개선론적 전통을 의식적으로 발전시키는 것이며, 또한, 죽음의 문제에 대하여, 수명 연장 노력을 진척시키는 것이라는 주장을 견지한다. 이에 대한 판단은 독자들에게 맡겨야 하겠지만, 그 판단이 균형 잡힌 환경에서 이루어질 수 있도록 옹호론적 입장 역시 독자들에게 충분히 개진될 수 있어야 할 것이다. 어쨌든 저자의 바람처럼 이 저술을 통해 독자들이 친-수명 연장 사조의 진화가 사상사의 중요한 분야라는 것을, 그리고 수명 연장의 가능성과 바람직성에 대한 믿음이 과학과 의학의 진보를 발전시켰다는 점을 이해하게 되기를 희망해 본다.

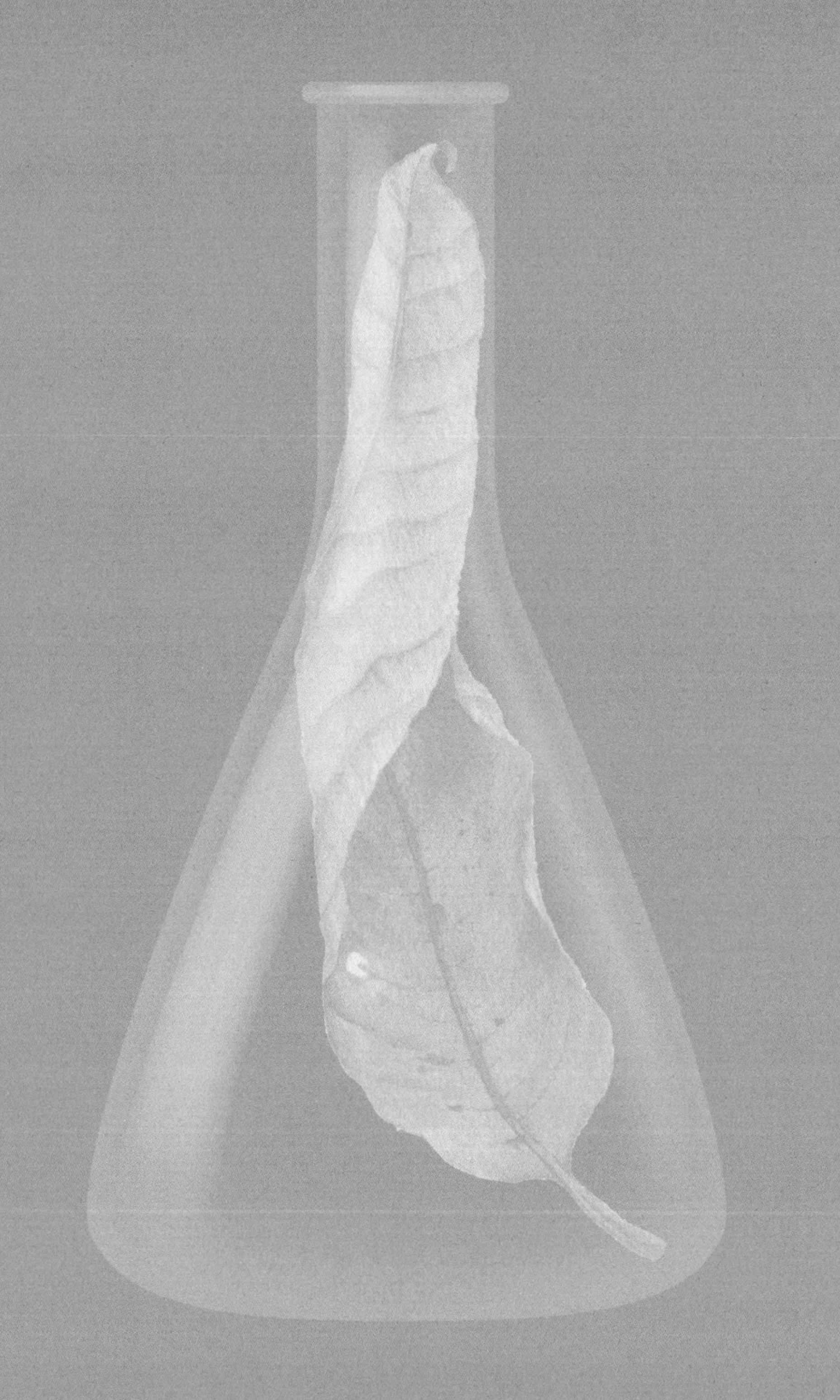

주석

ONE.　서론

1　*Regimen sanitatis Salernitanum*, John Harington, transl., in F. R. Packard and F. H. Garrison, eds., *The School of Salernum*(New York, 1920), p. 112.

2　"우리 시대는 죽음을 간단히 거부한다. 따라서 죽음에 대한 두려움은 우리 안에 불합리한 존재로 살아있다." Erich Fromm, *Escape from Freedom*(New York and Toronto, 1941), pp. 245-246.

3　예를 들어, Reinhold Niebuhr, *Faith and History*(New York, 1951), pp. 75-78, 156-157.

4　예를 들어, Jean-Paul Sartre, *Nausea*, Lloyd Alexander, transl.(Norfolk, Connecticut, 1959). 자크 쇼롱의 최근 저서 두 편은 죽음에 관한 과거와 현재의 개념들에 대한 유용한 조망을 제공한다. *Death and Western Thought*(New York and London, 1963)와 *Modern Man and Mortality*(New York, 1964). 죽음을 대하는 자세에 대한 최근 정신적 사회적 논문들의 훌륭한 모음집은 Robert Fulton, ed., *Death and Identity*(New York, London, Sydney, 1965)을 보라. 문학관에 대해서는 Frederick J. Hoffman, *The Mortal No: Death and the Modern Imagination*(Princeton, 1964)을 보라.

5　금세기의 정치적 · 경제적 위기들이 진보의 절대적인 개념들의 저변을 휘젓고 있는 동안, 그것들이 결코 그 신념의 우발적 형태의 매력을 파괴했던 것은 아니다. 진보 사상의 지속에 대해서는 Morris Ginsberg, *The Idea of Progress: A Revaluation*(Boston, 1953)와 Clarke A. Chambers, "The Belief in Progress in

Twentieth-Century America," *Jour. History of Ideas* 19(1958): pp. 197-224; 그리고 Georg G. Iggers, "The Idea of Progress: a Critical Reassessment," *American Hist. Rev.* 71(1965): pp. 16-17을 보라.

6   예를 들면, 한 인류학적 연구는 전통적인 인디언과 중남미 문화와 비교해볼 때 개선론이 현대 미국 문화의 특징적인 모습임을 발견했다. Evon Z. Vogt and John M. Roberts, "A Study of Values," *Scientific American* 195, 1(1956): p. 30.

7   Mirko D. Grmek, *On Ageing and Old Age: Basic Problems and Historic Aspects of Gerontology and Geriatrics*, Monographiae biologicae 5, 2(Den Haag, 1958), pp. 67-68. Hufeland에 대해서는 7장을 참고하라.

8   Louis I. Dublin, A. J. Lotka, and M. Spiegelman, *Length of Life: a Study of the Life Table*(revised ed., New York, 1949), pp. 27-28.

9   Louis I. Dublin, "Outlook for Longevity in the United States," *Newsletter Gerontological Society* 4, 2(1957): p. 3.

10   같은 논설에서.

11   같은 논설에서.

12   참조. Nigel Calder, ed., *The World in 1984*(Baltimore and Harmondsworth, 1965) 2: pp. 22-24, 188-189 내 Charles Dodds and by Desmond King-Hele의 개선론에 대한 서술.

13   도교에 대해서는 4장과 5장을 보라. 연금술에 대해서는 6장을 보라. 콩도르세, 고드윈, 스티븐스에 대해서는 8장을 보라. (러시아 위주의)현대 사조에 있어 급진적 친-수명 연장주의에 대한 (별로 동의하지는 않지만) 직관력 있는 설명을 접하려면, Peter Wiles, "On Physical Immortality," *Survey*(London) 56(1965). pp. 125-143 and 57(1965), pp. 142-161을 보라.

14   위생론자들에 대해서는 7장을 보라.

15   티토노스에 대해서는 2장 신화와 전설 부분을 보라.

16   삶의 길이에 대한 히브리 종족의 견해는 2장 종교 부분을 보라. 도자들의 정신 요법은 5장을 보라.

17   데카르트와 베이컨에 대해서는 8장을 보라.

18 '원형 과학proto-science'이라는 용어는 조지프 니덤의 *Science and Civilization in China*(Cambridge, 1954) 2: p. 34에서 차용했다.

19 Lynn Thorndike, *A History of Magic and Experimental Science*(8 v., New York, 1923-1958)와 Carl Becker. *The Heavenly City of the Eighteenth-Century Philosophers*(New Haven, 1932).

20 '노년학gerontology'이라는 단어는 1903년에 메치니코프가 도입한 것이 분명하다. Elie Metchnikoff, *The Nature of Man: Studies in Optimistic Philosophy*(New York, 1903), p. 298.

21 현대 노년학의 전반적인 검토를 위해서는 Nathan W. Shock, *Trends in Gerontology*(2nd ed., Stanford, 1957)을 보라. Alex Comfort, Ageing: *The Biology of Senescence*(New York, 1964)와 이보다는 덜 기술적으로 서술된 *The Process of Ageing*(New York, 1964)에는 생의학적 관점에서 시사하는 바가 큰 연구들이 검토되어 있다. 일반적인 저술로는 Albert I. Lansing, ed., *Cowdry's Problems of Ageing: Biological and Medical Aspects*(3rd ed., Baltimore, 1952)이 있다. 철저한 서지학 저술로는 Nathan W. Shock *A Classified Bibliography of Gerontology and Geriatrics*(Stanford, 1951)과 그것의 연장으로서 *Supplement 1*: 1949-1933(1957)와 *Supplement 2*: 1956-1961(1963)이 있다.

22 '노인병학geriatrics'이라는 단어는 1909년에 미국 의사인 Ignaz L. Nascher에 의해 만들어졌다. 앞서 언급한 책(각주 7을 보라) 그르멕의 저서, p. 8. Nascher에 대해서는 *The Gerontologist* 1(1961): pp. 17-26에 실린 Joseph T. Freeman의 민감한 연구를 보라.

23 노년학과 노인병학의 역사에 관한 최고의 단행본이라면 그르멕, 앞서 언급한 책(각주 7)을 들 수 있다. 다음 네 편의 저술들 역시 큰 가치가 있다: Frederic D. Zeman, "Life's Later Years: Studies in the Medical History of Old Age," *Jour. Mt. Sinai Hospital*(N.Y.) 8(1942): pp. 1161-1165; 11(1944-1945) 7. pp. 45-52, 97-104, 224-231, 300-307, 339-344; 12(1945): pp. 783-791, 833-846, 890-901, 939-953; 13(1947): pp. 241-256; 16(1950): pp. 308-322 and 17(1950): pp. 53-68; Johannes Steudel, "Zur Geschichte der Lehre von den Greisenkrankheiten," *Sudhoffs Archiv für Geschichte der Medicin und der Naturwissenschaften* 35(1942): pp. 1-27; Joseph T. Freeman. "The History of Geriatrics," *Annals Medical History*

10(1938): pp. 324-335 and Joseph T. Freeman and Irving L. Webber, eds., "Perspectives in Aging," supplement to *The Gerontologist* 5, 1: part 2(1965). 이 연구들 그리고 이와 유사한 연구들에 대한 평설을 원하면, Gerald J. Gruman, "An Introduction to Literature on the History of Gerontology," *Bull. Hist. Medicine* 31(1957): pp. 78-83 그리고 같은 저널 32(1958): p. 188; 34(1960): pp. 283-285 and 38(1964): pp. 292-293에 실린 그 후의 언급들을 보라.

TWO.   옹호론

1 Sophocles, *Oedipus at Colonus*, in F. Storr, transl., Sophocles, Loeb Classical Library(2 v., London, 1924) 1: p. 261.

2 대부분이 옹호론적 경향을 띠는 죽음에 대한 서구 관점의 조망에 대해서는 Jacques Choron, *Death and Western Thought*(New York and London, 1963)을 보라. 옹호론자인 융의 서문이 있는 (상당 부분 비서구적) 신화 자료 모음집으로는 Joseph L. Henderson and Maud Oakes, eds., *The Wisdom of Serpent: The Myths of Death, Rebirth, and Resurrection*을 보라.

3 Alexander Heidel, *The Gilgamesh Epic and Old Testament Parallels*(2nd ed., Chicago, 1949). 더하여, N. K. Sandars, ed., *The Epic of Gilgamesh*(Baltimore and Harmondsworth, 1960)를 보라.

4 Samuel Noah Kramer, *From the Tablets of Sumer*(Indian Hills, Colorado, 1956), pp. 214-226.

5 Heidel, 앞서 언급한 책(각주 3), pp. 5-10.

6 같은 책, p. 64.

7 인간이 왜 반드시 죽어야 하는지를 설명하는 신화들에서 뱀의 역할에 대한 흥미로운 토의는 James G. Frazer, *Folk-Lore in the Old Testament*.(3 v., London, 1918) 1: pp. 66-77을 보라.

8 Heidel, 앞서 언급한 책(각주 3), pp. 10-13.

9 같은 책, p. 70.

10 Hugh G. Evelyn-White, transl., *Hesiod, the Homeric Hymns and Homerica*, Loeb Classical Library(London and New York, 1914), p. xxvi, 그리고 Andrew R. Burn, *The World of Hesiod*, The History of Civilization(London, 1936), p. 31.

11 Evelyn-White, 앞서 언급한 책(각주 10), pp. 5-9, 117-125.

12 같은 책, p. 7.

13 같은 책, p. 9. 판도라의 역할과 이브의 역할 간의 유사성을 즉, 원죄(자만), 성, 그리고 죽음 간의 관계를 인지하게 된다. 뒤의 아우구스티누스와 아퀴나스에 관한 부분을 보라.

14 같은 책에서.

15 Friedrich Solmsen, *Hesiod and Aeschylus*, Cornell Studies in Classical Philology 30(Ithaca, 1949): pp. 82-83, 그리고 Norman O. Brown, transl., *Hesiod's Theogony*, Library of Liberal Arts 36(New York, 1953): p. 59.

16 Evelyn-White, 앞서 언급한 책(각주 10), pp. 11-17. 인간 특성의 상징화에 있어 금속들의 사용은 일종의 연금술적인 사고를 상기시킨다. 6장을 보라.

17 이것은 '자연사自然死' 기록의 초기 버전이다. 참조. 코르나로(7장을 보라).

18 Evelyn-White, 앞서 언급한 책(각주 10), p. 17, n. 1.

19 "--- 내가 제5세대 사람이 아니기를, 그 전에 죽었거나 그 후에 태어났기를 원하노라." 같은 책, p. 15.

20 같은 책, pp. 407-427.

21 Edith Hamilton, *Mythology*(New York, 1953), p. 290.

22 Evelyn-White, 앞서 언급한 책(각주 10), p. 423. 베르길리우스의 『아이네이아스』에 묘사되어 있는 아이네이아스에 의한 죽음의 '정복'과 감성을 자극하는 그의 아버지 안키세스와의 재회는 이 단행본의 헌정사에 언급되어 있다.

23 석주 내부에 산채로 매장된 반항하는 병사의 이야기에서(3장, 젊음의 샘 주제를 보라), 우리는 불멸의 끔찍한 운명의 일단을 언뜻 볼 수 있는 바, 이는 세상에 죽음이 복원되지 않는 한 아픈 아이가 죽지 못해 고통을 받는다는 미국 영화 형식의 *Death takes a Holiday*에서 반복되는 도덕률이다(Walter Ferris의 희곡은 보다 덜 노골적이기는 하지만 여전히 유사한 관점을 유지한다). 더하여, 테니슨의 강력한 시 「티토노스」를 보라, 헉

슬리는 이 시에서 "많은 여름이 지난 후 백조는 죽었다"는 시구를 발견했다.

24 Julius A. Bewer, *The Literature of the Old Testament*(New York 1933), p. 60.

25 창세기 2장과 3장. 인용문들은 1952년 개역표준역본(RSV 1952) 성서에서 가져왔다.

26 Eve B. Simpson, *Sir James Y. Simpson*, Famous Scots Series(Edinburgh, 1896), pp. 63-65.

27 Frazer, 앞서 언급한 책(각주 7), pp. 47-77.

28 Epicurus, *Letter to Menoeceus*, in Whitney J. Oates, ed., *The Stoic and Epicurean Philosophers: the Complete Extant Writings of Epicurus, Epictetus, Lucretius and Marcus Aurelius*(New York, 1940), pp. 30-31.

29 Norman Wentworth DeWitt, *Epicurus and his Philosophy*(Minneapolis, 1954), pp. 230-232.

30 Lucretius, *De rerum natura*, book 3, lines 830-1094.

31 같은 책, 1076행 이하, in Ronald E. Latham, transl., Lucretius, *On the Nature of the Universe*(Harmondsworth, Middlesex, 1951), p. 129.

32 De Witt, 앞서 언급한 책(각주 29), pp. 230-232. 신-스토아적 형태의 "충만한 즐거움" 주제는 칼 베커에게 어느 정도 호소력이 있어서, 베커는 그것을 개선론의 한 가지 가능한 변형으로 제시했다. *The Heavenly City of the Eighteenth-Century Philosophers*(New Haven, 1932), pp. 124-125, 168을 보라.

33 Lucretius, 앞서 언급한 책(각주 30), 3권, 931-949 행, in Latham, 앞서 언급한 책(각주 31), pp. 124-125.

34 M. L. Clarke, *The Roman Mind: Studies in the History of Thought from Cicero to Marcus Aurelius*(London, 1956), p. 41.

35 이 주제는 길가메시 서사시에서 이미 나타난다. "오 길가메시여, 당신 배가 가득 차 도록 하시라; 밤과 낮으로 당신이 즐겁도록," 등. Heidel, 앞서 언급한 책(각주 3), p. 70.

36 Clarke, 앞서 언급한 책(각주 34), pp. 56-64.

37 Eduard Zeller, *Outlines of the History of Greek Philosophy*, International

Library of Psychology, Philosophy and Scientific Method(13th ed., London and New York, 1931), pp. 255-256.

38 Cicero, *De senectute*, Andrew P. Peabody, transl.(Boston, 1887), p. 6. 참조. Roger Bacon의 노년의 폐단(6장)과 Cornaro의 노년 찬미(7장)을 보라.

39 같은 책, pp. 12-6.3.

40 같은 책, pp. 3, 5. 마음의 평화가 헬레니즘 시대 에피쿠로스 철학과 스토아 철학의 주요 목표였다.

41 같은 책, p. 61.

42 E. Zeller, *The Stoics, Epicureans and Sceptics*(London, 1880), pp. 36-40, 그리고 Clarke, 앞서 언급한 책(각주 34), pp. 124, 133.

43 Zeller, 앞서 언급한 책(각주 42), pp. 332-334, 그리고 Arrian, *Discourses of Epictetus*, book 1, chap. 27 and book 2, chap. 1, in Oates, 앞서 언급한 책(각주 28), pp. 271, 282.

44 Marcus Aurelius, *Meditations*, book 2, nos. 11, 12 and 17; book 3, no. 7; book 4, no. 48; book 5, nos. 24 and 33; book 6, no.49; book 9, nos. 3 and 33; book 12, nos. 23, 32, 35 and 36.

45 같은 책, 2권 2번, in John Jackson, transl, *The Thoughts of Marcus Aurelius Antoninus*, The World's Classics(London, 1948), p. 12.

46 같은 책, 2권 14번, Oates, 앞서 언급한 책(각주 28), p. 500.

47 Charles Singer, *A History of Biology*(revised ed., New York, 1950), pp. 14-44.

48 Aristotle, *De longitudine et brevitate vitae*, *De iuventute et senectute*, *De vita et morte*, *De respiratione*, G. R. T. Ross, transl., in *The Parva Naturalia* in vol. 3 of W. D. Ross and J. A. Smith, eds., *The Works of Aristotle*, Translated into English(12 v., Oxford, 1908-1952).

49 같은 책, pp. 466a-466b.

50 Hippocrates, *Nature of Man*, parts 1-4 in W. H. S. Jones and E. T. Withington, transl., *Hippocrates*, Loeb Classical Library(4 v., London and New York, 1923-1931) 4: pp. 3-13.

51 Hippocrates, *Regimen* 1, part 33 in Jones and Withington, 앞서 언급한 책(각주 50) 4: pp. 279-281.

52 Zeller, 앞서 언급한 책(각주 37), pp. 180-182.

53 Aristotle, 앞서 언급한 책(각주 48), p. 465b.

54 Aristotle, *De anima*, J. A. Smith, transl., in Ross and Smith, 앞서 언급한 책(각주 48) 3: p. 434a.

55 S. F. Mason, *Main Currents of Scientific Thought*, The Life of Science Library(New York, 1953), p. 29.

56 예, Aristotle, 앞서 언급한 책(각주 48), p. 469a.

57 William L. Westermann, *The Slave Systems of Greek and Roman Antiquity*, Mem. Amer. Philos. Soc. 40(Philadelphia, 1955): p. 26, 그리고 Aristotle, *De generatione animalium*. Arthur Platt, transl., in Ross and Smith, 앞서 언급한 책(각주 48) 5: p. 732a.

58 Aristotle, 앞서 언급한 책(각주 57) p. 745a.

59 최고의 평전으로는 George Sarton, *Galen of Pergamon*, Logan Clendening Lectures on the History and Philosophy of Medicine 3(Lawrence, Kansas, 1954)이 있다.

60 Robert Montraville Green, transl., *Galen's Hygiene*: *De sanitate tuenda*(Springfield, Illinois, 1951), pp. 6-7, 37, 195-204, 216-219.

61 이같이 차가워지는 원인에 대한 설명은 갈레노스의 위생에 관한 책에서 분명히 나타나지는 않지만, 갈레노스에게 그 공을 돌린 아비센나로부터 차용했다. O. C. Gruner, *A Treatise on the Canon of Medicine of Avicenna*, *Incorporating a Translation of the First Book*(London, 1930), p. 70을 보라.

62 Green, 앞서 언급한 책(각주 60) p. 244.

63 이러한 갈레노스 위생학에 대한 로제 베이컨의 신랄한 비평에 대해서는 6장을 보라.

64 Galen, *On the Utility of Parts*, book 3, chap. 10 in Arthur J. Brock, *Greek Medicine*, *Being Extracts Illustrative of Medical Writers from Hippocrates to*

Galen, Library of Greek Thought(London, Toronto and New York, 1929), pp. 154-156. 이 구절은 제5원소를 분리하려던 중세 후반 라틴 연금술사들의 노력과 현저한 대조를 이룬다. 6장을 보라. '생리혈'에 대한 언급은 이것이 수태에 대한 여성의 기여를 나타낸다는 고대의 믿음을 반영한다.

65 같은 책, p. 154. 또한 Galen, *On the Natural Faculties*, Arthur J. Brock, transl., Loeb Classical Library(London and New York, 1916), p. 61과 여러 곳.

66 Green, 앞서 언급한 책(각주 60), pp. 15-17.

67 평전은 A. J. Arberry, "Avicenna: his Life and Times" in G. M. Wickens, ed., *Avicenna: Scientist and Philosopher, a Millenary Symposium*(London, 1952), pp. 9-29를 보라.

68 DeLacy O'Leary, *Arabic Thought and its Place in History*, Trubner's Oriental Series(London and New York, 1922), p. 174.

69 Gruner, 앞서 언급한 책(각주 61), pp. 68-74, 360.

70 같은 책, p. 361.

71 앞의 신화와 전설들 부분을 보라.

72 창세기 11: 1-9.

73 미카서 6: 8.

74 전도서 7: 8, 13. 인용문들은 1952년 개역표준역본(RSV 1952) 성서에서 가져왔다.

75 예를 들면, 신명기 6: 2, 시편 91: 16.

76 예를 들면, 출애굽기 15: 26, 시편 38: 1-8, 103: 1-5.

77 욥기 14:5.

78 전도서 1, 이사야서 65: 17, 20.

79 예를 들면, 욥기 19: 25-27와 시편 49: 15는 전도서 3: 19-21 그리고 9: 4-10과 대조를 이룬다.

80 시편 90: 5-6, 10.

81 욥기 42: 16-17.

82 코린도 1서 15.

83 예를 들면, 마태오 복음 6: 19-21과 25-33, 히브리서 11: 13-16.

84 예를 들면, 로마서 7: 24, 8: 5 이후.

85 코린도 2서 5: 6-8. 인용문들은 1946년 개역표준역본(RSV 1946) 성서에서 가져왔다.

86 한 가지 예외로 에페소서 6: 1-3이 있다. 그러나 이 구절은 구약에서 인용된 것이다.

87 로마서 5: 12-21.

88 코린도 1서 15: 35-55. 참고: 도교의 "시해尸解", 5장을 보라.

89 필립보서 1: 21-23.

90 Thomas Aquinas, *Summa theologica* 2: 2, question 163, article 1.

91 Augustine, *The City of God*, book 14, section 13.

92 Thomas Aquinas, *Summa theologica* 1: 3, question 97, article I and 2: 2, question 164, article 1.

93 고드윈에 대해서는 8장을 보라; 쇼의 사상에 대해서는 *Back to Methuselah*를 보라.

94 Augustine, *The City of God*, book 13, section 13, and book 14, sections 16-26. 성적 탐닉과 노화 간의 상호관계는 고드윈과 쇼의 저작들에도 나타난다.

95 Aristotle, 앞서 언급한 책(각주 48) p. 466b. 도교의 방중술에 대해서는 5장을 보라.

96 Augustine, *The City of God*, book 12, sections 13-17.

97 J. B. Bury, *The Idea of Progress*(New York, 1932), pp. 20-23.

98 코린도 1서 15: 26.

99 8장 서론을 보라.

100 Jack Sheps, "Management of Fear of Death in Chronic Disease," *Jour. Amer. Geriatrics Society* 5(1957): pp. 793-797.

101 I. E. Alexander, R. S. Colley and A. M. Adlerstein, "Is Death a Matter of Indifference?" *Jour. Psychology* 43(1957): 277-283. 죽음의 심리학에 새로운 지평을 연 두 편의 획기적인 연구로는 Richard A. Kalish, "A Continuum of Subjectively Perceived Death," *The Gerontologist* 6(1966): pp. 73-76와 Joseph C. Zinker and Stephen L. Fink, "The Possibility for Psychological Growth in a

Dying Person," *Jour. General Psychology* 74(1966): pp. 185-199을 들 수 있다.

102 Leon Festinger, "Cognitive Dissonance," *Scientific American* 207, 4(1962): pp. 93-102.

THREE. 친-수명 연장주의 전설들

1 Sir John Mandeville, *Travels*, Library of English Classics(London, 1915), pp. 113-114.

2 나는 이 분류법이 독창적인 것이라 믿는다. 수명 연장 민간전승들을 종합적으로 다룬 예전의 어느 연구도 나는 알지 못한다. 가장 유용한 데이터는 James Hastings, ed, *Encyclopedia of Religion and Ethics*(12 v., New York, 1908-1922) 안의 논설들을 출처로 했다. 이 백과사전을 총괄하여 "*E.R.E*"이라 칭할 것이며, 논설들은 개별적으로 언급될 것이다. 그 외 주요 출처는 다음과 같다. Eugene S. McCartney, "Longevity and Rejuvenation in Greek and Roman Folklore," *Papers Michigan Academy of Science, Arts and Letters* 5(1925): pp. 37-72. Stith Thompson, *Motif-Index of Folk-Literature*(6 v., rev. ed., Bloomington, Indiana, 1955-1958)은 가치는 있지만 너무 산만하게 분류되어 있어 이 연구에 직접적인 큰 도움이 되지 못했다. 예를 들어, 불멸, 회춘, 젊음 등을 보라. 민담의 비교연구에 필수적이기는 하지만 수명 연장에 직접적으로 관련되는 내용이 전혀 없는 책으로는 James G. Frazer, *The Golden Bough: a Study in Magic and Religion*(12 v., London, 1900)이 있다. 일반적인 오리엔테이션에 유용한 책으로 Leo W. Simmons, *The Role of the Aged in Primitive Society*(New Haven, 1945) 그리고 Bessie Ellen Richardson, *Old Age Among the Ancient Greeks*, Johns Hopkins University Studies in Archaeology 16(Baltimore, 1933)을 들 수 있다.

3 태고형 주제에 대한 최고의 입문서이며, 전설 자체에 대한 풍부한 자료를 찾을 수 있는 책으로는 Arthur O. Lovejoy and George Boas, eds., *Primitivism and Related Ideas in Antiquity*(Baltimore, 1935), 그리고 George Boas, *Essays on Primitivism and Related Ideas in the Middle Ages*(Baltimore, 1948)이 있다. 또한, McCartney, 앞서 언급한 책(각주 2), pp. 37-43을 보라.

4 하지만 다른 여섯 명의 족장들 역시 900년을 넘게 살았다.

5 Simmons, 앞서 언급한 책(각주 2), pp. 218-219

6 Pliny, *Natural History*, book 7, chap. 49("The Greatest Length of Life").

7 Hermann Jacobi, "Ages of the World(Indian)," *E.R.E.* 1: pp. 200-202, 그리고 Louis de la Vallée Poussin, "Ages of the World(Buddhist)," *E.R.E.* 1: pp. 187-190.

8 원시주의에 대해서는, Lovejoy and Boas, 앞서 언급한 책, 그리고 Boas, 앞서 언급한 책(각주 3)을 보라.

9 앞의 2장, 신화와 전설 섹션.

10 C. van den Biesen, "Antediluvians," *Catholic Encyclopedia*(New York, 1907-1914) 1: pp. 551-553.

11 Josephus, *Jewish Antiquities*, in *Josephus*, H. St. J. Thackeray and Ralph Marcus transl., Loeb Classical Library(9: v., London and New York, 1930) 4: pp, 51—53.

12 Augustine, *The City of God*, book 15, sections 9-14.

13 Tenney L. Davis, ed. and transl., *Roger Bacon's Letter Concerning the Marvelous Power of Art and of Nature and Concerning the Nullity of Magic*(Easton, Pa., London and Tokyo, 1923), pp. 35-37. 친-수명 연장주의에 대한 베이컨의 근거와 관련해 더 많은 것은 뒤의 6장을 보라.

14 Vergil, *Eclogues, in Virgil's Works*, J. W. Mackail, transl., Modem Library(New York, 1950), pp. 274-275.

15 이사야서 65: 20.

16 에녹서 25: 6, in *Apocrypha and Pseridepigrapha of the Old Testament*, Robert H. Charles, ed.(2 v., Oxford, 1913) 2: p. 205.

17 J. F. Bethune-Baker, *Introduction to the Early History of Christian Doctrine*(5th ed., London, 1933), pp. 68-71.

18 진보 개념과 친-수명 연장주의가 혼합된 기독교 천년왕국설의 한 예로 조지프 프리스틀리가 있다. 8장 도입부를 보라.

19 북방형 전설들에 대한 최상의 소개서로는 section "Blest, Adobe of the," *E.R.E.* 2:
pp. 680-710을 들 수 있다. 유사한 주제를 조망한 책으로 Kuno Meyer and Alfred
Nutt, *The Voyage of Bran, Son of Febal, to the Land of the Living*, Grimm
Library 4(London, 1895), pp. 105-331이 있다. 상당량의 자료는 Lovejoy and Boas,
앞서 언급한 책, 그리고 Boas, 앞서 언급한 책(각주 3)에서도 찾을 수 있다.

20 Edward Washburn Hopkins, "Hyperboreans," *E.R.E.* 7: pp. 58-59, 그리고
Lovejoy and Boas, 앞서 언급한 책(각주 3), pp. 304-314.

21 Pindar, *Pythian Odes*, 10, in *The Odes of Pindar*, Sir John Sandys, transl., Loeb
Classical Library(London and New York, 1919). p. 293.

22 Strabo, *Geography*, book 15, chap. 1, section 57 그리고 Pliny, 앞서 언급한 책(각
주 6) 4권, 26장("스키티아"). 참조. 스토아 철학과 에피쿠로스 학파의 "삶의 충만함" 개
념; 앞의 2장.

23 Pliny, 앞서 언급한 책(각주 6) 7권, 2장("The Wonderful forms of Different Nations"), 49장
("The Greatest Length of Life").

24 앞의 각주 19를 보라.

25 Frederick W. Hall, "Blest(Greek and Roman)," *E.R.E.* 2: pp. 696-698.

26 Hopkins, 앞서 언급한 책(각주 20을 보라).

27 앞서 2장의 신화와 전설 섹션을 보라.

28 Hermann Jacobi, "Blest(Hindu)," *E.R.E.* 2: pp. 698-700 그리고 Louis de la Vallee
Poussin, "Blest(Buddhist)," *E.R.E.* 2: pp. 687-689. 그리스인들은 우타라쿠루족을
"아타코리"라 칭했다; Pliny, 앞서 언급한 책(각주 6), 4권 26장("스키티아"), 6권 20장("세
레스").

29 Louis H. Gray, "Blest(Persian)," *E.R.E.* 2: pp. 702-704; John A. MacCulloch,
"Blest(Teutonic)," *E.R.E.* 2: pp. 707-710, 그리고 "Blest(Japanese)," *E.R.E.* 2: pp.
700-702; George A. Barton, "Blest(Semitic)," *E.R.E.* 2: pp. 704-706.

30 John A. MacCulloch, "Blest(Celtic)," *E.R.E.* 2: pp. 689-696, 그리고 Meyer and
Nutt, 앞서 언급한 책(각주 19), pp. 1-104.

31 Strabo, *Geography*, book 1, chap. 1, sections 4 and 5; book 3, chap. 2, section

13 그리고 Pliny, 앞서 언급한 책(각주 6) book 6, chap. 37("The Fortunate Islands").
참조. Plutarch, "Sertorius," in *Plutarch's Lives*, Bernadotte Perrin, transl., Loeb
Classical Library(11 v., London and New York, 1919) 8: pp. 21-23.

32 "Antilia, Atlantis," "Avalon," "Brendan," *Encyclopedia Britannica*(11th ed., 1910)
을 보라.

33 Samuel Eliot Morison, *Admiral of the Ocean Sea: a Life of Christopher
Columbus*(Boston, 1942), pp. 556-558; 그리고 Peter Martyr d'Anghiera, *De orbe
novo*, Francis A. MacNutt, transl.(2 v., New York, 1912) 1: p. 139.

34 Hall, 앞서 언급한 책(각주 25). Abdera's "Hyperboreans의 잔존하는 자료의 영문
번역본을 보려면, Lovejoy and Boas, 앞서 언급한 책(각주 3), pp. 307-310을 보라.

35 James Hilton, *Lost Horizon*(New York, 1933); Frank Capra 감독의 영화, 1938.

36 *New York Times*, 9-28-56: p. 29. 또한 히말라야 공국의 하나인 훈자 내 장수에
대한 보도 7-11-60, p. 10를 보라.

37 C. A. Stephens, *Natural Salvation, the Message of Science*(Norway Lake, Maine,
1903), pp. 77, 121과 "The Platinum Spheroid," *Long Life* 2(1896): pp. 139-186.
종교 영역의 또 다른 극단인 예수회에서 나온 유사한 생각에 대해서는 *New York
Times*, 8-7-60: p. 14를 보라.

38 스페인 정복자들과 젊음의 샘에 대해서는, Eug. Beauvois, "La Fontaine de
jouvence et le Jourdain dans les traditions des Antilles et de la Floride," *Le
Museon*(Louvain) 3(1884) pp. 404-429을 보라.

39 같은 책, pp. 416-417, 그리고 Edward W. Lawson, *The Discovery of Florida
and its Discoverer Juan Ponce de León*(St. Augustine, 1946), p. 108.

40 Beauvois, 앞서 언급한 책(각주 38), p. 415.

41 Hernando d'Escalente Fontaneda, *Memoir*, Buckingham Smith, transl.(Miami,
1944), pp. 14-15.

42 예를 들면, 같은 책, 편집자가 인용한 구절, p. 46.

43 Carita Doggett Corse, *The Fountain of Youth*(St. Augustine, 1937), p. 6. 우리는 다
시 한번 장수와 성 간의 지속적인 관계를 주목하게 된다.

44 *Columbia Encyclopedia*, William Bridgewater and Elizabeth J. Sherwood, eds. (New York, 1950), p. 1576 그리고 Fontaneda, 앞서 언급한 책(각주 41), p. 47 편집자들의 논평.

45 Peter Martyr d'Anghiera, 앞서 언급한 책(각주 33), 1: p. 274.

46 같은 책 2: pp. 293-295. 참조. 뒤에 나오는 "불사조형 주제."

47 젊음의 샘에 관해서는 Edward Washburn Hopkins, "Fountain of Youth," *E.R.E.* 6: pp. 115-116 그리고 "The Fountain of Youth," *Jour. Amer. Oriental Society* 26(1905): pp. 1-67. 또한, Louis Masson, "(La Fontaine de jouvence," *Aesculape*(Paris) 27(1937): pp. 244-251, and 28(1938): pp. 16-23를 보라.

48 Hopkins, 앞서 언급한 책(각주 47), p. 52.

49 Evelyn Underhill, "The Fountain of Life: an Iconographical Study," *Burlington Magazine* 17(1910): pp. 99-109.

50 Charles Talbot. "The Fountain of Life: a Greek Version." *Bull. History Medicine* 31(1957): pp. 1-16.

51 Pausanias. *Description of Greece*. W. H. S., Jones, transl., Loeb Classical Library(5 v., London and New York, 1918) 1: p. 455("Corinth," section 38).

52 Talbot, 앞서 언급한 책(각주 50), pp. 15-16.

53 A. D. Godley, transl., *Herodotus*, Loeb Classical Library(4 v., London and New York, 1921) 2: pp. 27-33(book 3, sections 20-24).

54 같은 책, p. 31.

55 Ovid, *Metamorphoses*, Frank Justus Miller., transl.. Loeb Classical Library(2 v., London and New York. 1916) 2: pp. 293-297(last part of book 13).

56 알렉산더 전설들의 최상의 소개서로 이용 가능한 것으로는 Armand Abel, *Le Roman d'Alexandre*, Collections Lebeque et nationale 112(Brussels, 1955); on the Near Eastern origins of the tale, see pp. 11, 14-15, 24-27이 있다.

57 el Khidr에 관해서는 I. Friedlaender, "Khidr," *E.R.E.* 7: pp. 693—695이라는 훌륭한 해설서가 있다. 위의 알렉산더의 요리사 이야기의 출처 역시 이것이다.

58   E. A. Wallis Budge, *The Life and Exploits of Alexander the Great, Being a Series of Translations of the Ethiopic Histories of Alexander*(London, 1896), pp. 261-271.

59   Sura 18("The Cave"): 61-95. 이 행들에서는 알렉산더가 "모세"와 "줄-카네인"(두 뿔을 가진 그분)으로 대체되는 한편, 엘 키드르는 "우리 노예들 중 한 명"으로 그려진다." 참조. Friedlaender, 앞서 언급한 책(각주 57), p. 694와 Abel, 앞서 언급한 책(각주 56), p. 119, n. 9.

60   Lewis Spence, *A Dictionary of Medieval Romance and Romance Writers*(London and New York, 1913), pp. 5-6, 218-219, 318-319.

61   Paul Meyer, *Alexandre le Grand dans la littérature française du moyen âge*, Bibliothèque francaise du moyen age 2(Paris, 1886): pp. 174 ff.

62   소생에 대한 더 많은 것들은 8장을 보라.

63   참조. 앞의 2장, 인간의 물리적 발달이 최고조에 달하는 시기를 아비센나는 30살로 추정했다.

64   Meyer, 앞서 언급한 책(각주 61), pp. 184-185.

65   Hopkins, 앞서 언급한 책(각주 47), 12 페이지부터. 그리고 "The Water of Life" in Joseph Scharl, ed., *Grimm's Fairy Tales*(London, 1948), pp. 449 455 역시 보라.

66   Cranach에 관한 대부분의 서적들에 사본이 게재되어 있다. 고품질의 사본들로는 Frederic D. Zeman, "Studies in the Medical History of Old Age: the Medieval Period," *jour. Mt. Sinai Hosp.*(N. Y.) 12(1945): p. 789와 Sona Rosa Burstein. "The Quest for Rejuvenation," *Geriatrics* 10(1955): p. 537에 실린 사본을 들 수 있다. 미술 분야에서 샘에 대한 자료의 상당 부분이 Masson, 앞서 언급한 책에 실려 있다(각주 47을 보라).

67   Hopkins, 앞서 언급한 책(각주 47), pp. 21-22.

68   McCartney, 앞서 언급한 책(각주 2), pp. 45-46, 그리고 Edward Washburn Hopkins, "Soma," *E.R.E.* 11: pp. 685-687. 신석기 시대에 처음으로 발견된 이래 오늘날의 빵과 포도주로 하는 성찬식에 이르기까지 발효의 "기적"에 대한 종교적 해석의 연속성이 있는듯 보인다.

69   MacCulloch, 앞서 언급한 책(각주 30), p. 694.

70   Frazer, 앞서 언급한 책(각주 2) 1: pp. 52부터.

71   McCartney, 앞서 언급한 책(각주 2), p. 55

72   예를 들면, Hopkins, 앞서 언급한 책(각주 47), pp. 3-4, n. 4. 또한 뒤에 나오는 도가 식이요법(5장)과 도가 연금술과 라틴 연금술(6장)을 보라.

73   Edith Hamilton, *Mythology*(New York, 1953), pp. 167-172.

74   Richardson, 앞서 언급한 책(각주 2) 1: pp. 73-76.

75   McCartney, 앞서 언급한 책(각주 2), pp. 42-45. 중국 버전의 불사조형 주제는 4장 마술과 민담 부분을 보라. 현대적 관점에 대해서는 Alex Comfort, "The Life Span of Animals," *Scientific American* 205, 2(1961): pp. 108-119를 보라. 불사조의 존재에 대한 믿음이 어떻게 초기-현대 서구의 동인도 탐험을 자극했던 지는, Thomas P. Harrison, "Bird of Paradise: Phoenix Redivivus," *Isis* 51(1960): pp. 173-180을 보라.

76   독수리에 대해서는 Hopkins, 앞서 언급한 책(각주 47), pp. 38-42를 보라. 단테는 『신곡』 "연옥" 편 9번 칸토에서 독수리 상징을 사용했다. the Carlyle-Wicksteed transl., Modern Library(New York, 1950), pp. 243 and 246 n. 3.

77   McCartney, 앞서 언급한 책(각주 2), pp. 46-47.

78   예를 들면, Scharl, 앞서 언급한 책(각주 65) 중 "Little Briar-Rose", pp. 237-241.

79   가사 상태와 생물내성에 관한 추론에 대해서는, 8장 프랭클린에 대한 부분을 보라.

80   A. S. Parkes, "Preservation of Tissue in Vitro for the study of Ageing," *Ciba Foundation Colloquia on Aging* 1: General Aspects(Boston, 1955), pp. 162-169.

81   저온 생물내성에 대한 단호한 해설은 Robert C. W. Ettinger, The Prospect of Immortality(New York, 1964)을 보라. 이에 더하여, 에팅거는 다음의 논설 역시 썼다. "The Frozen Christian," *Christian Century* 82(1965): pp. 1313-1315. 그리고 "Science and Immortality," *Yale Scientific Magazine* 40, 7(1966): pp. 5-8, 20.

FOUR. 도가 친-수명 연장주의 이론

1 Ko Hung, *Pao-p'u Tzu*, chap. 3. Eugene Feifel, transl. Monumenta Serica. (Peking) 6(1941): p. 183.

2 Cf. Joseph Needham. *Science and Civilization in China*(Cambridge, 1954 ff.) 2: p. 139, especially "note d"; 다음부터 이 수작은 "Needham, SCC"로 인용될 것이다. 현세 중심적인 인본주의적 중국 친-수명 연장주의에 대한 세심하고 정교한 연구로는 여영시余英時Ying-shih Yu가 저술한 *"Life and Immortality in the Mind of Han China*," Harvard Jour. Asiatic Studies 25(1964-1965): pp. 80-122.

3 James H. Breasted, *The Edwin Smith Surgical Papyrus*(2 v., Chicago, 1930) 1: pp. 506-507.

4 John Burnet, *Early Greek Philosophy*(London and Edinburgh, 1892), p. 220.

5 도가 사상의 소개서 두 권으로는 Homer H. Dubs, "Taoism" in *China*, Harley F. MacNair. ed., United Nations Series(Berkeley, 1946), pp. 266-289 and J. J. L. Duyvendak, "Taoism" in *Encyclopedia of Social Sciences*(New York, 1934) 14: pp. 510-513이 있다. 더 깊은 내용의 연구서로는 Needham, "The *Tao Chia*(Taoists) and Taoism," SCC 2: pp. 33-164이 있으며, 서구의 언어로 쓰여진 최고의 (하지만 허술하게 기록된) 도가 사상 역사서는 Holmes Welch, *The Parting of the Way: Lao Tzu and the Taoist Movement*(Boston, 1957), pp. 88-163이다. 앞으로 이 저작은 "Welch, *Parting*"으로 인용될 것이다. 이를 보충하는 것으로, 뛰어난 주해가 달린 동일 저자의 "Syncretism in the Early Taoist Movement," *Papers on China*(duplicated for private distribution by the East Asia Program of the Committee on Regional Studies, Harvard University) 10(1956): pp. 1-54이 있다. 이 논문은 하바드-옌칭 도서관에 있는 마이크로 필름으로 읽을 수 있다. 나는 이를 준비중이던 저명한 중국학 학자 벤자민 스왈츠 교수의 배려로 이 장과 다음 장을 읽을 수 있었으며, 이에 감사 드린다.

6 도가 철학의 권위 있는 해설을 원한다면 Yu-lan Fung. *History of Chinese Philosophy*, Derk Bodde, transl.(2 v., Princeton, 1952)의 관련 부분을 보라. 윤리에 주안점을 두면서 보다 박진감 있는 글로는 Welch, *Parting*, pp. 18-87이 있다. 초기 도가 철학의 환경에 대해서는, Arthur Waley, *The Way and its Power: a Study* *of the "Tao Te Ching" and its Place in Chinese Thought* (Boston, 1935 and New York, 1958), pp. 17-100을 보라; 앞으로 이 책은 "Waley, *Way*"라 인용될 것이다.

7 훌륭한 표준 영역본으로는 James Legge에 의해 완성된 *The Texts of Taoism*, Sacred Books of the East(2 v., Oxford, 1891) 1: pp. 45-124; 앞으로 이 책은 "Legge, *Texts*"로 인용될 것이다. 노자의 독창적인 정신을 되살리기 위한 보다 더 시적인 서술은 Waley, *Way*, pp. 141-243을 보라. Frederic Henry Balfour는 (8세기 도자의 주해를 바탕으로 한) 번역서인 *Taoist Texts: Ethical, Political and Speculative*(London and Shanghai, 1884), pp. 1-48에서 흥미로운 차이를 제시한다.

8 노자와 관련된 논란들에 대한 가장 명쾌한 설명은 Welch, *Parting*, pp. 1-17을 보라.

9 이 문장은 Welch, *Parting*, p, 4에 나오는 글로서, 그는 1868년과 1955년 사이에 발간된 35종 정도의 영역본을 열거하고 있다.

10 영역본은 Legge, *Texts* 1: pp. 127-392 and 2: pp. 1-232에서 찾아 보라.

11 광범위하게 선별된 글들이 Lionel Giles. *Taoist Teachings from the Book of "Lieh Tzu,"* Wisdom of the East Series(London, 1912)에 영어로 번역되어 있다. 완전한 번역본들로는 프랑스어로 번역된 Leon Wieger, *Les Peres du systeme Taoiste*(Hsienhsien, 1913, and Paris, 1953), pp. 65-199 혹은 독일어 번역본인 Richard Wilhelm, *Lid Dsi*(Jena, 1921)을 보라.

12 열자의 현존하는 판본은 5세기의 것으로 생각되고 있지만, 이 책에는 더 이른 시기에 쓰여진 많은 자료가 들어 있다; 참고. Fung, 앞서 언급한 책(각주 6), 2: p. 191.

13. 14 A.D. 200년 이후 철학적 도가 사상의 진화에 대해서는 Welch, *Parting* , pp. 123-126, 158-163; Fung, 앞서 언급한 책(각주 6) 2: pp. 168-236, 407—433; 그리고 Needham, SCC 2: pp. 432-505을 보라. 흥미로운 것은 8세기의 뛰어난 시인 두보가 도가의 친-수명 연장주의에 경의를 표하는 언급을 자주 하고 있다는 점이다; William Hung, Tu Fu, *China's Greatest Poet*(Cambridge, Mass., 1952).

14 이는 Max Weber, *The Religion of China: Confucianism and Taoism*, Hans H. Gerth, transl.(Glenco, Illinois, 1951), p. 191에서 한 말이다.

15 도덕경 34장, Waley, *Way*, p. 185.

16 같은 책, 25장, p. 174.

17 Henri Maspero, *Le Taoisme*(Paris, 1950), p. 17에 있는 글을 니덤이 인용하고 번역한 글이다. Needham, *SCC* 2: p. 153.

18 갈홍, 앞서 언급한 책(각주 1), 2장 pp. 141-144, 179-182.

19 도덕경 37장, 41장, Waley, *Way*, pp. 188, 193.

20 같은 책 51장, p. 205.

21 같은 책 22장, p. 171.

22 장자 22권, Legge, *Texts* 2: p. 69.

23 같은 책 21권, 2: pp. 46—48. 철학과 종교에 있어서의 신비주의와 여타 특성들에 대한 나의 논의는 William James, *Varieties of Religious Experience*에 바탕을 두고 있다.

24 Duyvendak, 앞서 언급한 책(각주 5), p. 511.

25 장자 15권, Legge, *Texts* 1: pp. 365-366.

26 원시주의에 대해서는 앞의 3장을 보라.

27 장자 9권, Legge, *Texts* 1: p. 278.

28 이전의 저자들은 도가 친-수명 연장주의가 고전적 도가 철학의 교리로부터 논리적으로 파생되었던 방식들을 고찰하는 것에 소홀했다. 그 논의들은 노자와 장자 자신들이 친-수명 연장주의를 믿었었는지 여부에 초점을 맞추고 있다.

29 장자 6권, Legge, *Texts* 1: p. 237.

30 같은 책 11권, 1: p. 299.

31 앞서의 3장을 보라.

32 도덕경 7장, Waley, *Way*, p. 150.

33 예를 들어, 같은 책 15장 p. 160과 52장 p. 206 그리고 장자 13권, Legge, *Texts* 1: p. 331.

34 도덕경 55장, Waley, *Way*. p. 209.

35 같은 장의 "주석 4"(참고. 아비센나의 램프 유비는 앞서의 2장을 보라.)

36 뒤의 7장을 보라.

37 장자 3권, Legge, *Texts* 1: pp. 199-200.

38 도덕경 52장, Waley, *Way*, p. 206.

39 같은 책 54장, p, 208.

40 같은 책 55장, p. 209.

41 참고. 신의 은총을 보이는 현세적 징후에 대한 구약 성서와 칼빈주의자들의 생각.

42 장자 12권, Legge, *Texts* 1: pp. 310-311.

43 초기 도자들이 최면 상태를 유도하기 위해 사용한 테크닉들에 대해서는 Waley, *Way*, pp. 116-120를 보라.

44 장자 6권, Legge, *Texts* 1: p. 238.

45 앞의 각주 43을 보라. 도가의 방법과 요가 테크닉 간의 비교 연구가 필요하다: 참고. Needham, *SCC* 1: p. 153 and 2: p. 144, "note e."

46 장자 19권, Legge, *Texts* 2: p. 13.

47 같은 책 23권, 2: pp. 80—81.

48 도덕경 59장, Waley, *Way*, p. 213.

49 Maspero, 앞서 언급한 책(각주 17), pp. 201-218 그리고 Welch, *Parting*, pp. 91-95.

50 도덕경 75장, Legge, *Texts* I: p. 118.

51 장자 1권, Legge, *Texts* 1: p. 167. 팽조에 대해서는 뒤의 중국 마술과 민담 부분을 보라.

52 같은 책 12권, 1: pp. 309-310.

53 같은 책 15권, 1: pp. 364-365.

54 같은 책 6권, 1: p. 233. 이 같은 평정심에 대한 칭송은 그리스의 스토아 철학과 에피쿠로스주의를 떠올리게 한다; 앞서의 2장을 보라.

55 같은 책 22권, 2: p. 59.

56 같은 책 12권, 1: p. 310.

57 같은 책 2권, 1: pp. 194-195.

58 도덕경 55장, Legge, *Texts* 1: p. 99.

59 같은 책, Waley, *Way*, p. 209.

60 "시해"에 대해서는 뒤에 오는 5장의 첫 부분을 보라. 참고. 앞서의 2장, 신약 성서에 대한 부분.

61 장자 3권, Legge, *Texts* 1: pp. 201-202.

62 도덕경 33장, Waley, *Way*, p. 184.

63 같은 책 77장, p. 237.

64 도가 연금술사인 갈홍이 죽음을 대하는 장자의 태도를 비판하면서 도가 운동 내에 있는 옹호론적 경향을 직설적으로 공격하는 흥미로운 구절이 있다; Ko Hung, *Pao-p'u Tzu*, Tenney L. Davis and Kuo-fu Ch'en, transl. in *Proc. Amer. Acad, of Arts and Sciences* 74(1941): pp. 307, 323.

65 도가 종교와 그것의 역사에 대해서는 Needham, SCC 2: pp. 154-161; Welch, *Parting*, pp. 135-157; 베버, 앞서 언급한 책(각주 14), pp. 173-219; J. J. M. De Groot, *The Religion of the Chinese*(New York, 1910), pp. 132-163 그리고 Francis C. M. Wei, *The Spirit of Chinese Culture*(New York, 1947), pp. 128-154을 보라.

66 Welch, *Parting*, pp. 99-103. Yu, 앞에서 언급한 책(각주 2)에는 민간전승과 마술의 도가철학과의 초기 혼합에 대한 수많은 정보가 있다.

67 Welch, *Parting*. pp. 118-119.

68 같은 책, pp. 113-123 그리고 Welch, *"Syncretism"*(각주 5). pp. 26—29.

69 황건적 시절 도교 교당의 관습에 대해서는 Maspero, 앞에서 언급한 책(각주 217), pp. 149-184을 보라.

70 A.D. 200년 이후 도가 종교의 진화에 대해서는 Needham과 Welch에 하여 Henri Maspero and Jean Escarra, *Les Institutions de la Chine*(Paris, 1952), pp. 63-69. 84-87, 105-107을 보라.

71 Leon Wieger, *Le Canon taoiste*(Hsienhsien 1913, Paris 1953)에는 이 논술들이 정리되어 기술되어 있다.

72 1948년에 중국을 방문했던 사람의 설명이 Wing-tsit Chan, *Religious Trends in*

Modern China(New York. 1953), pp. 146-156에 기록되어 있다.

73 Needham, *SCC* 2: pp. 100-132에는 도가 사상의 급진적인 사회-경제적 입장이 강조되어 있다.

74 도교 성직자들의 마술적 의식에 관해서는 De Groot, 앞서 언급한 책(각주 65), pp. 157-162와 Needham, *SCC* 2: pp. 346-364를 보라.

75 Maspero and Escarra, 앞서 언급한 책(각주 70), pp. 85-86.

76 Needham, *SCC* 2: pp. 33-164와 442-452. 도가 사상의 과학적 측면에 대한 니덤의 기술은 평유의 앞서 언급한 책(각주 6) 2: pp. 431-433에서 부분적으로 예상했던 것이다.

77 Needham, *SCC* 2: p. 161.

78 같은 책, 2: pp. 89-98. 알렌 G. 디버스는 초기의 서구 현대과학에서 가졌던 "신비주의"의 역할을 설명하는 일련의 연구서를 출간했다; *Debus masterly Chemical Philosophy*, 2 vol. 1977을 보라. "Robert Fludd," *Jour. Hist. Medicine and Allied Sciences* 19(1964): pp. 389-417을 보라.

79 장자 22권, Legge, *Texts* 2: p. 66.

80 Charles Singer, *History of Biology*(New York, 1950)의 권두 삽화 상(*On the Parts of Animals*, I, 5으로부터) 인용.

81 Fung, 앞서 언급한 책(각주 6), 2: p. 432.

82 같은 책, "The Scientific Spirit of Religious Taoism," 2: pp. 431-433. 참고. 자비르의 낙관론은 뒤에 나오는 6장, 아랍 연금술 부분을 보라.

83 생리학적 테크닉들에 대해서는 뒤에 나오는 5장을 보라. 연금술적 테크닉들에 대해서는 뒤에 나오는 6장을 보라.

84 팽조에 대한 표준 참고서로는 Herbert A. Giles, *A Chinese Biographical Dictionary*(London and Shanghai, 1898), p. 624 와 E. T. C. Werner, *A Dictionary of Chinese Mythology*(Shanghai, 1932), pp. 431—432을 보라.

85 Needham, *SCC* 2: p. 240에 있는 (*Shih Chi*, 28: 10b-11b로부터) 인용.

86 열자 5장, Wieger, 앞서 언급한 책(각주 11), pp. 131-133.

87   같은 책 5장, p. 137.

88   Obed S. Johnson, *A Study of Chinese Alchemy*(Shanghai, 1928), p. 60과 Giles, 앞서 언급한 책(각주 84), p. 272.

89   북방형 전설들의 일본과 중앙 아시아로의 전파에 있어 중국의 역할은 Weber, 앞서 언급한 책(각주 14), p. 197에 언급되어 있다.

90   Welch, *Parting*, pp. 97-98. 한나라 궁전에서 불멸 숭배의 대상이었던 곤륜산 서왕모의 거소에 대해서 그리고 이로 인한 지리적 확장에 대해서는 Yu, 앞서 언급한 책(각주 2)를 보라.

91   열자 5장, Needham, *SCC* 2: p. 142에 인용된 구절.

92   같은 책 5장, Wieger, 앞서 언급한 책(각주 11), p. 133.

93   Ko Hung, 앞서 언급한 책(각주 1), pp. 184-186.

94   같은 책, pp. 183-193. 참고. Peter Martyr의 유사한 논증은 앞서의 3장, 샘물 주제를 보라.

95   같은 책, pp. 181, 189, 191-193 그리고 Johnson, 앞서 언급한 책(각주 88), pp. 61-62.

96   Ko Hung, 앞서 언급한 책(각주 1), pp. 184-186, 198.

97   도가 사상의 샤머니즘과 마술과의 결합에 관한 데이터 요약은 Needham, *SCC* 2: pp. 132-139 와 Mircea Eliade, *Le Chamanisme*(Paris, 1951), pp. 393-395을 보라.

98   신선의 능력에 대해서는 뒤에 나오는 5장을 보라.

99   Arthur Waley, *The Nine Songs, a Study of Shamanism in Ancient China*(London, 1955), pp. 37-43.

100   Needham, *SCC* 2: pp. 135-136.

FIVE. 도가 친-수명 연장주의 수행

1 Ko Hung, *Pao-p'u Tsu*, chap. 4, Eugene Feifel, transl., *Monumenta Serica*(Peking) 9(1944): pp. 5-6.

2 Ko Hung, *Biographies of "Hsien," "Liu Ken"* in Lionel Giles, *A Gallery of Chinese Immortals*, Wisdom of the East Series(London, 1948), pp. 58-59. Giles 의 이 저술은 앞으로 "Giles, *Immortals*"로 인용될 것이다.

3 같은 책, "Wang Chen," p. 69.

4 신선에 관해서는, Giles, Immortals, pp. 7-14 와 Joseph Needham, *Science and Civilization in China*(Cambridge, 1954ff.) 2: pp. 139-143, 152-154를 보라. Needham의 이 저술은 앞으로 "Needham, *SCC*"로 인용될 것이다.

5 신선은 중국의 전통 미술에서 자주 그려진다; 땅속 요정 모습의 예들은 Laurence Sickman and Alexander Soper, *The Art and Architecture of China*, Pelican History of Art(Harmondsworth and Baltimore, 1956), plates 91B and 130에서 볼 수 있다.

6 앞의 4장을 보라.

7 Giles, *Immortals*, p. 18에 나오는 Huan-ch'u, "Po Shih Sheng". 내세적 신선 개념으로부터 현세적 개념으로의 진화에 대해서는 Ying-shih Yu, "Life and Immortality in the Mind of Han China," *Harvard Jour. Asiatic Studies* 25(1964-1963): pp. 80-122을 보라.

8 신선에 관한 문헌에 대해서는 Needham, *SCC* 2: pp. 152-153를 보라.

9 Ko Hung, 앞서 언급한 책(각주 2), "Chang Tao-ling," pp. 60-61을 보라.

10 Huan-ch'u, "Chang Tao-ling" in Giles, *Immortals*, p. 64. 이 이야기는 갈홍이 이야기한 것보다 1000년 후에 쓰여진 것이다.(Huan-ch'u: 선불기종[仙佛奇蹤]을 편찬한 명대의 환초도인 홍웅명)

11 예를 들어, "Mao Nu" in Giles, *Immortals*, p. 35.

12 "시해(尸解)" 개념에 관한 고전적인 지지에 대해서는 앞의 4장, 도가철학 부분을 보라.

13 "Pao Ching" in Giles, *Immortals*, p. 105.

14 여기에서의 시해 서술은 부활에 대한 기독교의 설명과 유사하다: Matthew 28 and Mark 16. Cf. earlier, chap. II. section on New Testament.

15 Huan-ch'u, "Fei Ch'ang-fang" in Giles, *Immortals*, p. 81.

16 신선으로의 내적인 변화에 대해서는 Henri Maspero, "Les Procédés de 'nourrir le principe vital' dans la religion taoiste ancienne," *Jour. asiatique* 229(1937): pp. 180-182를 보라.

17 물론 배아는 산소와 자양분을 태반과 탯줄을 통해 어머니로부터 공급 받는다.

18 *Tao Te Ching*, chap. 55 in Arthur Waley, transl., *The Way and its Power*(Boston, 1935 and New York, 1958), p. 209. 이 같은 초기 생명의 이상화는 도가 사상의 사회적 원시주의와 관련이 있다. 일면 비슷한 생각들의 조합이 루소로 대표되는 서구인들에서도 발견된다: 예를 들면 사회 계약론과 에밀.

19 생리적 기법들에 대한 단연 최고의 설명은 도교의 경전인 도장에 관한 Henri Maspero의 눈부신 연구들로서 *Jour. asiatique*(각주 16)에 실려 있으며, Henri Maspero, *Le Taoisme*(Paris, 1950), pp. 15-24, 83-116에서 이를 보충하고 있다. 이 저술들은 앞으로 "Maspero, *JA*" 와 "Maspero, *Taoisme*"로 인용될 것이다. 영문판으로는 (주로 Maspero의 저술에 바탕을 둔) 유용하지만 간략한 보고서들이 있는데, Needham, *SCC* 2: pp. 139-152와 Holmes Welch, *The Parting of the Way: Lao Tzu and the Taoist Movement*(Boston, 1957), pp. 105-112, 120-121, 130-135에 실려있다. Welch의 저서는 앞으로 "Welch, *Parting*"으로 인용될 것이다.

20 호흡 기법에 대해서는, Maspero, *JA*, pp. 197-252, 353-378 and *Taoisme*, pp. 107-114; Needham, *SCC* 2, pp. 143-144 and Welch, *Parting*, pp. 108-110, 130, 132을 보라.

21 초기 사상에서는 숨, 생명, 정신 그리고 신을 서로 결부시키는 것이 일반적이었다: 참조. 그리스 단어 psyche는 처음에 숨의 의미로 사용되었으며 후에 정신을 의미하게 되었다; 또한 구약 성서에는 "신이 먼저 흙으로 인간을 빚은 후, 신이 그의 코에 생명의 숨을 불어넣으니 인간이 생명체가 되었다"; Charles Singer, A History of Biology(rev. ed., New York, 1950), pp. 15-16을 보라.

22 Maspero, *Taoisme*, pp. 113-114.

23 호흡 기법 시행에 있어 최적의 시간에 관한 문제는 Maspero, *JA*, pp. 355-361을

보라.

24 같은 책, pp. 354-362.

25 Maspero, *Taoisme*, pp. 112-113.

26 각주 17을 보라.

27 Tao Tsang in Maspero, *JA* p. 198. 도교 경전 중에서 겨우 1400편 조금 넘는 정도의 저술들이 서구 언어로 번역 되었는바, 인용함에 있어 일반적 용어인 도장(Tao Tsang)이라는 이름으로 인용하였다; 각 저술들에 대한 자료, 챕터, 그리고 쪽수는 Maspero의 각주에서 얻기 바란다. 이 인용문들은 Maspero가 한문에서 프랑스어로 번역한 것을 내가 프랑스어에서 영어로 번역한 것이다. 괄호 안의 단어들은 내가 덧붙인 것이다.

28 폐기에 대해서는 Maspero, *JA*, pp. 203-206 와 *Taoisme*, pp. 111-112을 보라.

29 이 문장은 Needham, *SCC* 2: p. 144에 언급된 것이다.

30 Maspero, *JA*, p. 205.

31 희열과 판단력 상실은 높은 고도에서 비행하는 조종사들에게는 잘 알려진 위험 요소들이며, 따라서 산소 결핍증의 증상들이다.

32 사고를 뇌가 아닌 심장의 기능으로 여기는 것은 초기 과학에서 일반적이었다: 헤로필로스(ca. 300 B.C.)는 뇌가 지능을 담당하는 곳임을 인지했던 것으로 유명하다; 아리스토텔레스는 심장이 그 기능을 한다고 하였다; 참조. Arturo Castiglioni, *A History of Medicine*, E. B. Krumbhaar, transl, and ed.(2nd ed., New York, 1947), p. 185.

33 Tao Tsang in Maspero, *JA*, pp. 204-205.

34 J. S. Haldane and J. G. Priestley, *Respiration*(New Haven, 1935), p. 181.

35 신체의 산소 요구량은 대사 속도에 따라 달라진다; 예를 들면, 어느 환자의 B.M.R.(기초 대사량)은 표준 시간 동안의 산소 흡입량으로 결정한다. 수술 시에, 호흡과 순환이 저하되어 있으면 대사 속도를 낮추고 산소 요구량을 줄이기 위하여 체온을 낮추기도 한다. 뒤에 나오는 8장의 "소생술(anabiosis)"에 관한 부분을 보라.

36 Maspero, *JA*, pp. 182-185.

37 같은 책, pp. 191-197. 연금술에서의 단사에 대해서는 뒤에 나오는 6장을 보라.

38 행기에 대해서는 Maspero, *JA*, pp. 212-246 와 *Taoisme*, pp. 110-111을 보라.

39 Maspero, *Taoisme*, p. 21.

40 같은 책, pp. 112-114.

41 "내기(內氣)" 학파에 대해서는 Maspero, *JA*, pp. 206-231을 보라.

42 이는 고대와 중세 노인학에서의 "선천적 습기"를 연상시킨다; 선천적 습기가 고갈됨에 따라 육신은 늙게 된다(차고-건조함); 앞의 2장, 생물학과 의학 부분을 보라.

43 Tao Tsang in Maspero, *JA*, p. 227.

44 Maspero, *JA*, p. 209. 참조. Cornaro의 "선천적 습기" 보존; 뒤에 나오는 7장을 보라.

45 연기(鍊氣)에 대해서는 같은 책, p. 219.

46 태양으로부터의 "기" 흡수에 대해서는 같은 책, pp. 374-377 와 Needham, *SCC* 2: p. 145를 보라.

47 Maspero에 의한 언급, *JA*, p. 375.

48 식이 기법에 관한 훌륭한 자료 출처는 Maspero, *Taoisme*, pp. 98-107이다.

49 Maspero, *JA*, p. 204.

50 Tao Tsang in Maspero, *Taoisme*, p. 101.

51 같은 책, p. 100.

52 전형적인 처방들은 Maspero, *Taoisme*, pp. 103-105을 보라.

53 샘물형 주제에 대해서는 앞서의 3장을 보라.

54 이 해석은 도가 친-수명 연장주의를 연구하는 사람이라면 누구도 놓칠 수 없는 것이다; 참조. Obed S. Johnson, *A Study of Chinese Alchemy*(Shanghai, 1928), pp. 56-58. 뒤에 나오는 6장 역시 살펴보라.

55 선약에 관해서는 Ko Hung, 앞서 언급한 책(각주 1), chap. 11 in 11(1946): pp. 1-32를 보라.

56 어떤 나무들의 경우에는 이 생각이 옳았다. 불사조형 주제에 관해서는 앞서 3장의 여타 주제들 부분과 4장의 마술과 민담 부분을 보라.

57 Maspero, *JA*, pp. 413-427 와 *Taoisme*, pp. 115-116은 체조 기법에 관한 최고의 자료 출처이다. Needham, *SCC* 2: pp. 145-146은 참고문헌의 자료적 측면과 서구의 의료체조에 미친 도가의 영향에 대한 데이터 측면에서 유용하다. 자세하고 풍부하게 설명하고 있지만 최근의 문헌에 의존하고 있으며 해석에 있어 균형이 잡히지 않은 문헌으로는 John Dudgeon, "Kung-fu, or Medical Gymnastics," *Jour. Peking Oriental Society* 3(1895): pp. 341-565이 있다.

58 연금술은 이 "생리학적 기법들"에 포함시키지 않았다.

59 J. J. M. Amiot, "Notice du cong-fou" in *Memoires concernant l'histoire, les sciences, etc.. des Chinois; par les missionaires de Pe-kin*(Paris) 4(1779): pp. 441-451.

60 같은 책, p. 451: 내가 번역한 것임.

61 Ling에 관해서는, Castiglioni, 앞서 언급한 책(각주 32), p. 898을 보라. Ling에게 미친 도가의 영향에 대해서는 Marcelle Peillon, "Gymnastique et massages" in *Histoire generale de la medecine*, M. Laignel-Lavastine, ed.(3 v., Paris, 1938-1948) 3(1948): pp. 638-639을 보라.

62 "정(精)"에 관해서는 뒤에 나오는 성교기법들을 보라.

63 Tao Tsang in Maspero, *JA*, pp. 416-417.

64 같은 책, pp. 419-421.

65 성적 기법들에 관해서는 Maspero, *JA*, pp. 379-413 와 *Taoisme*, pp. 114-115; Needham, *SCC* 2: pp. 146-152을 보라.

66 Tao Tsang in Maspero, *JA*, p. 382.

67 같은 책에서.

68 이 모든 것은 아리스토텔레스의 발생학 전승 한 가지를 상기시킨다(앞서의 2장을 보라). 예를 들어, 아비센나는 배아가 정액에 들어 있는 천상의 물질인 "선천적 열"과 월경혈의 지극히 미묘한 성분인 "선천적 습기"에 의해 생성된다고 주장했다; O. C. Gruner, *A Treatise on the Canon of Medicine of Avicenna*(London, 1930), pp. 70-71, 100, 112, 114을 보라.

69 Tao Tsang in Maspero, *Taoisme*, p. 115.

70　같은 책, in Maspero, *JA*, pp. 384-385.

71　시간에 대한 금기에 관해서는 Maspero, *JA*, pp. 397-400을 보라.

72　Tao Tsang in Maspero, *JA*, p. 385.

73　예를 들면, the Turks, Armenians and Marquesan Islanders; Needham, *SCC* 2: p. 149.

74　Tao Tsang in Maspero, *JA*, pp. 386-387. 물론 금욕 후에 정액은 더 걸쭉하고 "응결한 듯" 보인다.

75　전체적인 성적 의례에 관해서는 Maspero, *JA*, pp. 400-409 와 Needham, *SCC* 2: pp. 150-152을 보라.

76　Maspero, *JA*, pp. 404-40에 나오는 도교에서 불교로 개종한 6세기의 진란(甄鸞)을 보라

77　Maspero, *JA*, p. 411.

78　Tao Tsang in Maspero, *JA*, p. 386.

79　성교 기법의 현대적 수행에 관해서는 Needham, *SCC* 2: p. 147, "note c"를 보라.

80　정신적 기법에 관해서는 Maspero, *Taoisme*, pp. 25-41, 85-89을 보라.

81　Ko Hung, 앞서 언급한 책(각주 1), chap. 3 in 6(1941): pp. 209-210. 이런 미덕들은 노자의 가르침에 반하는 것으로, 유가 사상이 갈홍에게 미친 영향을 보여준다.

82　저자에게 보내 온 편지; 2-19-1957.

83　예를 들면, Wynnewood Reade, *The Martyrdom of Man*(New York, 1874), pp. 512 ff. 참조. 8장 결론 부분에 나오는 Stephens, Fedorov, and Leroux에 대한 언급.

84　Condorcet와 Godwin에 대해서는 뒤에 나오는 8장을 보라.

85　이 사안들에 대한 최상의 자료 출처는 Needham, *SCC*전질일 것이다. 모든 분책들의 잠정적인 목차가 1권에 수록되었다.

86　Needham은 서구 문화에 가장 큰 영향을 준 전통적으로 인정받는 기술적 발전 세 가지로 인쇄술, 화약, 그리고 나침반을 꼽았다 —이것들 모두 중국에서 유래했다; Needham, *SCC* 1: p. 19.

87　같은 책. 2: p. 493.

SIX. 연금술사들

1 연금술에 대한 소개서로서 가장 만족할 만한 책은 F. Sherwood Taylor, *The Alchemists*: *Founders of Modern Chemistry*, Life of Science Library(New York, 1949)이다; 이 저술은 앞으로 "Taylor, *Alchemists*"로 인용될 것이다. 그리고 E. J. Holmyard, *Alchemy*(Harmondsworth, 1957) 역시 매우 유용한 저술이다; 이 저술은 앞으로 "Holmyard, *Alchemy*"로 인용될 것이다. 두 저술 모두 주해가 붙어 있지 않으나 그 권위를 인정받고 있다. Edmund O. von Lippmann, *Entstehung und Ausbreitung der Alchemie*(3 v., Berlin, 1919-1931 and Weinheim, 1954)는 해석이 시대에 뒤떨어진 면이 있으나 철저한 기록으로 인해 높이 존중되고 있다. Arthur John Hopkins, *Alchemy*: *Child of Greek Philosophy*(New York, 1934)는 Taylor 와 Holmyard의 저술들로 대체된 면이 있지만 여전히 언급할 만 하다. John Read, *Prelude to Chemistry*: *an Outline of Alchemy, its Literature and Relationships*(New York, 1937)은 흥미로운 설명을 담고 있지만 너무 산만하다. 1937년부터 간행된 *Ambix*, Jour. Society for Study of Alchemy and Early Chem.은 동 주제의 연구자들에게 없어서는 안될 자료이다. Henry M. Leicester, *The Historical Background of Chemistry*(New York and London, 1956)은 연금술을 다루는 여러 챕터를 포함하고 있는 화학사(化學史)의 좋은 안내서이다. Allen G. Debus, "The Significance of the History of Early Chemistry," *Jour. World History* 9(1965): pp. 39-58 역시 보도록 하시라.

2 Roger Bacon, *Opus majus*, Robert Belle Burke, transl.(2 v., Philadelphia and London, 1928) 2: p. 627.

3 Bacon, 앞서 언급한 책(각주 2), pp. 617—618.

4 앞서의 2장 생물학과 의학 부분을 보라.

5 연금술의 상징적 해석에 관해서는 I. Bernard Cohen, "Ethan Allen Hitchcock: Soldier, Humanitarian, Scholar—Discoverer of the 'True Subject' of the Hermetic Art." *Proc. Amer. Antiquarian Society* 61(1951): pp. 44—52, 64—79을 보라; Cohen은 Hitchcock, Atwood, Silberer 그리고 저 유명한 C. G. Jung의 견해들을 논의한다.

6 다른 석학들, 예를 들어 아비센나와 알베르또 대성인은 응용 연금술에 대해 회의적

이었으나 연금술적 이론의 기본 가정들을 수용했다.

7   Taylor, *Alchemists*, pp. 105-107.

8   연금술 사기꾼이 쓰는 한 가지 전형적인 방법은 숯 덩어리 속에 소량의 금을 미리 넣어둔 뒤 검은 밀랍으로 봉인했다. 이것에 약간의 수은을 첨가한 후 불을 붙였다; 열로 인해 수은은 증발하고, 숯은 타 없어졌을 것이며, 용기 내에는 녹은 금만이 남았을 것이다.

9   Ko Hung, *Pao-p'u Tzu*, chap. 4, Eugene Feifel, transl., *Monumenta Serica*(Peking) 9(1944): p. 10.

10   같은 책, chap. 16, Lu-Ch'iang Wu and Tenney L. Davis, transl, *Proc. Amer. Academy of Arts and Sciences* 70(1935) pp. 262-263.

11   연금술의 정의에 관해서는 *Encyclopedia of Chemistry*, George I. Clark, ed.(New York, 1957), pp. 28-29을 보라.

12   나로서는 연금술과 수명 연장 간의 전반적인 관계에 대한 연구가 예전에 있었는지 알지 못한다. 프랑스의 의과대학 학위논문 하나(R. Allendy, *L'Alchimie et la medecine*,(Paris, 1912))가 연금술과 의학 간의 관계를 요약하려 시도했지만, 그것은 너무 초보적이고, 역사적 사실에 반하며, 빈약하게 기술되었다. 하지만 의학적 연금술의 정선된 관점들에 대한 소수의 탁월한 연구들이 있다; 그 예로서 Owsei Temkin, "Medicine and Graeco-Arabic Alchemy," *Bull. Hist. of Medicine* 29(1955): pp. 134-153 와 Robert P. Multhauf, "John of Rupescissa, and the Origin of Medical Chemistry," *Isis* 45(1954): pp. 359-367을 들 수 있다.

13   갈홍과 위백양의 저술 번역본들이 중국 연금술에 대해 가장 정확하게 소개하고 있다. 갈홍이 쓴 포박자 중 연금술 관련 부분(20개 장)에 대해서는 Ko Hung, *Pao-p'u Tzu*, the translation of chapters 1, 2, 3, 4, and 11 by Eugene Feifel in *Monumenta Serica*,(Peking) 6(1941): pp. 113—211, 9(1944): pp. 1—33, and 11(1946): pp. 1-32; the translation of chapters 4 and 16 by Lu-Ch'iang Wu and Tenney L. Davis in *Proc. Amer. Academy of Arts and Sciences* 70(1935): pp. 221-284 그리고 the translation of chapters 8 and 11 with summaries of all the other chapters by Ch'en Kuo-fu and Tenney L. Davis in *ibid.* 74(1941): pp. 297-325을 보라. 이 저술들은 앞으로 "Ko, Hung, *Pao-p'u Tzu*(Feifel)," "(Wu)" and "(Ch'en)" 으로 각각 인용될 것이다. 그리고 Wei Po-yang, *Ts'an T'ung Ch'i*, Lu-Ch'iang Wu and Tenney L. Davis, transl., *Isis* 18(1932): pp. 210-289 역시 보라. 세 권의 유용한 2차 자료로는 Masumi Chikashige, *Alchemy and Other Chemical Achievements of the Ancient Orient*(Tokyo, 1936); Obed S. Johnson, *A Study of Chinese Alchemy*(Shanghai, 1928); 그리고 William Jerome Wilson, "Alchemy in China," *Ciba Symposia* 2(1940): pp. 593-624을 들 수 있다; 세 번째 저술에 나열된 참고문헌은 매우 유익하다. Joseph Needham, *Science and Civilization in China*(Cambridge, 1954 ff.)이 완성됨에 따라 이 저술들을 일정 부분 대체하게 될 것이다. Nathan Sivin은 심도 있는 중국 연금술 연구를 야심 차게 시작했다; 그의 "Preliminary Studies in Chinese Alchemy: The *Tan Ching Yao Chueh*, Attributed to Sun Ssu-mo(581 ?-after 672)," unpublished doctoral thesis, Harvard U., 1965를 보라.

14 Johnson, 앞서 언급한 책(각주 13), pp. 76-77.

15 Holmes Welch, "Syncretism in the Early Taoist Movement," *Papers on China*(duplicated for private distrib. by East Asia Program, Committee on Regional Studies, Harvard U.) 10(1956): pp. 12-15.

16 중국 연금술의 역사에 관해서는 각주 13의 Chikashige, Johnson, 그리고 Wilson 의 저술들에 더하여 Tenney L. Davis and Lu-Ch'iang Wu, "Chinese Alchemy," *Scientific Monthly* 31(1930): pp. 225-235; Homer H. Dubs, "The Beginnings of Alchemy," *Isis* 38(1947): pp. 62-86; Arthur Waley, "Notes on Chinese Alchemy," *Bull. School of Oriental Studies*(London) 6(1930): pp. 1-24; Welch, 앞서 언급한 책(각주 15), pp. 10-19, 33-36 그리고 Welch, *The Parting of the Way: Lao Tzu and the Taoist Movement*(Boston, 1957), pp. 96-105, 126-132을 보라.

17 Waley, 앞서 언급한 책(각주 16), pp. 18-19.

18 추연에 관해서는 Needham, 앞서 언급한 책(각주 13), 2: pp. 232-244을 보라.

19 앞서의 4장 도가철학 부분을 보라.

20 위백양과 갈홍의 저술에 관해서는 각주 13을 보라.

21 Ko Hung, *Pao-p'u Tzu*(Feifel), chap. 4 in 9: p. 6.

22 Davis and Wu, 앞서 언급한 책(각주 16), p. 225.

23   Ko Hung, *Pao-p'u Tzu*(Feifel), chap. 1 in 6: pp. 117-131.

24   같은 책(Wu), chap. 16, p. 268.

25   Henri Maspero, *Le Taoisme*(Paris, 1950), pp. 96-97.

26   Ko Hung, *Pao-p'u Tzu*(Ch'en), pp. 302, 322—323.

27   같은 책(Ch'en), chap. 8. p. 307.

28   같은 책(Feifel), chaps. 2 and 3 in 6: pp. 132-211.

29   같은 책 chap. 2, p. 145.

30   같은 책 chap. 4 in 9: p. 8.

31   같은 책 chap. 3 in 6: pp. 184-188. 도가 사상 내의 불사조형 주제와 북방형 주제
에 관해서는 앞서의 4장 마술과 민담 부분을 보라.

32   같은 책 p. 182. 신선에 관한 저술에 관해서는 앞서의 5장 서문을 보라.

33   Needham, 앞서 언급한 책(각주 13), 3: p. 640.

34   Ko Hung, *Pao-p'u Tzu*(Feifel), chap. 2 in 6: pp. 142-143.

35   같은 책 pp. 143-144. 이런 형태의 인간의 변환에 대한 임상적인 대응물들이 있다;
예를 들어 그 첫번째와 두번째는 내분비적 기능 부전과 정신병적 변화에 바탕을 둔
것이었다. 소생법에 대해서는 뒤에 나오는 8장 프랭클린 부분을 참고하라.

36   자연의 통일성에 관해서는 앞서의 4장 도가철학 부분을 보라.

37   Wei Po-yang, 앞서 언급한 책(각주 13), p. 238.

38   예를 들면, Wilson, 앞서 언급한 책(각주 13), p. 600.

39   Ko Hung, *Pao-p'u Tzu*(Feifel), chap. 4 in 9: p. 5.

40   같은 책에서.

41   등불 비유에 관해서는 앞서의 2장 생물학과 의학 부분을 보라. 이러한 생각은 M. F.
X. Bichat, *Physiological Researches on Life and Death*, F. Gold. transl.(Boston,
1827), p. 168에 이르기까지 나타난다.

42   Ko Hung, *Pao-p'u Tsu*(Feifel), chap. 11 in 11: pp. 13-14.

43   같은 책, 여러 곳에.

44 A. C. Crombie, *Medieval and Early Modern Science*(2nd ed., 2 v., Garden City, N. Y., 1959) 1: p. 17. 그리고 Pagel(뒤에 나오는 각주157), pp. 148-149 역시 보라.

45 이런 계층에 관해서는 Ko Hung, *Pao-p'u Tzu*(Feifel), chap. 11 in 11와 앞서 언급한 책(각주 13), pp. 28-38을 보라.

46 Ko Hung, *Pao-p'u Tzu*(Feifel), chap. 4 in 9: pp. 9-10.

47 같은 책 chap. 11 in II: p. 27.

48 같은 책 p. 16.

49 이러한 독특한 반응으로 인해 프리스틀리는 1775년에 산소를 발견할 수 있었다; James B. Conant, ed., *The Overthrow of the Phlogiston Theory*, Harvard Case Histories in Experimental Science 2(Cambridge, Mass., 1950), pp. 12-13, 38과 그 뒤 페이지들. Priestley는 어쩌면 우연하게 온건한 친-수명 연장주의자가 되었을 것이다; 뒤에 나오는 8장 서론을 보라.

50 Ko Hung, *Pao-p'u Tzu*(Feifel), chap. 4 in 9: pp. 5-6.

51 광물들의 진화에 대한 중국적인 견해는 Needham, 앞서 언급한 책(각주 13), 3: pp. 636—641을 보라.

52 영약들의 처방에 관해서는 Ko Hung, *Pao-p'u Tzu*(Feifel), chap. 4 in 9: pp. 10—33와 Chikashige, 앞서 언급한 책(각주 13), pp. 39-54를 보라.

53 Chikashige, 앞서 언급한 책(각주 13), pp. 48-51.

54 Ko Hung, *Pao-p'u Tzu*(Wu), introduction, p. 232 and chap. 16, pp. 264-265.

55 같은 책 chap. 16, pp. 256-268.

56 Wei Po-yang, 앞서 언급한 책(각주 13), pp. 240-241.

57 같은 책 p. 240.

58 Ko Hung, *Pao-p'u Tzu*(Feif el), chap. 4 in 9: p. 5.

59 같은 책(Wu), chap. 16, p. 267.

60 같은 책(Feifel), chap. 4 in 9: p. 2.

61 헬레니즘 시대의 연금술에 대한 좋은 안내서들로는 Taylor, *Alchemists*, pp. 18-67; Holmyard, *Alchemy*, pp. 13-30 그리고 Leicester, 앞서 언급한 책(각주 1), pp. 16-

52가 있다. 더 자세한 설명은 Lippmann, 앞서 언급한 책(각주 1), 1, parts 1-3 그리고 Marcellin. Berthelot, *Les Origines de l'alchimie*(Paris, 1885) 와 *Introduction a l'etude de la chimie des anciens et du moyen-age*(Paris, 1938)을 보라. 일차 자료들의 모음집으로는 Marcellin Berthelot, transl. and ed., *Collection des anciens alchimistes grecs*(3 v., Paris, 1888)가 있다; 그리고 F. Sherwood Taylor, transl., "The Alchemical Works of Stephanos of Alexandria," *Ambix* 1(1937): pp. 116-139, 2(1938) pp. 39-49 역시 보라.

62 시리아 자료 모음집으로는 Marcellin Berthelot, *Histoire des sciences: la chimie au moyen age 2: L'Alchimie syriaque*이 있다(Paris, 1893).

63 Adolph Harnack and John Malcolm Mitchell, "Neoplatonism" *Encyclopaedia Britannica*(11th ed., Cambridge, 1910-1911).

64 C. R. Haines, transl., *Sappho: the Poems and Fragments*(London and New York, 1926), p. 126; 이 단편에 나오는 구절은 사포가 지었다는 설과 핀다로스가 지었다는 설이 있다.

65 Pliny, *Natural History*, book 33, chap. 25 in John Bostock and H. T. Riley, transl.(6 v., London, 1855 ff.) 6: pp. 106-107.

66 Temkin, 앞서 언급한 책(각주 12).

67 Taylor, *Alchemists*, p. 66.

68 Temkin, 앞서 언급한 책(각주 12), p. 145,

69 아랍의 연금술에 대한 소개서로 가장 권위 있는 것은 (불행히도 주해가 달리지 않았지만) Holmyard, *Alchemy*, pp. 58-101를 꼽을 수 있다; Taylor, *Alchemists*, pp. 76-94 역시 살펴보라. 이 분야에서는 필수적이면서 사상사에 있어 가장 정교한 연구 중 하나로 꼽히는 것은 Paul Kraus, *Jabir ibn Hayyan: contribution a l'histoire des idees scientifiques dans l'Islam*, Memoires presentes is l'Institut d'Egypte 44(Cairo, 1943), 1: *Le Corpus des ecrits Jabiriens*; 2: *Jabir et la science grecque*이다; 이 저술은 앞으로 "Kraus, *Jabir*"로 인용될 것이다. 아랍 연금술에 대한 다른 두 명의 탁월한 연구자로는 Julius Ruska 와 Henry Ernest Stapleton을 들 수 있다. 가장 잘 알려진 Ruska의 저술은 *Tabula Smaragdina: ein Beitrag zur Geschichte der hermetischen Literatur*(Heidelberg, 1926) 와 *Turba philosophorum: ein*

Beitrag zur Geschichte der Alchemie, Quellen und Studien zur Geschichte der Naturwissenschaften und der Medizin 1(Berlin, 1931)이 있다. Stapleton의 주요 논문들은 *Memoirs Asiatic Society of Bengal*(Calcutta)에 실려 있으며, 그것들은: "Sal Ammoniac, a Study in Primitive Chemistry," 1(1905): pp. 25 – 41; R. F. Azo와의 공저, "Alchemical Equipment in the Eleventh Century, A.D.," 1(1905): pp. 47-71; R. F. Azo와의 공저, "An Alchemical Compilation of the 13th Century, A.D.," 3(1910): pp. 57-94; R. F. Azo and M. Hidayat Husain과의 공저, "Chemistry in Iraq and Persia in the 10th Century A.D.," 8(1927): pp. 317 – 417들이 있다; 앞으로 이 저술들은 "Stapleton: *Bengal*(1905a),(1905b),(1910) and(1927)" 으로 각각 인용될 것이다. 자료들의 고전적 모음집으로는 Marcellin Berthelot, 앞서 언급한 책(각주 62), 3: *L'Alchimie arabe*가 있다; 이 책은 앞으로 "Berthelot, *Arabe*"로 인용될 것이다. 다른 중요한 번역본에 대해서는 뒤의 각주 82 와 83을 보라.

70 Taylor, *Alchemists*, p. 71.

71 Holmyard, *Alchemy*, p. 39,

72 이 주장은 Wilson, 앞서 언급한 책(각주 13), p. 619; Dubs, 앞서 언급한 책(각주 16), pp. 84-85; F. Sherwood Taylor, "The Origins of Greek Alchemy," *Ambix* 1(1937): pp. 32-33, 그리고 Tenney L. Davis, "The Problem of the Origins of Alchemy," *Scientific Monthly* 43(1936): pp. 556—558에 반복적으로 나타난다.

73 Holmyard, *Alchemy*, pp. 58-101에 아랍 연금술의 역사가 가장 잘 쓰여 있다.

74 자비르 문헌집에 대한 꼼꼼한 서술형 목록은 Kraus, *jabir* 1을 보라.

75 연금술에 관한 알-라지의 경력은 Stapleton, *Bengal*(1927) 과 Julius Ruska, "Die Alchemie ar-Razi's," *Der Islam* 22(1935): pp. 281-319를 보라.

76 화학에 대한 아비센나의 견해에 관해서는 E. J. Holmyard and D. C. Mandeville, transl., *Avicennae De congelatione et conglutinatione lapidum*(Paris, 1927)을 보라.

77 E. J. Holmyard, "Maslama al-Majriti and the *Rutbatu'l-Hakim*," *Isis* 6(1924): pp. 293-305.

78 Stapleton, *Bengal*(1905a).

79 *Kharsini*에 대해서는 같은 책(1927), pp. 405—407을 보라; pp. 387-408에는 "Chinese copper" and a "Chinese mirror"에 대해 언급되어 있다.

80 Dubs, 앞서 언급한 책(각주 16), p. 84.

81 Berthelot, *Arabe*. p. 40. 참고. al-Iraqi 와 al-Majriti는 수많은 권위자들을 인용했는데, 거의 대부분은 분명히 고대 그리스나 아랍 사람들이었다; Abu'l-Qasim al-Iraqi, *Book of Knowledge Acquired Concerning the Cultivation of Gold*, E. J. Holmyard, transl., Librairie orientaliste(Paris, 1923) 그리고 Holmyard, 앞서 언급한 책(각주 77), pp. 299-300. 302.

82 처음 네 편의 논술은 Berthelot, *Arabe*, pp. 44-125에 실려 있다. 이븐 우마일에 대해서는 M. Turab 'Ali, H. E. Stapleton and M. Hidayat Husain, "Three Arabic Treatises on Alchemy by Muhammad Bin Umail," *Memoirs Asiatic Society of Bengal*(Calcutta) 12(1933): pp. 1-213을 보라. al-Majriti에 관해서는, Holmyard, 앞서 언급한 책(각주 77)을 보라. 이븐 비스룬의 편지는 Ibn Khaldun, *The Muqaddimah: an Introduction to History*, Franz Rosenthal, transl., Bollingen Series 43(3v., New York, 1958) 3: pp. 230-245에 실려 있다. "기술의 요체"는 Stapleton, *Bengal*(1905b)에 실려 있다; 알-이라키에 대해서는 앞의 주석 81을 보라; 람푸르 소장 논술들에 대해서는 Stapleton, *Bengal*(1910)에서 논의되었다.

83 자비르의 논술들은 Berthelot, *Arabe*, pp. 126 ff에 실려있다. al-Razi의 저술들에 대해서는 Stapleton, *Bengal*(1910)과 (1927); 그리고 Julius Ruska, *Al-Razi's Buch Geheimnis der Geheimnisse*, Quellen und Studien zur Geschichte der Naturwissenschaften und der Medizin 6(Berlin, 1937)을 보라.

84 이러한 정의들에 대해서는 Berthelot, *Arabe*, p. 26; Stapleton, *Bengal*(1927), p. 355; 그리고 Ibn Khaldun, 앞서 언급한 책(각주 82) 3: p. 227을 보라.

85 Ibn Khaldun, 앞서 언급한 책(각주 82) 3: pp. 276-280; 1: p. 343.

86 Geber, *Works*, Richard Russell, transl. and E. J. Holmyard, ed.(London and New York 1928), pp. 34, 41.

87 사물의 비상한 성질들에 대해서는 Berthelot, *Arabe*, pp. 150-155 와 Kraus, *Jabir* 1: pp. 141-154를 보라.

88 Kraus, *Jabir* 1: p. 175.

89   Ruska, 앞서 언급한 책(각주 75), pp. 283-286.

90   Kraus, *Jabir* 1: p. 155.

91   자비르의 의학 관련 저술에 대해서는 Kraus, *Jabir* 1: pp. 155-160을 보라. al-Razi의 의사 경력에 대해서는 Arturo Castiglioni, *A History of Medicine*, E. B. Krumbhaar, transl.(2nd ed., New York, 1947), pp. 267-270을 보라.

92   갈레노스의 생리학과 병리학에 관해서는 앞서의 2장 생물학과 의학 부분을 보라.

93   자비르의 균형 이론에 관해서는 Kraus, *Jabir* 2: pp. 187-236 와 Berthelot, *Arabe*, pp. 139-162을 보라.

94   자비르의 영약에 관해서는 Kraus, *Jabir* 2: pp. 1-18을 보라.

95   Berthelot, *Arabe*, p. 148.

96   Ibn Khaldun, 앞서 언급한 책(각주 82) 3: p. 232.

97   Berthelot, *Arabe*. p. 173.

98   우주적 영혼에 관해서는 Holmyard, *Alchemy*, pp. 95-96에 있는 "Emerald Table"에 대한 해설을 보라.

99   Ibn Khaldun, 앞서 언급한 책(각주 82) 3: p. 239.

100 Berthelot, *Arabe*, p. 177.

101 예를 들면, 같은 책과 Ibn Khaldun, 앞서 언급한 책(각주 82) 3: p. 268.

102 Ibn Khaldun, 같은 책. 3: pp. 237-239 와 Stapleton, *Bengal*(1905a), p. 28.

103 Temkin, 앞서 언급한 책(각주 12), p. 145.

104 Kraus, *Jabir* I: p. xxxix. fn. 6을 내가 번역한 것.

105 같은 책에서.

106 Temkin, 앞서 언급한 책(각주 12), p. 144.

107 자비르의 낙관론은 인공적 생산에 관한 Kraus의 훌륭한 섹션에서 분석되었다; Kraus, *Jabir* 2: pp. 97-135.

108 같은 책, p. 109.

109 같은 책, p. 104.

110 진보 사상에 관한 아랍의 선구자들에 대해서는 같은 책, pp. 124-126을 보라.

111 같은 책, p. 124.

112 라틴 연금술에 대한 가장 잘 검토한 자료는 Taylor, *Alchemists*, pp. 95-144이다. 그 외 신뢰할 만한 저술로는 Holmyard, *Alchemy*, pp. 102-148; Lippmann, 앞서 언급한 책(각주 1) 1, part 5 그리고 Lynn Thorndike, *A History of Magic and Experimental Science*(8 v., New York, 1923 ff.) 2, 3 and 4의 관련 부분들이 있으며, 이 저술은 앞으로 "Thorndike, *Magic*"으로 인용될 것이다. 이에 더하여, W. Ganzenmuller의 책이 있는데, 이 저술은 그 형식이 대중적이지만 견실한 연구인 *L'Alchimie au moyen age*, G. Petit-Dutaillis, transl. from German ed. of 1938(Paderborn),(Paris, n.d.: ca. 1940)에 그 기반을 두고 있다.

113 Holmyard, *Alchemy*, p. 131.

114 같은 책, pp. 112-114.

115 Arnald of Villanova의 연금술과의 관계에 대해서는 Thorndike, *Magic* 3: pp. 52-84 와 Paul Diepgen, *Medizin und Kultur*(Stuttgart, 1938), pp. 127-149를 보라. Lull과 연금술에 대해서는 Robert Amadou, *Raymond Lulle et l'alchimie*(Paris, 1953), especially pp. 25-31을 보라.

116 연금술 후기의 모습에 대해서는 Taylor, *Alchemists*, pp. 190-230을 보라.

117 Roger Bacon의 경력에 관한 유용한 조사 자료는 Stewart C. Easton, *Roger Bacon and his Search for a Universal Science*(New York, 1952); Thorndike, *Magic* 2: pp. 616-691; A. G. Little, ed., *Roger Bacon Essays*(Oxford, 1914) 그리고 John Henry Bridges, *The Life and Work of Roger Bacon*(London, 1914) 에서 찾을 수 있다. 또한 Dorothea Waley Singer, "Alchemical Writings Attributed to Roger Bacon," *Speculum* 7(1932): pp. 80-86을 보라. 대량의 Bacon의 친-수명 연장주의적 저술들은 다음의 네 가지 저술에서 찾을 수 있다:(1) *Opus majus*, Robert Belle Burke transl.(각주 2)을 사용했으며, 앞으로 "Bacon, *Majus*"로 인용할 것이다.(2) *Cure of Old Age, and Preservation of Youth*, Richard Browne, transl.(London, 1683); 앞으로 "Bacon, *Cure*" 로 인용할 것이다.(3) *De retardatione accidentium senectutis, cum aliis opusculis de rebus medicinalibus*, A. G. Little and E. Withington, eds., British Society of Franciscan Studies 14(Oxford, 1928); 이 모

음집은 Browne 번역본의 대부분의 자료와 함께 더 많은 것들이 포함되어 있다.(4) *Letter Concerning the Marvelous Power of Art and of Nature*, Tenney L. Davis, transl.(Easton, Pa., London and Tokyo, 1923); 앞으로 "Bacon, *Letter*"로 인용할 것이다.

118 Bacon, *Majus*, p. 617. 참고. 앞서의 3장, 태고형 주제 부분.

119 Bacon, *Letter*, p. 35. 심지어 인류의 타락 전에도 불멸을 얻기 위해서는 신의 은총이 필요했다는 아퀴나스의 믿음에 대해서는 앞서의 2장을 보라.

120 Bacon, *Majus*, p. 618.

121 같은 책, pp. 617-618.

122 같은 책, p. 618.

123 같은 책, p. 622. 이 우화는 Bacon, *Cure*, p. 75, 와 Bacon, *Letter*, pp. 33—34에도 게재되어 있다.

124 그 이야기는 Bacon, *Majus*, p. 623에서 음용 가능한 금을 권고하는 데에 명쾌하게 사용되고 있다. 그 생각은 연금술에 대한 중국의 첫번째 언급과 놀랄 정도로 유사하다; 앞서의 사마천과 관련된 글을 보라.

125 Bacon, *Letter*, p. 34 와 *Majus*, p. 622.

126 Bacon, *Letter*, pp. 34-35.

127 Thorndike, *Magic* 2: p. 354.

128 Bacon, *Majus*, pp. 623-624 와 *Cure*, p. 61. 수명 연장 민담의 주제들에 대해서는 앞서의 3장을 보라. 그리고 4장의 마술과 민담 부분 역시 보라.

129 Bacon, *Majus*, pp. 620-621 그리고 *Letter*, p. 34.

130 Bacon, *Majus*, p. 621.

131 같은 책에서.

132 Bacon, *Cure*, p. 136; 여기에서는 약간 현대화된 영어를 사용했다.

133 Bacon, *Majus*, p. 619.

134 Cicero에 대해서는 앞서의 2장 철학 부분을 보라. Cicero의 주장을 돕기 위해 다음의 말을 꼭 해야겠다:(중국에서처럼) 로마 공화국에서의 노인은 상당히 높은 위상을

가졌다; 그 일례로, "원로원"이라는 단어는 노인이라는 단어에서 유래됐다.

135 Bacon, *Cure*, p. 40.

136 Bacon, *Letter*, p. 37.

137 같은 책, p. 36.

138 Bacon, *Majus*, p. 619.

139 Bacon, *Cure*, pp. 2-6; 노년에 대한 Aristotle, Galen, 그리고 Avicenna의 가설에 대해서는 앞서의 2장 생물학과 의학 부분을 보라.

140 같은 책, pp. 53 ff. 참고. Robert Montraville Green, transl., *Galen's Hygiene: De sanitate tuenda*(Springfield, III., 1951).

141 Henry E. Sigerist, *Landmarks in the History of Hygiene*(London, 1956), pp. 13-14.

142 Bacon, *Majus*, p. 620.

143 Bacon, *Cure*, pp. 13-14.

144 같은 책, p. 11.

145 같은 책, pp. 15-16와 *Majus*, p. 623.

146 Little, 앞서 언급한 책(각주 117), p. 351.

147 Bacon은 약물의 선택과 조제에 있어 연금술이 의학을 선도해야 한다고 주장했다; Bacon, *De retardatione*(각주 117), pp. 155-158.

148 Bacon, *Cure*, pp. 46-47.

149 앞서의 3장 샘물 주제 부분을 보라.

150 Bacon, *Cure*, p. 103.

151 같은 책, p. 100.

152 같은 책, pp. 99-103와 *De retardatione*(각주 117), pp. 140-142.

153 Mirko D. Grmek, *On Ageing and Old Age: Basic Problems and Historic Aspects of Gerontology and Geriatrics*, Monographiae biologicae 5, 2(Den Haag, 1958), pp. 44-45.

154 John Dastin, "Letter to Pope John XXII," C. H. Josten, transl., *Ambix* 4(1949):

pp. 45-46. Dastin에 대해서는 Thorndike, *Magic* 3: pp. 85-102 역시 보라.

155 Bacon *Cure*, p. 17.

156 Geber, 앞서 언급한 책(각주 86), p. 64.

157 예를 들면, Bacon, *Cure*, p. 6.

158 Walter Pagel, *Paracelsus: an Introduction to Philosophical Medicine in the Era of the Renaissance*(Basel and New York, 1958), p. 256; 이 저술은 앞으로 "Pagel, *Paracelsus*"로 인용할 것이다.

159 Bacon, *Majus*, p. 627.

160 같은 책, p. 626.

161 Henry E. Sigerist, transl. and ed., *The Earliest Printed Book on Wine*(New York, 1943), pp. 36-37.

162 Dastin, 앞서 언급한 책(각주 154), pp. 43—44.

163 Geber, 앞서 언급한 책(각주 86).

164 Bacon, *Majus*, p. 624.

165 같은 책, pp. 624-625.

166 Genesis 3: 24; 참고. 앞서의 2장 신화와 전설 부분.

167 연금술에서의 제5원소에 관해서는 Taylor, *Alchemists*, pp. 110 ff.; F. Sherwood Taylor, "The Idea of the Quintessence," in Edgar A. Underwood, ed., *Science, Medicine, and History: Essays in Honour of Charles Singer*(2v., London, 1953) 1: pp. 247-265; 그리고 Pagel, *Paracelsus*, pp. 99-100, 특히 각주 264를 보라.

168 John of Rupescissa에 관해서는 Thorndike, *Magic* 3: pp. 347-369; Pagel, *Paracelsus* pp. 264-265; 그리고 Multhauf, 앞서 언급한 책(각주 12)을 보라.

169 알코올과 제5원소에 관해서는 Taylor, *Alchemists*, pp. 117-121; Pagel, *Paracelsus* p. 264를 보라.

170 알코올의 발견에 관해서는 R. J. Forbes, *Short History of the Art of Distillation*(Leiden, 1948), pp. 87-98을 보라.

171 Taylor, *Alchemists*, pp. 120-121.

172 Thorndike, *Magic* 3: p. 360.

173 연금술에서 의료화학으로의 이행에 관해서는 Multhauf, 앞서 언급한 책(각주 12), 그리고 그의 또 다른 두 편의 논술인 "Medical Chemistry and 'the Paracelsans'" 와 "The Significance of Distillation in Renaissance Medical Chemistry," *Bull Hist. Medicine* 28(1954): pp. 101-126 and 30(1956): pp. 329-346을 보라; 그리고 Pagel, *Paracelsus* pp. 241-278 와 Taylor, *Alchemists*, pp. 190-201 역시 보라.

174 Pagel, *Paracelsus* pp. 129-130, 142,

175 Pagel, *Paracelsus*는 의학 분야의 개혁가에 관한 최고의 연구이며, 그리고 지성사 와 문화사에 관한 최상의 저술이다; 더불어, 명쾌한 전기로서 Henry M. Pachter, *Magic into Science: the Story of Paracelsus*(New York, 1951)을 이용할 수 있다. The enormous literature on Paracelsus에 관한 엄청난 양의 문헌들이 Pagel, *Paracelsus* pp. 31-35에 조사되어 있다.

176 Pagel, *Paracelsus* p. 8.

177 같은 책, pp. 54-56.

178 같은 책, pp. 91-92, 106, 112-113.

179 같은 책, pp. 65 ff., 109.

180 특징들에 대해서는 같은 책, pp. 148-149; 수명의 연장에 대해서는 Arthur Edward Waite, transl., *The Hermetic and Alchemical Writings of Paracelsus*(2 v., London, 1894) 안에 있는 "A Book Concerning Long Life" 2: pp. 108 ff. 와 "The Book Concerning Renovation and Restoration" 2: pp. 124 ff. 같은 논문들.

181 Paracelsus의 의료화학에 대한 공헌에 관해서는 Pagel, *Paracelsus* pp. 273-278 와 Allen G. Debus, "The Paracelsian Aerial Niter," *Isis* 55(1964): pp. 43-61와 *The English Paracelsians*(London, 1965)을 보라.

SEVEN. 위생론자들

1 나는 수명 연장을 위한 위생학을 다루는 단행본을 본 적이 없다. 일반 위생학의 역 사에 대한 품위 있는 소개서로는 Henry E. Sigerist, *Landmarks in the History* *of Hygiene*(London, 1956)이 있다. 노인과 수명 연장을 위한 위생 강령에 관한 정보는 다음의 여러 곳에 산재해 있다: Mirko D. Grmek, "On Ageing and Old Age: Basic Problems and Historic Aspects of Gerontology and Geriatrics," *Monographiae biologicae* 5, 2(Den Haag, 1958)와 Frederic D. Zeman, "Life's Later Years: Studies in the Medical History of Old Age," *Jour. Mt. Sinai Hospital*(N. Y.); 권, 호수와 페이지는 뒤의 참고문헌을 보라. 개략적인 평론으로 Sona Rosa Burstein, The 'Cure' of Old Age: Codes of Health," *Geriatrics* 10(1955) pp. 328-332이 있다. Nathan W. Shock *A Classified Bibliography of Gerontology and Geriatrics*(Stanford, Calif., 1951) and *Supplement One*: 1949-1955(1957)에는 "1900년 이전 초기 토의 사항" 제하에 위생학에 대한 초기의 많은 저술들이 목록화되어 있다.

2   Leonard Lessius, *Hygiastican*, Timothy Smith, transl.(London, 1742)의 역자 머리말에 인용된 구절. 참고. Jacques Auguste de Thou, *Histoire universelle*, A. F. Prevost, P. F. Guyot(et al. transl.,(London, 1734), book 38 in 5: pp. 122-123.

3   Jacob Burckhardt, *The Civilization of the Renaissance*, S. G. C. Middlemore, transl.(London and New York, 1944), p. 145.

4   같은 책, pp. 204-206.

5   같은 책, pp. 104, 106.

6   Cicero에 관해서는 앞서의 2장 철학 부분을 보라.

7   Galen에 관해서는 앞서의 2장 생물학과 의학 부분을 보라.

8   참고. 수명에 대한 에피쿠로스 학파와 스토아 학파의 사상은 앞서의 2장 철학 부분을 보라.

9   코르나로의 삶과 그의 작품에 대해서는 William B. Walker, "Luigi Cornaro, a Renaissance Writer on Personal Hygiene," *Bull. Hist. Medicine* 28(1954): pp. 525-534; Piero Maroncelli, "Biography of Alvise [Luigi] Cornaro." in John Burdell, ed., *The Discourses and Letters of Louis Cornaro: on a Sober and Temperate Life*(New York, 1842), pp. 127-153; 그리고 Sigerist, 앞서 언급한 책(각주 1), pp. 36-46을 보라.

10   코르나로의 출생지와 출생일에 관한 실상은 설명에 따라 다양한 차이를 보인다.

Walker에 따르면 Maroncelli의 연구가 가장 믿을 만하며, 여기에서 나는 그의 견해를 따른다.

11 Luigi Cornaro. *Discourses on the Temperate Life*, in William F. Butler, ed., *The Art of Living Long*(Milwaukee, 1903), pp. 37-113; 이 저술은 앞으로 "Cornaro, *Discourses*"로 인용될 것이다.

12 코르나로의 질환과 절제를 통한 회복에 관해서는, 같은 책, pp. 42-47을 보라.

13 Maroncelli, 앞서 언급한 책(각주 9), pp. 143-144.

14 Cornaro. *Discourses*, p. 61.

15 같은 책, p. 98.

16 같은 책, p. 110.

17 같은 책, p. 112.

18 같은 책, p. 113. 바울에 관해서는 앞서의 2장 신약 성서 부분을 보라.

19 Roger Bacon의 노화에 대한 설명에 관해서는 앞서의 6장 라틴 연금술 부분을 보라.

20 Cornaro. *Discourses*, p. 66.

21 같은 책, pp. 66-72, 92-93.

22 같은 책, p. 59.

23 같은 책, p. 84.

24 Aristotle, *De iuventute et senectute*, G. R. T. Ross, transl. in W. D. Ross and J. A. Smith, eds., *The Works of Aristotle, Translated into English*(12 v., Oxford, 1908-1952) 3: p. 469b.

25 Cornaro, *Discourses*, p. 65; see also, pp. 73-74, 80, 107. 선천적 열과 선천적 습기에 관해서는 앞서의 2장 생물학과 의학 부분을 보라.

26 Elie Metchnikoff, *The Nature of Man*: *Studies in Optimistic Philosophy*(New York, 1906), pp. 262 ff.

27 Cornaro, *Discourses*, pp. 78, 106.

28 여기에서 의미하는 바는 저술가들 자신의 고국에서 자신의 시대에 있었던 장수 사

레들에 관한 것이다; 우리는 그것을 태고형 혹은 북방형 자료로 취급하지 않는다.

29 Cornaro, *Discourses*, p. 80.

30 같은 책, p. 48.

31 같은 책, pp. 105-106.

32 Cornaro's 식이요법에 관해서는, Sigerist, 앞서 언급한 책(각주 1), pp. 41—42을 보라.

33 Cornaro, *Discourses*, pp. 87, 107.

34 같은 책, p. 48.

35 같은 책, p. 58.

36 이 분석은 같은 책, pp. 63-65, 78-79, 85, 106-107에 바탕을 두고 있다.

37 같은 책, p. 106.

38 같은 책, p. 85.

39 담론들의 다양한 번역본들과 편집본들은 Walker, 앞서 언급한 책(각주 9), pp. 530-533와 Sigerist, 앞서 언급한 책(각주 1), pp. 45-46에 논의되어 있다.

40 *The Spectator*, October 13, 1711.

41 Cornaro, *Discourses*, p. 58.

42 William Harvey, "The Anatomical Examination of the Body of Thomas Parr," in *The Works of William Harvey*, Robert Willis, transl.(London, 1847), pp. 587-592.

43 Shock, 앞서 언급한 책(각주 1).

44 Lessius, 앞서 언급한 책(각주 2).

45 같은 책, pp. 6, 40.

46 같은 책, p. 108.

47 같은 책, p. 109.

48 William Temple, "Of Health and Long Life," in *The Works of Sir William Temple*(London, 1770) 3: pp. 266-303.

49 같은 책, pp. 271-272.

50 같은 책, pp. 275-278.

51 같은 책, p. 278.

52 Zeman, 앞서 언급한 책(각주 1) 12(1945): p. 949와 Grmek, 앞서 언급한 책(각주 1), pp. 67-68.

53 Christopher William Hufeland, *The Art of Prolonging Life*(2 v., London, 1797) 1: pp. 175-176.

54 같은 책, pp. 141-142, 179.

55 같은 책, pp. 176-177.

56 같은 책, pp. 121-122.

57 같은 책, pp. 10-14, 21-25. 하지만 Hufeland는 코르나로 고유의 식이요법은 대부분의 환자들에 적용하기에는 너무 엄격하다고 경고했다.

58 같은 책, pp. 62-65, 69-73.

59 같은 책 2: 여러 곳에.

60 같은 책 1: p. 167.

61 같은 책, p. 141.

62 William Sweetser, *Human Life: Considered in its Present Condition and Future Developments, Especially with Reference to its Duration*(New York, 1867).

63 Howard A. Kelly and Walter L. Burrage, *Dictionary of American Medical Biography*(New York and London, 1928), p. 1182 와 Arturo Castiglioni, *A History of Medicine*, E. B. Krumbhaar, transl.(New York, 1947), p. 1102.

64 Sweetser, 앞서 언급한 책(각주 62), pp. 164-180.

65 같은 책, pp. 179-180.

66 같은 책, pp. 217-238.

67 같은 책, pp. 275-279.

68 Daniel Harrison Jacques, *Physical Perfection: or, the Philosophy of Human Beauty; Showing how to Acquire and Retain Bodily Symmetry, Health and*

344

Vigor, Secure Long Life, and Avoid the Infirmities and Deformities of Age(New York, 1859), pp. 207-220.

69 같은 책, p. 212.

70 같은 책, p. 220.

71 George Rosen, *A History of Public Health*(New York, 1958), pp. 161-170.

72 같은 책, pp. 192 ff.

73 참고. Richard H. Shryock, *The Development of Modern Medicine*(Philadelphia, 1936), chap. 13: "Public Confidence Lost" and 16: "Public Confidence Regained."

74 William J. Thoms, *Human Longevity, Its Facts and its Fictions*(London, 1873).

75 Zeman, 앞서 언급한 책(각주 1) 17(1950): pp. 56-58.

76 Thoms, 앞서 언급한 책(각주 74), pp. 7-13, 27-30.

77 같은 책, pp. 31-66.

78 같은 책, pp. 18-30.

79 같은 책, pp. 67-104.

80 Jenkins의 기념비에 관해서는, 같은 책, pp. 78-79을 보라.

81 같은 책, p. 85.

82 Thoms의 저작은 영국 의학회로 하여금 질환과 노령에 관한 정확한 통계의 취합을 위한 위원회를 구성하도록 유도했다; Zeman, 앞서 언급한 책(각주 1) 17(1950): pp. 57-58.

EIGHT. 계몽 사상가들

1 Benjamin Franklin, *Works*, John Bigelow, ed.(New York, 1904) 8: pp. 174-175.

2 J. B. Bury, *The Idea of Progress*(New York, 1932), p. 2.

3 옹호론에 관해서는, 앞서의 2장을 보라.

4   Bury, 앞서 언급한 책(각주 2). 이 주제에 대한 다른 일반적인 저술로는 Jules Delvaille, *Essai sur l'histoire de l'idee de progres, jusqu'a la fin du XVIII siecle*, Collection historique des grands philosophes(Paris, 1910); Carl L. Becker, *The Heavenly City of the Eighteenth-Century Philosophers*(New Haven, 1932); R. V. Sampson, *Progress in the Age of Reason: the Seventeenth Century to the Present Day*(Cambridge, Mass., 1956); Frederick J. Teggart and George H. Hildebrand, eds., *The Idea of Progress: A Collection of Readings*(Berkeley and Los Angeles, 1949)을 들 수 있다. 18세기의 진보에 대한 신념에 관해서는 Crane Brinton, *Ideas and Men*(2nd ed., Englewood Cliffs, N. J., 1963), pp. 294-318, 와 *A History of Western Morals*(New York, 1959), pp. 293-328; 그리고 Kingsley Martin, *French Liberal Thought in the Eighteenth Century*(3rd ed., London, 1962 and New York, 1963), pp. 277-305 역시 보도록 하라.

5   황금시대의 복귀에 대한 희망에 관해서는, 앞서의 3장 태고형 주제 부분을 보라.

6   Bury, 앞서 언급한 책(각주 2), pp. 13-15.

7   앞서의 6장을 보라.

8   Richard Price, *The Evidence for a Future Period of Improvement in the State of Mankind, with the Means and Duty of Promoting It*(London, 1787).

9   같은 책 p. 4, see also pp. 6-11.

10   같은 책, pp. 14—16, 21.

11   같은 책, p. 36.

12   같은 책, p. 35.

13   Joseph Priestley, *An Essay on the First Principles of Government*(2nd ed., London, 1771), p. 4.

14   Becker, 앞서 언급한 책(각주 4). 많은 비평의 글들이 있지만 대부분 사소한 내용들이며, 이는 Raymond O. Rockwood, ed., *Carl Becker's Heavenly City Revisited*(Ithaca, N. Y., 1958)에서 찾을 수 있다. Peter Gay는 그의 저서 *The Party of Humanity: Essays in the French Enlightenment*(New York, 1964), pp. 188-210에 전재한 기백 넘치는 평론을 통해 베커를 공격했다. Becker의 관점에 대

한 많은 것들은 그의 저서 *Everyman His Own Historian*(New York, 1935), pp. 1-28에 전재된 그의 눈부신 초기 평론 "Kansas"(1910)를 통해 배울 수 있다. 그리고 Burleigh Taylor Wilkins의 훌륭한 저술인 *Carl Becker: A Biographical Study in American Intellectual History*(Cambridge, Mass., 1961) 역시 보라.

15 Becker, 앞서 언급한 책(각주 4), pp. 29 ff.

16 같은 책, pp. 155 ff. 참고. Crane Brinton, *The Jacobins: an Essay in the New History*(New York, 1930 and 1961), especially chap. 6, "Ritual," and chap. 7, "Faith." 프랑스 혁명을 "세속적 종교"라는 측면에서 한 해석은 *Amer. Historical Review* 66(1961): pp. 664-681에서 Peter Gay에 의해 비판되었고 Crane Brinton에 의해 방어되었다. Brinton은 Condorcet의 급진적 친-수명 연장주의를 자연주의적 구원 혹은 세속적 종말론이라고 언급했다(p. 680).

17 데카르트 전기의 고전으로는 Adrien Baillet, *La Vie de Descartes*(2 v., Paris, 1691)이 있다. 현대의 최고 데카르트 전기로는 Charles Adam, *Vie et œuvres de Descartes: etude historique*(Paris, 1910)을 꼽을 수 있다; 이 전기는 앞으로 "Adam, *Vie*"로 인용될 것이다. 유용한 다른 전기로는 Elizabeth S. Haldane, *Descartes: his Life and Times*(London, 1905) 와 J. P Mahaffy, *Descartes, Philosophical Classics for English Readers*(Edinburgh and London, 1902)이 있다. 데카르트의 저술에 대한 결정판으로는 Charles Adam and Paul Tannery의 저술이 있다(11 v., Paris, 1897-1909); 앞으로 이것을 "Descartes, *Œuvres*"으로 인용할 것이다.

18 17세기 프랑스의 응용과학에 대한 관심에 대해서는 Harcourt Brown, "The Utilitarian Motive in the Age of Descartes," *Annals of Science* 1(1936): pp. 182-192을 보라.

19 Adam, *Vie*, p. 228.

20 René Descartes, *Discourse on the Method of Rightly Conducting the Reason, and Seeking Truth in the Sciences* in John Veitch, transl., *A Discourse on Method, etc.*, Everyman's Library(London, Toronto and New York, 1912), pp. 5-9; 이 논문은 앞으로 "Descartes, *Discourse*"로 인용될 것이다

21 Haldane, 앞서 언급한 책(각주 17), pp. 41-44.

22 Descartes, *Discourse*, p. 49.

23 Adam, *Vie*, pp. 227-230.

24 Descartes, *Œuvres* 9, 3, 9, p. 14 와 *Discourse*, p. 49.

25 Descartes, *Discourse*, p. 49. 참고. 1645년 10월의 편지에 있는 진술: "건강 유지는 언제나 내 연구에 있어 주된 목표였다." Descartes, *Œuvres* 4: p. 329.

26 Descartes, *Discourse*, p. 61.

27 Haldane, 앞서 언급한 책(각주 17), pp. 126-127; Smith, 앞서 언급한 책(각주 28), pp. 341-342; 그리고 Berthier, 앞서 언급한 책(각주 28), 2: pp. 43—46. Descartes 의 의학 연구에 대한 전반적인 설명은 H. Dreyfus-Le Foyer, "Les Conceptions medicales de Descartes," *Revue de metaphysique et de morale* 44(1937): pp. 237-286을 보라.

28 *Traite de l'homme* in Descartes, *Œuvres* 11: pp. 118-215. 생리학에 대한 Descartes의 공헌에 대한 초보자를 위한 설명으로는 Charles Singer, *A History of Biology*(rev. ed., New York, 1950), pp. 354-357; Michael Foster, *Lectures on the History of Physiology During the Sixteenth, Seventeenth and Eighteenth Centuries*(Cambridge, 1901), pp. 57-62, 260-269; 그리고 Norman Kemp Smith, *New Studies in the Philosophy of Descartes: Descartes as Pioneer*(London, 1952), pp. 124-137을 보라. 상세한 연구로는 Auguste Georges Berthier, "Le Mecanisme cartesien et la physiologie au XVII siecle." *Isis* 2(1914): pp. 37-89, and 3(1920): pp. 21-58이 있다.

29 Descartes, *Discourse*, p. 50.

30 Descartes, *Œuvres* 11: pp. 223-224.

31 Descartes, *Discourse*, p. 4.

32 같은 책, p. 50.

33 앞서의 2장 철학 부분을 보라.

34 Singer, 앞서 언급한 책(각주 28), p. 354.

35 Mahaffy, 앞서 언급한 책(각주 17), p. 5.

36 January 25, 1638; Descartes, *Œuvres* 1: p. 507. 더 많은 정보를 부탁하는 Huygens의 답장에 대해서는 Leon Roth, ed., *Correspondence of Descartes and*

Constantyn Huygens: 1635-1647(Oxford, 1926), p. 80을 보라.

37 P. Des Maizeaux, ed. and transl., *The Works of St. Evremond, with the Life of the Author by Des Maizeaux*(2nd ed., London, 1728) 1: pp. xli-xlii. 고대 족장들에 관해서는 앞서의 3장을 보라.

38 Baillet, 앞서 언급한 책(각주 17) 2: p. 448.

39 같은 책, pp. 452-453; 하지만 Baillet는 데카르트가 이런 의도를 가졌다는 점을 부인한다.

40 Adam, *Vie*, pp. 551-552, 581-582.

41 Descartes의 "이중적인 삶"에 관해서는, Haldane, 앞서 언급한 책(각주 17), pp. 169-170; 어떻게 갈릴레오 사건이 그의 사고체계를 꼬이게 했는지에 대해서는 Adam, *Vie*, pp. 165-179을 보라.

42 데카르트의 꿈에 대한 (그리고 그것의 이념적 배경 부분에 대한) 생생한 설명은 Jacques Maritain, *The Dream of Descartes, Together with some Other Essays*, Mabelle L. Andison, transl.(New York, 1944), pp. 11-29에 있다.

43 Descartes, *Discourse*, pp. 19-23.

44 같은 책, pp. 49, 21-22.

45 June 15, 1646; Descartes, *Œuvres* 4: p. 442.

46 Adam, *Vie*, pp. 581-582.

47 데카르트는 육류를 제외한 과일과 '뿌리류의' 낮은 칼로리 음식을 적게 자주 먹기를 선호했다; Baillet, 앞서 언급한 책(각주 17) 2: p. 448.

48 Descartes, *Discourse*, pp. 16-17.

49 Descartes, *Œuvres* 11: pp. 120, 130-131.

50 같은 책 2: p. 525; translation by Aram Vartanian, *Diderot and Descartes: a Study of Scientific Naturalism in the Enlightenment*, History of Ideas Series 6(Princeton, 1953), p. 247.

51 앞서의 6장 라틴 연금술 부분을 보라.

52 일반적인 전기로는 James Spedding, *An Account of the Life and Times of*

Francis Bacon(2 v., Boston, 1878)이 있다; 그의 개선론을 강조한 전기로는 Benjamin Farrington, *Francis Bacon: Philosopher of Industrial Science*(London, 1951)이 있다. 흥미롭지만 주석이 달리지 않은 그의 의학 저술에 관한 개설로는 Max Neuburger, "Lord Bacon's Relations to Medicine," *Medical Life* 33(1926): pp. 149-169이 있다. 가장 만족할 만한 그의 저술 모음집으로는 James Spedding, Robert Leslie Ellis and Douglas Denon Heath의 것이 있다; 나는 15권으로 되어 있는 Boston edition of 1861 ff. 를 사용했다.(7권으로 되어 있는 London edition과 혼동하지 않기 바람); 이 모음집은 앞으로 "Bacon, *Works*"로 인용할 것이다. 최근의 평가에 있어서, Loren Eiseley, *Francis Bacon and the Modern Dilemma*(Lincoln, Nebr., 1962)은 매우 호의적인 반면, Rene Dubos, *The Dreams of Reason*: *Science and Utopias*(New York, 1961)은 베이컨의 "과학 숭배"에 비판적이다.

53 Bacon, *Works* 8: p. 113.

54 같은 책, 5: p. 398.

55 Farrington, 앞서 언급한 책(각주 52), p. 68에 인용된 글.

56 Bacon, *Works* 8: p. 142.

57 같은 책 13: pp. 144-156. 프로메테우스에 관해서는, 참고. 앞서의 2장.

58 이런 형의 전설들에서 뱀의 역할에 관해서는, 앞서의 2장을 보라.

59 Bacon, *Works* 13: p. 150.

60 베이컨에게 있어 원시주의와 진보주의 간의 모순에 관해서는, 참고. Farrington, 앞서 언급한 책(각주 52), pp. 76, 169-170.

61 Bacon, *Works* 9: p. 39.

62 같은 책, pp. 29-30.

63 같은 책, p. 39.

64 같은 책, 10: p. 11.

65 같은 책, 9: p. 29.

66 같은 책, pp. 40—41.

67 같은 책 5: p. 366.

68 같은 책, p. 400. 참고. 젊음의 샘 전설들; 앞서의 3장을 보라.

69 같은 책, pp. 398-399.

70 같은 책, p. 401.

71 같은 책, pp. 401-402. 참고. Saul Jarcho, transl., "Experiments of Doctor Joseph Zambeccari Concerning the Excision of Various Organs from Different Living Animals(1680)," *Bull. Hist. of Medicine* 9(1941): pp. 311-331.

72 18세기 인간 사회는 소생술을 위한 가상의 십자군 전쟁에 전념했다; Elizabeth H. Thomson, "The Role of Physicians in the Humane Societies of the Eighteenth Century," *Bull. Hist. of Medicine* 37(1963): pp. 43-51을 보라.

73 나는 Francis Bacon, *History, Naturall and Experimentall, of Life and Death*, William Rawley, transl.(London, 1638)을 사용했다; 이 저술은 앞으로 "Bacon, *History*"로 인용할 것이다. 참고. Bacon, *Works* 10: pp. 7-176.

74 Aristotle, Galen, and Avicenna의 노화 이론에 관해서는, 앞서의 2장을 보라.

75 Bacon, *History*, p. 172.

76 같은 책, pp. 344-346, 359-360, 390-391, 431 ff. 베이컨의 "스피리트"와 이와 유사한 개념은 Allen G. Debus, "The Paracelsian Aerial Niter." *Isis* 55(1964): pp. 43-61에 분석되어 있다.

77 같은 책, pp. 28, 43—46, 382, 433.

78 같은 책, pp. 371-372.

79 같은 책, pp. 183 ff.

80 같은 책, pp. 277 ff.

81 같은 책, pp. 324 ff.

82 Adam, *Vie*(각주 17을 보라), pp. 581-582.

83 17세기 수혈에 관한 소중한 자료은 John Lowthorp, ed., *The Philosophical Transactions and Collections to the End of the Year* 1700, *Abridg'd and Dispos'd under General Heads*(2nd ed., London, 1716) 3: pp. 225-235에 수집되어 있다. 프랑스의 사례에 대해서는, Harcourt Brown, "Jean Denis and

Transfusion of Blood: Paris, 1667-1668," *Isis* 39(1948): pp. 15-29에 자극적인 재해석이 있다. 일반적인 수혈의 역사에 대해서 저자는 N. S. R. Maluf, "History of Blood Transfusion," *Jour. Hist. of Medicine* 9(1954): pp. 59-107 와 Leo M. Zimmerman and Katherine Howell, "History of Blood Transfusion," *Annals of Medical History* 4(1932): pp. 415-433을 사용했다; 또 다른 두 가지 연구로는 Heinrich Buess, "Die Bluttransfusion," *Ciba Zeitschrif* 7(1956): pp. 2610-2644 와 Geoffrey Keynes, "The History of Blood Transfusion," *Science News*(Penguin Books) 3(1947)가 있다.

84 Lowthorp, 앞서 언급한 책(각주 83), p. 229.

85 같은 책에서

86 같은 책, p. 230.

87 같은 책에서 그리고 Brown, 앞서 언급한 책(각주 83), p. 19.

88 Brown, 앞서 언급한 책(각주 83), pp. 19 ff.

89 표준적인 전기로는 Carl Van Doren, *Benjamin Franklin*(New York, 1938)이 있다. 유익한 또 다른 것으로는 Bernard Fay, *Franklin: the Apostle of Modern Times*(Boston, 1929)이 있다. 귀중한 자서전은 Max Farrand, ed., *Benjamin Franklin's Memoirs: Parallel Test Edition*(Berkeley, 1949)에 실려 있다. 18세기 과학에서 Franklin의 역할에 대한 권위있는 연구로는 I. Bernard Cohen, *Franklin and Newton*, Mem. Amer. Philos. Soc. 43(Philadelphia, 1956)이 있다 Franklin의 성격과 활동들에 대한 개설로, 같은 저자가 저술한 *Benjamin Franklin: his Contribution to the American Tradition*(Indianapolis, 1953)이 있다. Earlier collections of Jared Sparks(1840), John Bigelow(1887), and Albert Henry Smyth(1905)이 편집한 Franklin의 글들의 초기 모음집들은 Leonard W. Labaree and Whitfield J. Bell, Jr., eds., *The Papers of Benjamin Franklin*(New Haven, 1959 ff.)으로 대체되었다. Dictionary of American Biography에 실렸던 Carl Becker가 쓴 매력적인 소론은 Julian P. Boyd의 서문과 함께 *Benjamin Franklin: a Biographical Sketch*(Ithaca, 1946)라는 표제로 재출간되었다.

90 Albert H. Smyth, ed., *The Writings of Benjamin Franklin*(New York, 1905) 1: p. 196.

91 참고. I. Bernard Cohen, ed., *Benjamin Franklin's Experiments: a New Edition of Franklin's Experiments and Observations on Electricity*(Cambridge, Mass., 1941).

92 Paul Mantoux, *The Industrial Revolution in the Eighteenth Century*, Marjorie Vernon, transl.(rev. ed., London, 1928), p. 331.

93 열기구에 대한 Franklin의 관심에 대해서는, Edward E. Hale and Edward E. Hale, Jr., *Franklin in France*(2 v., Boston, 1888) 2: pp. 268-289을 보라.

94 Franklin과 의학에 관해서는, William Pepper, *The Medical Side of Benjamin Franklin*(Philadelphia, 1911); Theodore Diller, *Franklin's Contribution to Medicine*(Brooklyn, 1912); 그리고 Benjamin Franklin, *Some Account of the Pennsylvania Hospital*, I. Bernard Cohen, ed.(Baltimore, 1954)을 보라.

95 에피쿠로스 철학에 관해서는, 앞서의 2장을 보라.

96 미래를 보기 위한 욕구에 관해서는; 참고. Francis Bacon의 언급, "나는 지금의 시대에서 무척이나 많은 시간을 잃었다; 나는 기꺼이 후대들과 함께 그것을 만회할 것이다"; Eiseley, 앞서 언급한 책(각주 52), pp. 25-26에서 인용.

97 Pepper, 앞서 언급한 책(각주 94), pp. 61-62.

98 가사 상태의 역사에 관해서는, D. Keilin, "The Problem of Anabiosis or Latent Life: History and Current Concept," *Proc. Royal Society*, B 150(1959): pp. 149-191을 보라.

99 같은 책, pp. 150-157. 참고. "엔디미온 주제," 앞서의 3장을 보라.

100 Pepper, 앞서 언급한 책(각주 94), p. 61. 계몽 시대의 소생술에 관한 관심에 대해서는, Thomson, 앞서 언급한 책(각주 72)를 보라. 비-개선론적 수준에서, 당대의 물질주의적 경향을 보여주는 한 예로 Madame Necker(d. 1794)의 시신은 그녀의 가족에 의해 알코올이 가득 든 석관에 보존되었다; J. Christopher Herold, *Mistress to an Age: a Life of Madame de Stael*(Indianapolis and New York, 1958), pp. 50-51, 471-472을 보라.

101 John Hunter, *Lectures on the Principles of Surgery*(Philadelphia, 1841), p. 76.

102 A. S. Parkes, "Preservation of Tissue *in vitro* for the Study of Ageing," in G. E. W. Wolstenholme and Cecilia M. O'Connor, eds., *General Aspects of Ageing*,

Ciba Foundation Colloquia on Ageing I(Boston, 1955. pp. 162-169.) 인간에게서 가사상태를 생성하는 능력은 광범위한 쓰임새를 가지는 것으로 보인다. 그 이유는 이 방식으로(암처럼) 희망이 없는 병에 걸린 사람은 치료법이 개발될 때까지 동결 상태로 보존될 수 있기 때문이다. R. C. W. Ettinger는 일찍이 이 개념을 적용해 보기를 *The Prospect of Immortality*(New York, 1964), "The Frozen Christian," *Christian Century* 82(1965): pp. 1313-1315 그리고 "Science and Immortality," *Yale Scientific Magazine* 40, 7(1966): pp. 5-8, 20에서 제안했다. 참고. 3장의 각주 81에서 이야기했던 회보.

103 Godwin에 대한 멋진 소개서로는 H. N. Brailsford, *Shelley, Godwin and Their Circle*(London, 1913)이 있다. Godwin의 삶과 활동에 관한 만족할 만한 개설로는 David Fleisher, *William Godwin: a Study in Liberalism*(London, 1951)이 있다. 더 오래된 일반적인 전기로는 C. Kegan Paul, *William Godwin: his Friends and Contemporaries*(2 v., London, 1876)이 있다.

104 가장 유용한 판은 William Godwin, *Enquiry Concerning Political Justice, and its Influence on Morals and Happiness*, third edition with variant readings of the first and second, F. E. L. Priestley, ed.(3 v., Toronto, 1946)이다; 이는 앞으로 "Godwin, *Enquiry*"로 인용될 것이다.

105 같은 책 1: pp. 52-95.

106 같은 책, p. 88.

107 같은 책, p. 92.

108 같은 책, pp. 92-95.

109 같은 책 2: pp. 519-529.

110 같은 책, p. 520.

111 참고. 육신을 지배하는 정신이라는 법칙의 결과로서의 영생에 관한 Thomas Aquinas의 입장; 앞서의 2장을 보라.

112 Godwin, *Enquiry* 3: p. 224.

113 같은 책 2: pp. 521-523.

114 같은 책, p. 521.

115 Godwin, *Enquiry* 2: p. 522.

116 같은 책에서

117 같은 책 3: p. 225.

118 같은 책 2: pp. 526-527 and 3: p. 227.

119 같은 책 2: pp. 523, 525.

120 같은 책 3: p. 225.

121 같은 책, p. 226. 참고. Gilgamesh 서사시 중 잠에 관한 이야기; 앞서의 2장을 보라.

122 Thomas Robert Malthus, *An Essay on the Principle of Population, as it Affects the Future Improvement of Society, with Remarks on the Speculations of Mr. Godwin, M. Condorcet, and Other Writers*(London, 1798); 이 저술은 앞으로 "Malthus, *Essay*"로 인용될 것이다.

123 같은 책, pp. 220-239.

124 같은 책, p. 237.

125 같은 책, pp. 13-17 과 여러 곳.

126 같은 책, p. 171.

127 Robert Wallace, *Various Prospects of Mankind, Nature and Providence*(London, 1761).

128 Godwin, *Enquiry* 2: pp. 527-528.

129 George Bernard Shaw, *Back to Methuselah*(New York, 1921).

130 Malthus, *Essay*, pp. 210-215.

131 Godwin, *Enquiry* 2: pp. 515-519.

132 예를 들면, Malthus는 생활 수준을 높이는 수단으로 산업화를 지지한다는 이유로 Adam Smith를 공격했다; Malthus, *Essay*. pp. 303-326.

133 같은 책, p. 154.

134 간편하고 괜찮은 전기와 유용한 참고 문헌은 J. Salwyn Schapiro, *Condorcet and the Rise of Liberalism*(New York, 1934). pp. 66-109, 284-286에 실려 있다; 또한

Frank E. Manuel, *The Prophets of Paris*(Cambridge, Mass., 1962), pp. 53-102 역시 보도록 하라. 그의 저술에 대한 최고의 편집본은 Antoine-Nicolas de Condorcet, *Œuvres*, A. Condorcet O'Connor and M. F. Arago, eds.(12 v., Paris, 1847-1849)이다.

135 학문적인 번역본으로는 Antoine-Nicolas de Condorcet, *Sketch for a Historical Picture of the Progress of the Human Mind*, June Barraclough, transl., Library of Ideas(New York 1955): 이것은 앞으로 "Condorcet, *Progress*"로 인용될 것이다.

136 Otto Bishop of Freising, *The Two Cities*, C. C. Mierow, transl.(New York, 1928).

137 Condorcet, *Progress*, p. 200.

138 Antoine-Nicolas de Condorcet, *Fragment sur l'Atlantide, ou efforts combinés de l'espèce humaine pour le progrès des sciences*, in Condorcet, *Œuvres*(각주 134) 6: pp. 597-660; 이 저술은 앞으로 "Condorcet, *Atlantide*"로 인용될 것이다.

139 Condorcet, *Progress*, p. 199. 참고. 수명 연장 위생학, 앞서의 7장을 보라.

140 Condorcet, *Atlantide*, p. 620.

141 Roger Bacon과 습득 형질의 유전에 관해서는, 앞서의 6장을 보라.

142 Condorcet, *Progress*, p. 201.

143 같은 책에서

144 Pierre J. G. Cabanis, *Œuvres philosophiques*, Claude Lehec: and Jean Cazeneuve, eds., Corpus général des philosophes francais(2 v., Paris, 1956) 1: pp. 160-161, 356-358 and 2: p. 78.

145 Condorcet, Progress, p. 158.

146 Condorcet, *Atlantide*, pp. 621-623; 참고. 앞서 데카르트의 기계론적 생리학.

147 Malthus, *Essay*, pp. 276-278.

148 같은 책, pp. 181-191.

149 Condorcet, *Progress*, pp. 188-189.

150 Malthus, *Essay*, p. 154.

151 같은 책, pp. 163-167.

152 같은 책, pp. 166, 249.

153 같은 책, p. 168.

154 같은 책, p. 232.

155 같은 책, pp. 239-240.

156 같은 책, pp. 157-158, 160-161. "수명" 과 "기대 수명"에 관해서는, 앞서의 1장을
보라.

157 같은 책, pp. 240-242.

158 C. A. Stephens, *Natural Salvation: the Message of Science*(Norway Lake,
Maine, 1903). 참고. 현 저자의 "C. A. Stephens-Popular Author and Prophet of
Gerontology," *New England Journal of Medicine* 254(1956): pp. 658-660 와
"C. A. Stephens-a Pioneer of American Gerontology," *Geriatrics* 14(1959): pp.
332-336.

159 Nicholas Berdyaev, *The Meaning of History*(London, 1936), pp. 189 ff. 그리고
John Baillie, *The Belief in Progress*(London, 1950), pp. 183-185. "모든 세대가
평등하다"는 금언은 랑케의 "역사주의"에서도 역시 중심 사상이다; Pieter Geyl,
Debates with Historians(Cleveland and New York, 1958), pp. 9-29.

160 적어도 한 명의 19세기 사상가는 진보 개념을 여기까지 확장했었다. Nicholas
Fedorov에 관해서는, James H. Billington, "The Intelligentsia and the Religion
of Humanity," *Amer. Hist. Review* 65(1960): pp. 813-814 그리고 Jacques
Choron, *Modern Man and Mortality*(New York, 1964), pp. 11-12를 보라. Fedorov
에 관한 더 많은 정보는 Nicholas Berdyaev, *The Russian Idea*(Boston, 1962), pp.
208-212; 와 V. V. Zenkovsky, *A History of Russian Philosophy*, George L.
Kline, transl.(2 v., New York and London, 1953) 2: pp. 588-604에서 찾을 수 있다.
Berdyaev는 Fedorov가 Tolstoy, Dostoyevsky, Solovev, 그리고 Berdyaev 자신
에게 엄청난 영향을 끼쳤다고 기술했다. 진보의 윤리적 문제에 대한 더 신비로운
해결책은 Pierre Leroux가 그의 부활 교리에서 제시하고 있다; Bury, 앞서 언급한
책(각주 2), pp. 318—320; 그리고 D. G. Charlton, *Secular Religions in France:
1815-1870*(London and New York, 1963), pp. 82-87을 보라. 이 사안들은 나의 저술인
*Death and Progress: the Rise of Secular Salvation*에 상세히 논의되어 있다. 한편,
동 저자의 모음집 안에 있는 C. A. Stephens의 노트북들 중 한 권에서 다음과 같은

메모를 볼 수 있음을 말해야겠다: "수십년 안에 죽음이 정복될 것이며 과학적 가능성 안에서 부활을 가져 오리라는 희망을 품고, 너의 죽음에 임해 네 자신의 시신을 방부처리 하라. 그것은 너의 신실함을 보이는 증거가 될 것이며 위대한 진리를 전파하는 데 도움이 될 것이다."

161 Schapiro, 앞서 언급한 책(각주 134), p. 77.

162 같은 책, pp. 67-69.

163 Condorcet, *Progress*, pp. 190-191, 197-199.

164 Erwin H. Ackerknecht, *A Short History of Medicine*(New York, 1955), p. 135.

NINE. 에필로그

1 Richard H. Shryock, "The Significance of Medicine in American History," *Amer. Historical Review* 62(1956): pp. 81-91; 91. 또한 동일 저자의 *The Development of Modern Medicine*(Philadelphia and London, 1936), pp. 76-77, 419-423 역시 보도록 하라.

2 '계몽사상가'(*philosophe*)라는 용어는 여기에서 Descartes, Bacon, and Godwin을 포함하는 일반적인 의미로 사용되었다.

| 참고문헌 |

ONE 서론, a. 노년학과 노인병학의 역사

Burstein, Sona Rosa. 1946. "Gerontology: a Modern Science with a Long History." Post Graduate Medical Journal(London) 22: pp. 185-190.

——1955, 1957. 'The Historical Background of Gerontology." Geriatrics 10: pp. 189-193, 328-332, 536-540 and 12: pp. 494-499.

Freeman, Joseph T. 1938. 'The History of Geriatrics." Annals of Medical History 10: pp. 324-335.

——1961. "Nascher: Excerpts from his Life, Letters, and Works!" The Gerontologist 1: pp. 17-26.

Freeman, Joseph T., and Irving I. Webber, eds. 1965. Perspectives in Aging. Supplement to The Gerontologist 5, 1: Part 2.

Grmek, Mirko D. 1958. "On Ageing and Old Age: Basic Problems and Historic Aspects of Gerontology and Geriatrics!" Monographiae biologicae 5, 2(Den Haag).

Gruman, Gerald J. 1957. "An Introduction to Literature on the History of Gerontology." Bull. Hist. of Medicine 31: pp. 78-83.

Philibert, Michel. 1964. The Development of Social Gerontology in the U.S.A.(mimeo., Ann Arbor).

Shock, Nathan W., ed. 1951, 1957, 1963. A Classified Bibliography of Gerontology and Geriatrics(Stanford, Calif.). Supplement One: 1949-1955. Supplement Two:

1956—1961.

Steudel, Johannes. 1942. "Zur Geschichte der Lehre von den Greisenkrankheiten."
Sudhoffs Archiv fur Geschichte der Medizin und der Naturwissenschaften 35:
pp. 1-27.

Z eman, Frederic D. 1942-1950. "Life's Later Years: Studies in the Medical History
of Old Age." Jour. Mt. Sinai Hospital(N. Y.) 8: pp. 1161-1165; 11: pp. 45-52,
97-104, 224-231, 300-307, 339-344; 12: pp. 783-791, 933-846, 890-901, 939-
953 ; 13: pp. 241-256; 16: pp. 308-322; and 17: pp. 53-68.

ONE 서론, b. 여타 저술들

Calder, Nigel, ed. 1965. The World in 1984(2 v., Baltimore and Harmondsworth) 2.

Castiglioni, Arturo. 1947. A History of Medicine, E. B. Krumbhaar, tr. and ed.(2nd
ed., New York).

Chambers, Clarke A. 1958. "The Belief in Progress in Twentieth-Century America."
Jour. Hist. of Ideas 19: pp. 197-224.

Choron, Jacques. 1963. Death and Western Thought(New York and London).

——1964. Modern Man and Mortality(New York).

Comfort, Alex. 1964. Ageing: the Biology of Senescence(2nd ed., New York).

——1964. The Process of Ageing, Signet Science Library(New York).

Dublin, Louis I. 1957. "Outlook for Longevity in the United States." Newsletter
Gerontological Society 4, 2: p. 3.

Dublin, Louis I., A. J. Lotka and M. Spiegelman. 1949. Length of Life: a Study of the
Life Table(rev. ed., New York).

Feifel, Herman, ed. 1959. The Meaning of Death(New York).

Fulton, Robert, ed. 1965. Death and Identity(New York, London, Sydney).

Ginsberg, Morris. 1953. The Idea of Progress: a Revaluation(Boston).

Hoffman, Frederick J. 1964. The Mortal No: Death and the Modern

Imagination (Princeton).

Iggers, Georg G. 1965. "The Idea of Progress: a Critical Reassessment," Amer. Hist. Review 71: pp. 1-17.

Lansing, Albert I., ed. 1952. Cowdry's Problems of Ageing: Biological and Medical Aspects (3rd ed., Baltimore).

Shock, Nathan W. 1957. Trends in Gerontology (2nd ed., Stanford, Calif.).

Vogt, Evon Z., and John M. Roberts. 1956. "A Study of Values." Scientific American 195, 1: pp. 25-30.

Wiles, Peter. 1965. "On Physical Immortality," Survey (London) 56, pp. 125-143; 57, pp. 142-161.

TWO 옹호론, a. 옹호론: 1차 자료

(Aristotle). Ross, W. D., and J. A. Smith, eds. 1908-1952. The Works of Aristotle, Translated into English (12 v., Oxford).

(Augustine). Dods, Marcus, tr. 1950. The City of God, Modern Library (New York).

Avicenna. Canon of Medicine, book one. In Gruner. 1930. See II. b

(Cicero). Peabody, Andrew P, tr. 1887. De senectute (Boston).

(Galen). Brock, Arthur J., tr. 1916. On the Natural Faculties, Loeb Classical Library (London and New York).

(——). Green, Robert Montraville, tr. 1951. Galen's Hygiene: De sanitate tuenda (Springfield, Ill.).

(Galen, and others). Brock, Arthur J., ed. 1929. Greek Medicine: Being Extracts Illustrative of Medical Writers from Hippocrates to Galen, Library of Greek Thought (London, Toronto and New York).

(Gilgamesh Epic). In Heidel. 1949. See II. b.

(—). Sandars, N. K., ed. 1960. The Epic of Gilgamesh (Baltimore).

(Hesiod). Brown, Norman O., tr. 1953. Hesiod's Theogony, Library of Liberal Arts

36(New York).

(—). Evelyn-White, Hugh G., tr. 1914. Hesiod, the Homeric Hymns and Homerica, Loeb Classical Library(London and New York).

(Hippocrates). Jones, W. H. S., and E. T. Withington, tr. 1923-1931. Hippocrates, Loeb Classical Library(4 v., London and New York).

(Juvenal). Ramsay, G. G., tr. 1950. "Satires," in Juvenal and Persius, Loeb Classical Library(Cambridge, Mass. and London), pp. 3-307.

(Lucretius). Latham, Ronald E., tr. 1951. Lucretius, On the Nature of the Universe(Harmondsworth, Middlesex).

(Marcus Aurelius). Jackson, John, tr. 1948. The Thoughts of Marcus Aurelius Antoninus, The World's Classics(London).

(Myths). Henderson, Joseph L., and Maud Oakes, eds. 1963. See II. b.

(New Testament). Revised Standard Version. 1946. The New Testament(Toronto, New York, and Edinburgh).

(Old Testament). Revised Standard Version. 1952. The Old Testament(2 v., Toronto, New York, and Edinburgh).

(Sophocles). Storr, F., tr. 1924. Sophocles, Loeb Classical Library(2 v., London).

(Stoics and Epicureans). Oates, Whitney J., ed. 1940. The Stoic and Epicurean Philosophers: the Complete Extant Writings of Epicurus, Epictetus, Lucretius and Marcus Aurelius(New York).

(Thomas Aquinas). Fathers of the English Dominican Province, tr. 1912-1922. Summa theologica(20 v., London).

TWO 옹호론, b. 옹호론: 2차 자료

Alexander, I. E., R. S. Colley and A. M. Adlerstein. 1957. "Is Death a Matter of Indifference?" Jour. Psychology 43: pp. 277-283.

Becker, Carl L. 1932. See VIII. b.

Bewer, Julius A. 1933. The Literature of the Old Testament(New York).

Bury, J. B. 1932. See VIII. b.

Choron, Jacques. 1963. See I. b.

Clarke, M. L. 1956. The Roman Mind: Studies in the History of Thought from Cicero to Marcus Aurelius(London).

De Witt, Norman Wentworth. 1954. Epicurus and his Philosophy(Minneapolis).

Festinger, Leon. 1962. "Cognitive Dissonance." Scientific American 207, 4: pp. 93-102.

Frazer, James G. 1918. Folk-Lore in the Old Testament(3 v., London).

Gruner, O. C. 1930. A Treatise on the Canon of Medicine of Avicenna, Incorporating a Translation of the First Book(London).

Heidel, Alexander. 1949. The Gilgamesh Epic and Old Testament Parallels(2nd ed., Chicago).

Henderson, Joseph L., and Maud Oakes, eds. 1963. The Wisdom of the Serpent: the Myths of Death, Rebirth, and Resurrection(New York).

Kalish, Richard A. 1966. "A Continuum of Subjectively Perceived Death." The Gerontologist 6: pp. 73-76.

Kramer, Samuel Noah. 1956. From the Tablets of Sumer(Indian Hills, Colorado).

Sarton George. 1954. Galen of Pergamon, Logan Clendening Lectures on the History and Philosophy of Medicine 3(Lawrence, Kansas).

Sheps, Jack. 1957. "Management of Fear of Death in Chronic Disease." Jour. Amer. Geriatrics Society 5: pp. 793-797.

Singer, Charles. 1950. A History of Biology(rev. ed., New York).

Solmsen, Friedrich. 1949. Hesiod and Aeschylus, Cornell Studies in Classical Philology 30(Ithaca, N. Y.).

Westerman, William L. 1955. The Slave Systems of Greek and Roman Antiquity, Mem. Amer. Philos. Soc. 40(Philadelphia).

Wickens, G. U., ed. 1952. Avicenna, Scientist and Philosopher: a Millenary

Symposium(London).

Zeller, Eduard. 1880. The Stoics, Epicureans and Sceptics(London).

——1931. Outlines of the History of Greek Philosophy, International Library of Psychology, Philosophy and Scientific Method(13th ed., London and New York).

Zinker, Joseph C., and Stephen L. Fink. 1966. "The Possibility for Psychological Growth in a Dying Person." Jour. General Psychology 74: pp. 185-199.

THREE 친-수명 연장주의 전설들, a. 친-수명 연장 전설들: 1차 자료

(Alexander Legends). Budge, E. A. Wallis, tr. 1896. The Life and Exploits of Alexander the Great, Being a Series of Translations of the Ethiopic Histories of Alexander(London).

(—). In Meyer, Paul. 1886. See III. b.

(Apocrypha). Charles, Robert H., ed. 1913, Apocrypha and Pseudepigrapha of the Old Testament(2 v., Oxford).

(Augustine). 1950. See II. a.

(Bacon, Roger). 1923. See VI. a.

(Bran, Voyage of). In Meyer and Nutt 1895. See III. b.

(Fontaneda, Hernando d'Escalente). Smith, Buckingham, tr. 1944. Memoir(Miami, Fla.).

(Grimm, Jakob L. K., and Wilhelm K. Grimm). Scharl, Joseph, ed. 1948. Grimm's Fairy Tales(London).

(Herodotus). Godley, A. D., tr. 1921. Herodotus, Loeb Classical Library(4 v., London and New York).

(Josephus). Thackeray, H. St. J., and Ralph Marcus, tr. 1930. Josephus, Loeb Classical Library(9 v., London and New York).

(Koran). Pickthall, Mohammed Marmaduke, tr. and ed. 1953. The Meaning of the Glorious Koran: an Explanatory Translation(New York).

(Mandeville, Sir John). 1915. Travels, Library of English Classics(London).

(Old Testament). 1952. See II. a.

(Ovid). Miller, Frank Justus, tr. 1916. Metamorphoses, Loeb Classical Library(2 v., London and New York).

(Pausanias). Jones, W. H. S., tr. 1918. Description of Greece, Loeb Classical Library(6 v., London and New York).

(Peter Martyr d'Anghiera). MacNutt, Francis A., tr. 1912. De orbe novo(2 v., New York).

(Pindar). Sandys, Sir John, tr. 1919. Pindar, Loeb Classical Library(London and New York).

(Pliny). Bostock, John, and H. T. Riley, tr. 1855 ff. Natural History(6 v., London).

(Plutarch). Perrin, Bernadotte, tr. 1919. Plutarch's Lives, Loeb Classical Library(11 v., London and New York).

(Strabo). Jones, Horace L., tr. 1917. Geography, Loeb Classical Library(8 v., London and New York).

(Vergil). Mackail, J. W., tr. 1950. Virgil's Works, Modem Library(New York).

THREE 친-수명 연장주의 전설들, b. 친-수명 연장 전설들: 2차 자료

Abel, Armand. 1955. Le Roman d'Alexandre, Collections Lebeque et nationale 112(Brussels).

Barraud, Georges. 1952. "De la Fontaine de jouvence aux cures thermales chez les anciens." Bull. médical(Paris) 66: pp. 361-362.

Beauvois, Eug. 1884. "La Fontaine de jouvence et le Jourdain dans les traditions des Antilles et de la Floride." Le Muséon(Louvain) 3: pp. 404-429.

Benedict, Ruth. 1933. "Magic." Encyclopedia of the Social Sciences(New York) 10: pp. 39-44.

Bethune-Baker, J. F. 1933. Introduction to the Early History of Christian Doctrine(5th ed., London).

Van Den Biesen, C. 1907-1914. "Antediluvians." Catholic Encyclopedia(New York) 1:

pp. 551–553.

Boas, George. 1948. Essays on Primitivism and Related Ideas in the Middle Ages(Baltimore).

Comfort, Alex. 1961. "The Life Span of Animals." Scientific American 205, 2: pp. 108–119.

Dawson, W. R. 1929. Magician and Leech(London).

Ettinger, Robert C. W. 1964. 1965. 1966. See VIII. b.

Frazer, James G. 1900. The Golden Bough: a Study in Magic and Religion(12 v., London).

Hamilton, Edith. 1953. Mythology(New York).

Harrison, Thomas P. 1960. "Bird of Paradise: Phoenix Redivivus." Isis 51; pp. 173–180.

Hastings, James, ed. 1908–1922. Encyclopedia of Religion and Ethics(12 v., New York).

Hopkins, Edward Washburn. 1905. "The Fountain of Youth." Jour. Amer. Oriental Society 26: pp. 1–67.

Lawson, Edward W. 1946. The Discovery of Florida and its Discoverer Juan Ponce de Léon(St. Augustine, Fla.).

(Life Extension Society). 1964 ff. See VIII. b.

Lovejoy, Arthur O., and George Boas. 1935. Primitivism and Related Ideas in Antiquity(Baltimore).

Masson, Louis. 1937, 1938. "La Fontaine de jouvence." Aesculape(Paris) 27: pp. 244–251 and 28: pp. 16–23.

McCartney, Eugene S. 1925. "Longevity and Rejuvenation in Greek and Roman Folklore." Papers Michigan Acad. of Science, Arts and Letters 5: pp. 37–72.

Meyer, Kuno, and Alfred Nutt. 1895. The Voyage of Bran, Son of Febal, to the Land of the Living, Grimm Library 4(London).

Meyer, Paul 1886. Alexandre le Grand dans la littérature française eu moyen, âge, Bibliothèque française du moyen age(2 v., Paris).

Morison, Samuel Eliot. 1942. Admiral of the Ocean Sea; a Life of Christopher Columbus(Boston).

Parkes, A.S. 1955. See VIII. b.

Richardson, Bessie Ellen. 1933. Old Age among the Ancient Greeks(Baltimore).

Rivers, W. H. R. 1924. Medicine, Magic and Religion, International Library of Psychology, Philosophy and Scientific Method(London and New York).

Simmons, Leo W. 1945. The Role of the Aged in Primitive Society(New Haven).

Spence, Lewis. 1913. A Dictionary of Medieval Romance and Romance Writers(London and New York).

Talbot, Charles. 1957. "The Fountain of Life: a Greek Version." Bull. Hist. of Medicine 31: pp. 1-16.

Thompson, Stith. 1955-1958. Motif-Index of Folk-Literature(6 v., rev. ed., Bloomington, Ind.).

Underhill, Evelyn. 1910. "The Fountain of Life: an Iconographical Study." Burlington Magazine 17: pp. 99-109.

FOUR, FIVE 도가 친-수명 연장주의 이론 & 수행, a. 도자들: 1차 자료

(Chuang Tzu). Legge, James, tr. 1891. Chuang Tsu. In The Texts of Taoism, Sacred Books of the East(2 v., Oxford) 1: pp, 127-392 and 2: pp. 1-232.

(Hsien literature). Giles, Lionel, tr. 1948. A Gallery of Chinese Immortals, Wisdom of the East(London).

Ko Hung. Pao-p'u Tzu. See VI. a.

(Lao Tzu). Balfour, Frederic Henry, tr. 1884. Tao Te Ching. In Taoist Texts: Ethical, Political and Speculative(London and Shanghai), pp. 1-48.

(—). Legge, James, tr. 1891. Tao Te Ching. In The Texts of Taoism, Sacred Books of the East(2 v., Oxford) 1: pp. 45-124.

——Tao Te Ching. In Waley. 1935; 1958. See IV and V. b.

(Lieh Tzu). Giles, Lionel, tr. 1912. Taoist Teachings from the Book of Lieh Tzu, Wisdom of the Fast(London).

(—). Wieger, Leon, tr. 1913; 1953. Les Peres du systeme taoiste(Hsienhsien; Paris), pp. 65-199.

(—). Wilhelm, Richard, tr. 1921. Li*ä* Dsi(Jena).

(Nine Songs). Waley, Arthur, tr. and ed. 1955. The Nine Songs: a Study of Shamanism in Ancient China(London).

FOUR, FIVE 도가 친-수명 연장주의 이론 & 수행, b. 도자들: 2차 자료

(See also, the works on Chinese alchemy in list VI.)

Amiot, J. J. M. 1779. "Notice du cong-fou." Mémoires concernant l'histoire, les sciences, etc. des Chinois; par les missionnaires de Pe-kin(Paris) 4: pp. 441-451.

Chan, Wing-Tsit. 1953. Religious Trends in Modern China(New York).

Dubs, Homer H. 1946. "Taoism," In China, Harley F. MacNair, ed., United Nations Series(Berkeley, Calif.), pp. 266-289.

Dudgeon, John. 1895. "Kung-fu, or Medical Gymnastics." Jour. Peking Oriental Society 3: pp. 341-565.

Duyvendak, J. J. L. 1934. "Taoism." In Encyclopedia of the Social Sciences(New York) 14: pp. 510-513.

Eliade, Mircea. 1951. Le Chamanisme(Paris).

Fung Yu-lan. 1952. History of Chinese Philosophy, Derk Bodde, tr.(2 v., Princeton).

Giles, Herbert A. 1898. A Chinese Biographical Dictionary(London and Shanghai).

De Groot, J. J. M. 1910. The Religion of the Chinese(New York).

Maspero, Henri. 1937. "Les Procédés de nourrir le principe vital' dans la religion taoiste ancienne." Jour. asiatique 229: pp. 177-252, 353-430.

——1950. Le Taoisme(Paris).

Maspero, Henri, and Jean Escarra. 1952. Les Institutions de la Chine(Paris).

Morse, W. R. 1934. Chinese Medicine(New York).

Needham, Joseph. 1954 ff. Science and Civilization in China(Cambridge).

Peillon, Marcelle. 1948. "Gymnastique et massages." In Histoire générale de la médecine, M. Laignel-Lavastine, ed.(Paris) 3: pp. 627-642.

Waley, Arthur. 1935; 1958. The Way and its Power: a Study of the Tao Te Ching and its Place in Chinese Thought(Boston; New York).

Weber, Max. 1951. The Religion of China: Confucianism and Taoism Hans H. Gerth, tr.(Glenco, Ill.).

Wei, Francis C. M. 1947. The Spirit of Chinese Culture(New York).

Welch, Holmes. 1956. "Syncretism in the Early Taoist Movement." Papers on China, East Asia Program, Committee on Regional Studies, Harvard University(Cambridge, Mass.) 10: pp. 1-54.

——1957. The Parting of the Way: Lao Tzu and the Taoist Movement(Boston).

Wemer, E. T. C. 1932. A Dictionary of Chinese Mythology(Shanghai).

Wieger, Léon. 1913; 1953. Le Canon taoiste(Hsienhsien; Paris).

Yu, Ying-Shih. 1964-1965. "Life and Immortality in the Mind of Han China." Harvard Jour. Asiatic Studies 25: pp. 80-122.

SIX 연금술사들, a. 연금술사들: 1차 자료

(Arabic alchemists). Berthelot, Marcellin, ed. 1893. L'Alchimie arabe. In Histoire des sciences: la chimie au moyen âge(3 v., Paris) 3.

(Arnald of Villanova). Sigerist, Henry E., tr. and ed. 1943. The Earliest Printed Book on Wine(New York).

(Avicenna). Holmyard, E. J., and D. C. Mandeville, tr. 1927. Avicennae De congelatione et conglutinatione lapidum(Paris).

(Bacon, Roger). Browne, Richard, tr. 1683, Cure of Old Age, and Preservation of

Youth(London).

(—). Burke, Robert Belle, tr. 1928. Opus majus(2 v., Philadelphia and London).

(—). Davis, Tenney L., tr. 1923. Letter Concerning the Marvelous Power of Art and of Nature(Easton, Pa., London, and Tokyo).

(—). Little, A. G., and E. Withington, eds. 1928. De retardatione accidentium senectutis, cum aliis opusculis de rebus medicinalibus, British Society of Franciscan Studies 14(Oxford).

Dastin, John). Josten, C. H., tr. 1949. "Letter to Pope John XXII." Ambix 4: pp. 34–51.

(Geber). Darmstaedter, Ernst, tr. and ed. 1922. Die Alchemie des Geber(Berlin).

(—). Russell, Richard, tr., and E. J. Holmyard, ed. 1928. Works(London and New York).

(Hellenistic alchemists). Berthelot, Marcellin, tr. 1888. Collection des anciens alchimistes grecs(3 v., Paris).

(Ibn Khaldun). Rosenthal, Franz, tr. 1958. The Muqaddimah: an Introduction to History, Bollingen Series 43(3 v., New York).

(Al-Iraqi, Abu'L-Qasim). Holmyard, E. J., tr. 1923. Book of Knowledge Acquired Concerning the Cultivation of Gold, Librairie orientaliste(Paris).

(Ko Hung). Ch'en Kuo-fu, and Tenney L. Davis, tr. 1941. Pao-p'u Tzu, chapters 8 and 11, and summaries of the others. Proceedings Amer. Acad. of Arts and Sciences 74: pp. 297–325.

(—). Davis, Tenney L., and Lu-ch'iang Wu, tr. 1935. Pao-p'u Tzu, chapters 4 and 16. Proceedings Amer. Acad. of Arts and Sciences 70: pp. 221–284.

(—). Feifel, Eugene, tr. 1941–1946. Pao-p'u Tzu, chapters 1, 2, 3, 4, and 11. Monumenta Serica(Peking) 6: pp. 113–211, 9: pp. 1–33, and 11: pp. 1–32.

(Paracelsus). Waite, Arthur Edward, tr. 1894. The Hermetic and Alchemical Writings of Paracelsus(2 v., London).

(Al-Razi). Ruska, Julius, tr. 1937. Al-Razi's Buch Geheimnis der Geheimnisse, Quellen und Studien zur Geschichte der Naturwissenschaften und der Medizin 6(Berlin).

(Stephanos of Alexandria). Taylor, F. Sherwood, tr. 1937-1938. "The Alchemical Works of Stephanos of Alexandria." Ambix 1: pp. 116-139 and 2: pp. 39-49.

(Syriac alchemists). Berthelot, Marcellin, ed. 1893. L'Alchimie syriaque. In Histoire des sciences: la chimie au moyen âge(3 v., Paris) 2.

(Wei Po-Yang). Wu, Lu-ch'iang, and Tenney L. Davis, tr. 1932. Ts'an T'ung Ch'i. In Isis 18: pp. 210-289.

SIX 연금술사들, b. 연금술사들: 2차 자료

Ahmad, Maqbul, and B. B. Datta. 1929. "A Persian Translation of the Eleventh Century Arabic Alchemical Treatise Ain As-San'ah Wa 'Aun As-Sana'ah." Memoirs Asiatic Society of Bengal(Calcutta) 8: pp. 419-460.

"Alchemy." 1957. Encyclopedia of Chemistry, George L. Clark, ed.(New York), pp. 28-29.

'Ali, M. Turab, H. E. Stapleton and M. Hidayat Husain. 1933. "Three Arabic Treatises on Alchemy by Muhammad Bin Umail." Memoirs Asiatic Society of Bengal(Calcutta) 12: pp. 1-213.

Allendy, R. 1912. L'Alchimie et la medecine, etudes sur les theories hermétiques dans l'histoire de la médecine,(Paris).

Amadou, Robert. 1953. Raymond Lulle et l'alchimie(Paris?).

Berthelot, Marcellin. 1885. Les Origines de l'alchimie(Paris).

——1938. Introduction a l'etude de la chimie des anciens et du moyen-âge(Paris).

Bridges, John HENRY. 1914. The Life and Work of Roger Bacon(London).

Chikashige, Masumi. 1936. Alchemy and Other Chemical Achievements of the Ancient Orient(Tokyo).

Cohen, I. Bernard. 1951. "Ethan Allen Hitchcock: Soldier, Humanitarian, Scholar-Discoverer of the 'True Subject' of the Hermetic Art" Proceedings Amer. Antiquarian Society 61: pp. 29-136.

Crombie, A. C. 1959. Medieval and Early Modern Science (2nd ed., 2 v., Garden City, N.Y).

Davis, Tenney L. 1936. "The Problem of the Origins of Alchemy." Scientific Monthly 43: pp. 551-558.

——1943. "The Chinese Beginnings of Alchemy." Endeavor 2: pp. 154-160.

Davis, Tenney L., and Lu-ch'iang Wu. 1930. "Chinese Alchemy." Scientific Monthly 31: pp. 225-235.

Debus, Allen G. 1962. "An Elizabethan History of Medical Chemistry." Annals of Science 18: pp. 1-29.

——1964. See VIII. b.

——1964. "Robert Fludd and the Use of Gilbert's De Magnete in the Weapon-Salve Controversy." Jour. Hist. Medicine and Allied Sciences 19: pp. 389-417.

——1965. The English Paracelsians (London).

——1965. "The Significance of the History of Early Chemistry." Jour. World History 9: pp. 39-58.

Diepgen. Paul. 1938. Medizin und Kultur (Stuttgart).

——1951. Das Elixir: die Kostlichste der Arzneien (Ingelheim am Rhein).

Dubs, Homer H. 1947. "The Beginnings of Alchemy." Isis 38: pp. 62-86.

Easton, Stewart C. 1952. Roger Bacon and his Search for a Universal Science (New York).

Forbes, R. J. 1948. Short History of the Art of Distillation (Leiden).

Ganzenmuller, W. ca. 1940. L'Alchimie au moyen âge, G. Petit-Dutaillis, tr. (Paris).

Holmyard, E. J. 1924. "Maslama al-Majriti and the Rutbatu'l-Hakim." Isis 6: pp. 293-305.

——1957. Alchemy (Harmondsworth).

Hopkins, Arthur John. 1934. Alchemy, Child of Greek Philosophy (New York).

Johnson, Obed S. 1928. A Study of Chinese Alchemy (Shanghai).

Kraus, Paul. 1943. Jabir ibn Hayyan: contribution à l'histoire des idées scientifiques dans l'Islam, Mémoires présentés a l'Institut d'Égypte 44(Cairo). 1: Le Corpus des écrits Jabiriens; 2: Jabir et la science grecque.

Leicester, Henry M. 1956. The Historical Background of Chemistry(New York and London).

Von Lippmann, Edmund O. 1919-1931; 1954. Entstehung und Ausbreitung der Alchemie(3 v., Berlin; Weinheim).

Little, A. G., ed. 1914. Roger Bacon Essays(Oxford).

Multhauf, Robert P. 1954. "John of Rupescissa and the Origin of Medical Chemistry. Isis 45: pp. 359-367.

——1954. "Medical Chemistry and the 'Paracelsans.' " Bull. Hist. of Medicine 28: pp. 101-126.

——1956. "The Significance of Distillation in Renaissance Medical Chemistry." Bull. Hist. of Medicine 30: pp. 329-346.

Needham, Joseph. 1954 ff. See IV. and V. b.

Pachter, Henry M. 1951. Magic into Science: the Story of Paracelsus(New York).

Pagel, Walter. 1958 Paracelsus: an Introduction to Philosophical Medicine in the Era of the Renaissance(Basel and New York).

Read, John. 1937. Prelude to Chemistry: an Outline of Alchemy, its Literature and Relationships(New York).

Ruska, Julius. 1926. Tabula Smaragdina: ein Beitrag zur Geschichte der hermetischen Literatur(Heidelberg).

——1931. Turba philosophorum: ein Beitrag zur Geschichte der Alchemie, Quellen und Studien zur Geschichte der Naturwissenschaften und der Medizin 1(Berlin).

——1935. "Die Alchemie ar-Razi's." Der Islam 22: pp. 281-319.

Singer, Dorothea Waley. 1932. "Alchemical Writings Attributed to Roger Bacon." Speculum 7: pp. 80-86.

Sivin, Nathan. 1965. "Preliminary Studies in Chinese Alchemy: The Tan Ching Yao Chueh, Attributed to Sun Ssu-mo." Doctoral thesis, Harvard U.

Stapleton, Henry Ernest. 1905. "Sal Ammoniac: a Study in Primitive Chemistry" Memoirs Asiatic Society of Bengal(Calcutta) 1: pp. 2541.

——1953. "The Antiquity of Alchemy." Ambix 5: pp. 1-43.

Stapleton, Henry Ernest, and R. F. Azo. 1905. "Alchemical Equipment in the Eleventh Century, A.D." Memoirs Asiatic Society of Bengal(Calcutta) 1: pp. 47-71.

Stapleton, Henry Ernest, and R. F. Azo. 1910. "An Alchemical Compilation of the Thirteenth Century, A.D." Memoirs Asiatic Society of Bengal(Calcutta) 3: pp. 57-94.

Stapleton, Henry Ernest, R. F. Azo and M. Hidayat Husain. 1927. "Chemistry in Iraq and Persia in the Tenth Century, A.D." Memoirs Asiatic Society of Bengal(Calcutta) 8: pp. 317-417.

Taylor, F. Sherwood. 1937. "The Origins of Greek Alchemy" Ambix 1: pp. 30-47.

——1949. The Alchemists: Founders of Modem Chemistry, Life of Science Library(New York).

——1953. "The Idea of the Quintessence." In Edgar A. Underwood, ed. Science, Medicine, and History: Essays in Honour of Charles Singer(2 v., London) 1: pp. 247-265.

Temkin, Owsel. 1955. "Medicine and Graeco-Arabic Alchemy." Bull. Hist. of Medicine 29: pp. 134-153.

Thorndike, Lynn. 1923; 1934. A History of Magic and Experimental Science(New York) 2, 3, and 4.

Waley, Arthur. 1930. "Notes on Chinese Alchemy." Bull. School of Oriental Studies(London) 6: pp. 1-24.

Welch, Holmes. 1956 and 1957. See IV. and V. b.

Wilson, William Jerome. 1940. "Alchemy in China." Ciba Symposia 2: pp. 593-624.

374

SEVEN 위생론자들, a. 위생론자들: 1차 자료

(Cornaro, Luigi). Butler, William F., ed. 1903. Discourses on the Temperate Life. In The Art of Living Long(Milwaukee), pp. 37-114.

(Harvey, William). Willis, Robert, tr. 1847. "The Anatomical Examination of the Body of Thomas Parr." In The Works of William Harvey(London), pp. 587-592.

Hufeland, Christopher William. 1797. The Art of Prolonging Life(2 v., London).

Jacques, Daniel Harrison. 1859. Physical Perfection: Or, the Philosophy of Human, Beauty; Showing how to Acquire and Retain Bodily Symmetry, Health and Vigor, Secure Long Life and Avoid the Infirmities and Deformities of Age(New York).

(Lessius, Leonard). Smith, Timothy, tr. 1742. Hygiasticon(London).

Sweetser, William. 1867. Human Life: Considered in its Present Condition and Future Developments, Especially with Reference to its Duration(New York).

(Temple, William). 1770. "Of Health and Long Life." In. The Works of Sir William Temple(London) 3: pp. 266-303.

Thoms, William J. 1873. Human Longevity, its Facts and its Fictions(London).

SEVEN 위생론자들, b. 위생론자들: 2차 자료

Burckhardt, Jacob. 1944. The Civilization of the Renaissance S. G. C. Middlemore, tr.(London and New York).

Burstein, Sona Rosa. 1955. See I. a. 10: pp. 328-332.

Dublin, Louis I. 1952. "Longevity in Retrospect and Prospect." In Albert I. Lansing, ed. See I. b, pp. 203-220.

Grmek, Mirko D. 1958. See I. a.

Gruman, Gerald J. 1961. "The Rise and Fall of Prolongevity Hygiene: 1558-1873." Bull. Hist. of Medicine 35: pp. 221-229.

Maroncelli, Piero. 1842. "Biography of Alvise [Luigi] Cornaro." In John Burdell, ed. The Discourses and Letters of Louis Cornaro, On a Sober and Temperate Life(New York), pp. 127-153.

Rosen, George. 1958. A History of Public Health(New York).

Shryock, Richard H. 1947. See VIII. b.

Sigerist, Henry E. 1956. Landmarks in the History of Hygiene(London).

Walker, William B. 1954. "Luigi Cornaro." a Renaissance Writer on Personal Hygiene." Bull. Hist. of Medicine 28: pp. 525-534.

Zeman, Frederic D. 1942-1950. See I. a. 12: pp. 833-846, 939-953 and 17: pp. 53-68.

EIGHT 계몽 사상가들, a. 계몽 사상가들: 1차 자료

(Bacon, Francis). Rawley, William, tr. 1638. History, Naturall and Experimentall, of Life and Death(London).

(—). Spedding, James, Robert Leslie Ellis, and Douglas Denon Heath, eds. 1861 ff. Works(15 v., Boston).

(Cabanis, Pierre J. G.). Lehec, Claude, and Jean Cazeneuve, eds. 1956. Oeuvres philosophiques, Corpus general des philosophes français(2 v., Paris).

(De Condorcet, Antoine-Nicolas). Barraclough, June, tr. 1955. Sketch for a Historical Picture of the Progress of the Human Mind, Library of Ideas(New York).

(—). O'Connor, A. Condorcet, and M. F. Arago, eds. 1847-1849. Oeuvres(12 v., Paris).

(Descartes, Rene). Adam, Charles, and Paul Tannery, eds. 1897-1909. Oeuvres(11 v., Paris).

(—). Roth, Leon, ed. 1926. Correspondence of Descartes and Constantyn Huygens: 1635-1647(Oxford).

(—). Veitch, John, tr. 1912. A Discourse on Method, etc., Everyman's Library(London, Toronto and New York).

(Franklin, Benjamin). Cohen, I. Bernard, ed. 1941. Benjamin Franklin's Experiments: a New Edition of Franklin's Experiments and Observations on

376

Electricity(Cambridge, Mass.).

(—). Cohen, I. Bernard, ed. 1954. Some Account of the Pennsylvania Hospital(Baltimore).

(—). Farrand, Max, ed. 1949. Benjamin Franklin's Memoirs: Parallel Text Edition(Berkeley, Calif.).

(—). Labaree, Leonard W., and Whitfield J. Bell, Jr., eds. 1959 ff. The Papers of Benjamin Franklin(New Haven, Conn.).

(—). Smyth, Albert H., ed. 1905-1907. Writings(10 v., New York).

(Godwin, William). Priestley, F. E. L., ed. 1946. Enquiry Concerning Political Justice, and its Influence On Morals and Happiness, third edition with variant readings of the first and second(3 v., Toronto).

Hunter, John. 1841. Lectures opt the Principles of Surgery(Philadelphia).

Malthus, Thomas Robert. 1798. An Essay on the Principle of Population, as it Affects the Future Improvement of Society, with Remarks on the Speculations of Mr. Godwin, M. Condorcet, and Other Writers(London).

Price, Richard. 1787. The Evidence for a Future Period of Improvement in the State of Mankind, with the Means and Duty of Promoting it(London).

Priestley, Joseph. 1806. Memoirs, with a Continuation by his Son and Observations by Thomas Cooper and Reverend William Christie(Northumberland, Pa.).

(Progress, ideas of). Teggart, Frederick J., and George H. Hildebrand, eds. 1949. The Idea of Progress: a Collection of Readings(Berkeley and Los Angeles).

(Royal Society). Lowthorp, John, ed. 1716. The Philosophical Transactions and Collections to the End of the Year 1700, Abridg'd and Dispos'd under General Heads(2nd ed., London) 3.

(Zambeccari, Joseph). 1941. Saul Jarcho, tr. "Experiments Concerning the Excision of Various Organs from Different Living Animals." Bull. Hist. of Medicine 9: pp. 311-331.

EIGHT 계몽 사상가들, b. 계몽 사상가들: 2차 자료

Ackerknecht, Erwin H. 1955. A Short History of Medicine(New York).

Adam, Charles. 1910. Vie et oeuvres de Descartes: étude historique(Paris).

Baillet, Adrien. 1691. La Vie de Descartes(2 v., Paris).

Baillie, John. 1950. The Belief in Progress(London).

Becker, Carl L. 1932. The Heavenly City of the Eighteenth Century Philosophers(New Haven).

——1935. Everyman His Own Historian(New York).

——1946. Benjamin Franklin: a Biographical Sketch(Ithaca).

Berdyaev, Nicholas. 1936. The Meaning of History(London).

Berthier, Auguste Georges. 1914; 1920. "Le Mecanisme cartésien et la physiologie au XVII siècle." Isis 2: pp. 37-89; 3: pp. 21-58.

Billington, James H. 1960. "The Intelligentsia and the Religion of Humanity." Amer. Hist. Review 65: pp. 807-821.

Brailsford, H. N. 1913. Shelley, Godwin and Their Circle(London).

Brinton, Crane. 1930. The Jacobins: an Essay in, the New History(New York).

——1959. A History of Western Morals(New York).

——1963. Ideas and Men(2nd ed., Englewood Cliffs, N. J.).

Brown, Harcourt. 1936. "The Utilitarian Motive in the Age of Descartes." Annals of Science 1: pp. 182-192.

——1948. "Jean Denis and Transfusion of Blood: Paris, 1667-1668." Isis 39: pp. 15—29.

Bury, J. B. 1932. The Idea of Progress(New York).

Choron, Jacques. 1964. See I. b.

Cohen, I. Bernard. 1953. Benjamin Franklin: his Contribution to the American Tradition(Indianapolis).

—1956. Franklin and Newton: an Inquiry into Speculative Newtonian Experimental

Science and Franklin's Work in Electricity as an Example Thereof, Mem. Amer. Philos. Soc. 43(Philadelphia).

Debus, Allen G. 1964. "The Paracelsian Aerial Niter." Isis 55: pp. 43-61.

Delvaille, Jules. 1910. Essai sur l'histoire de l'idée de progrès, jusqu'à la fin du XVIII siecle, Collection historique des grands philosophes(Paris).

Des Maizeaux, P., ed. and tr. 1728. The Works of St. Evremond, with the Life of the Author by Des Maizeaux,(2nd ed., London) 1.

Diller, Theodore. 1912. Franklin's Contribution to Medicine(Brooklyn).

Dreyfus-Le Foyer, H. 1937. "Les Conceptions medicales de Descartes." Revue de métaphysique et de morale 44: pp. 237-286.

Dubos, René. 1961. The Dreams of Reason: Science and Utopias(New York).

Eiseley, Loren. 1962. Francis Bacon and the Modern Dilemma(Lincoln, Nebr.).

Ettinger, Robert C. W. 1964. The Prospect of Immortality(New York).

——1965. "The Frozen Christian." Christian Century 82: pp. 1313-1315.

——1966. "Science and Immortality." Yale Scientific Magazine 40, 7: pp. 5-8, 20.

Farrington, Benjamin. 1951. Francis Bacon: Philosopher of Industrial Science(London).

Fay, Bernard. 1929. Franklin, the Apostle of Modern Times(Boston).

Fleisher, David. 1951. William Godwin: a Study in Liberalism(London).

Foster, Michael. 1901. Lectures on the History of Physiology During the Sixteenth, Seventeenth and Eighteenth Centuries(Cambridge).

Gay, Peter. 1964. The Party of Humanity(New York).

Gruman, Gerald J. 1956. "C. A. Stephens: Popular Author and Prophet of Gerontology." New England Jour. Medicine 254: pp. 658-660.

——1959. "C. A. Stephens: a Pioneer of American Gerontology." Geriatrics 14: pp. 332-336.

Haldane, Elizabeth S. 1905. Descartes, his Life and Times(London).

Hale, Edward E., and Edward E. Hale, Jr. 1888. Franklin in France (2 v., Boston).

Keilin, D. 1959. "The Problem of Anabiosis or Latent Life: History and Current Concept." Proceedings Royal Society B 150: pp. 149–191.

(Life Extension Society). 1964 ff. Newsletter (Washington).

Mahaffy, J. P. 1902. Descartes, Philosophical Classics for English Readers (Edinburgh and London).

Maluf, N. S. R. 1954. "History of Blood Transfusion." Jour. Hist. of Medicine 9: pp. 59–107.

Manuel, Frank E. 1962. The Prophets of Paris (Cambridge, Mass.).

Maritain, Jacques. 1944. The Dream of Descartes, Together with Some Other Essays. Mabelle L. Andison, tr. (New York).

Martin, Kingsley. 1962; 1963. French Liberal Thought in the Eighteenth Century (3rd ed, London; New York).

Neuburger, Max. 1926. "Lord Bacon's Relations to Medicine." Medical Life 33: pp. 149–169.

Parkes, A. S. 1955. "Preservation of Tissue in vitro for the Study of Ageing." In G. E. W. Wolstenholme and Cecilia M. O'Connor, eds., General Aspects of Ageing, Ciba Foundation Colloquia on Ageing 1 (Boston), pp. 162–169.

Paul, C. Kegan. 1876. William Godwin: his Friends and Contemporaries (2 v., London).

Pepper, William. 1911. The Medical Side of Benjamin Franklin (Philadelphia).

Rockwood, Raymond O., ed. 1958. Carl Becker's Heavenly City Revisited (Ithaca, N. Y.).

Sampson, R. V. 1956. Progress in the Age of Reason: the Seventeenth Century to the Present Day (Cambridge, Mass.).

Schapiro, J. Salwyn. 1934. Condorcet and the Rise of Liberalism (New York).

Shryock, Richard H. 1936. The Development of Modern Medicine: an Interpretation of the Social and Scientific Factors Involved (Philadelphia and London).

——1956. "The Significance of Medicine in American History." Amer. Historical Review 62: pp. 81–91.

Smith, Norman Kemp. 1952. New Studies in the Philosophy of Descartes: Descartes as Pioneer(London).

Spedding, James. 1878. An Account of the Life and Times of Francis Bacon(2 v., Boston).

Stephens, C. A. 1903. Natural Salvation: the Message of Science(Norway Lake, Maine).

Thomson, Elizabeth H. 1963. "The Role of Physicians in the Humane Societies of the Eighteenth Century." Bull. History of Medicine 37: pp. 43-51.

Van Doren, Carl. 1938. Benjamin Franklin(New York).

Vartanian, Aram. 1953. Diderot and Descartes: a Study of Scientific Naturalism in the Enlightenment, History of Ideas Series 6(Princeton).

Zimmerman, Leo M., and Katherine M. Howell. 1932. "History of Blood Transfusion." Annals Medical History 4: pp. 415-433. MLA(Modern Language Assoc.)

| 색인 |

ㄱ

가니메데스 Ganymede 37

가사 상태(생물내성, 유예된 생기)
Anabiosis(biostasis, suspended
animation) 84, 261, 262, 283

간, 간장 Liver 128

갈레노스 Galen 25, 30, 48, 50-52, 186, 197,
2-8, 212, 213, 222, 235, 255

갈홍 Ko Hung, ff. 89, 94, 115, 121, 151, 156,
160-163, 168, 169, 172, 174, 175, 180,
181, 196, 200-202, 209

감식 Underfeeding 285

강장제 Tonics 135

개선론 Meliorism 16, 30, 34, 49, 66, 83, 86,
149, 237, 241, 249, 250, 285

개인주의 Individualism 222, 264, 270

갠지스강 Ganges River 72

거북 Tortoise 115, 135, 138, 163, 168, 196

건강 Health 23, 24, 37, 53, 57, 100, 108, 125,
140, 185, 188, 198, 214, 222-226, 242,
253, 284

건강염려증 Hypochondriasis 24

게라스 Geras 83

게버 Geber 191

결핵 Tuberculosis 22

경건함 Piety 94, 120, 156

계몽사상가 Philosophes 36, 238-240, 261,
263, 268, 271, 277

계몽주의, 계몽 시대 Enlightenment 17, 26,
157, 238, 240, 254, 261, 263, 281, 283

고고학 Archaeology 63

고기 Meat, 133, 206 220

고드윈, 윌리엄 Godwin, William 21, 26, 57,
146, 240, 258, 263-270, 277, 278, 283

곡물(콩, 밀, 귀리, 쌀, 보리) Grain(cereals:
beans, millet, oats, rice, wheat) 119,
125, 130, 134

공기 Air 48, 123, 124, 125, 128-130, 132, 190,
202, 223, 255, 272

공예 Crafts 157, 175

공중 보건 Public health 9, 16, 230, 270, 272

공포(두려움) Fear 35, 39, 42, 45, 46, 61, 219,
248, 254, 285

과실(과일, 열매) Fruit 40, 70, 81, 115, 133,
135, 136, 205, 242

과학소설 Science fiction 72

광물 Minerals 82, 135, 136, 164, 168, 170-
173, 179, 187, 191, 207

광물학 Mineralogy 109

괴테, 요한 Goethe, Johann W. 226

구약 성서 Old Testament 53, 55, 66, 202

구원, 자연주의적(세속적) Salvation,
natural(secular) 53, 56, 58, 67, 106,
146, 238, 264, 271, 277, 283; 구원, 초
자연적 supernatural 15, 54, 55, 239,
240, 277

그리스 Greece 36, 69, 175, 181

그리스, 고대(참고 헬레니즘 시대) Greeks, ancient(cf. Hellenistic era) 19, 23, 42, 77, 157

그리스도 재림파 Adventist sects 68

글라우쿠스 Glaukus 51, 53, 82

글리세롤 Glycerol 84, 262, 285

금, 황금 Gold 36, 66-71, 96, 110, 158, 164, 172-176, 195

금기 Taboo 15

금식 Fasting 144

급진적 친-수명 연장주의 Radical prolongevitism 21

기대 수명 Life expectancy 19-23, 77, 260, 273, 282

기도문 Prayers 125, 147

기독교, 기독교인 Christianity 56-59, 66-68, 71, 76, 133, 146, 198, 235, 238, 239, 271

기제 Mechanism 49, 167

기적 Miracles 63, 75, 77, 80, 81 83, 114, 135, 176, 203, 206

길가메시 Gilgamesh 31-33, 41, 59, 60

까마귀 Raven 75

꿈 Dream 54, 86, 104, 133, 203, 235, 242, 247

ㄴ

나일강 Nile River 72

나플리아(항구) Nauplia(seaport) 77

낙관론, 낙관주의 Optimism 20-22, 127, 213, 248, 275, 279

낙원 67-72, 76, 81, 115, 121, 238

납 Lead 94, 173

내세 Otherworld 55, 69, 108, 215, 235, 238, 271

내장, 창자 Intestines 129, 133, 134

네덜란드 Netherlands 221, 241, 246

네스토리우스파 기독교인 Nestorian Christians 76

넥타르 Nectar 81

노년학 Gerontology 27, 284

노년학회 Gerontological Society 39

노령 인구 Aging population 16, 284

노아 Noah 32, 65

노예 Slavery 49, 189

노인병의학 Geriatrics 8, 27, 98

노자 Lao Tzu 91, 92, 94, 98, 100, 123, 144

눈 Eyes 127, 132

뇌 Brain 129, 142, 143, 168

뉴 아틀란티스 New Atlantis 249, 257

뉴턴, 아이작 Newton, Isaac 236, 256

니덤, 조지프 Needham, Joseph 95, 109

ㄷ

다리우스 1세 Darius 43

다스틴, 존 Dastin, John 192

다윈주의 Darwinism 191, 202, 203

단사 Cinnabar 128, 131, 136, 158, 159, 170-172, 181

단전 "Cinnabar, fields of" 128, 129, 131, 147

달 Moon 84, 132, 160, 174

당나라 T'ang dynasty 130

대서양 Atlantic Ocean 69, 71

대우주 Macrocosm 18, 59, 124, 125, 131, 208

더블린 루이스 Dublin, Louis 20

덥스, 호머 Dubs, Homer H. 180, 181

데카르트, 르네 Descartes, René 12, 26, 157, 190, 236, 240-250, 256, 259, 263, 283

도가 사상, 도교 Taoism 25, 89-93, 95, 102, 109, 149, 157, 161, 233, 282

도덕적 친-수명 연장주의 Ethical prolongevitism 26

도장 Tao Tsang 107, 161

독수리 Eagle 35, 75, 83, 196

동결 Freeze 84, 262, 285

동맥경화증 Arteriosclerosis(atherosclerosis) 20, 285

동물학 Zoology 109, 150

동해의 섬 Isles of the Eastern Sea 114, 115, 121, 135

등잔 유비 Lamp analogy 52, 168

딕비, 케넬름 경 Digby, Sir Kenelm 245

ㄹ

라부아지에, 앙투안 Lavoisier, Antoine L. 166

람베르 르토 Tors, Lambert le 79

레그, 제임스 Legge, James 104

레시우스, 레오나르드 Lessius, Leonard 224, 283

로마인, 고대 Romans, ancient 202, 238

로즈메리 Rosemary 200, 201

로스탕, 장 Rostand, Jean 84, 262

루소 Rousseau, J. J. 222

루스카, 율리우스 Ruska, Julius 184

루크레티우스 Lucretius 42, 43, 60

루페시사의 요한 Rupescissa, John of 154, 192, 206-209

룰 학파(라몬 룰) Lullian school(Ramon Lull) 192, 206, 283

르네상스 Renaissance 22, 24, 98, 154, 211-213, 224, 233, 234, 283

리드, 윈우드 Reade, Wynnewood 284

링, 페르 헨리크 Ling, Per Henrik 137

ㅁ

마르쿠스 아우렐리우스 Marcus Aurelius 46, 50

마르크스주의 Marxism 284

마법의 가마솥 Cauldron, magic 71, 81

마술 Magic 26, 64, 80, 86, 90, 112, 125, 146, 149, 176, 190

마술적 친-수명 연장주의 Magic prolongevitism 25

마스페로, 앙리 Maspero, Henri 93, 102

마슬라마 알-마즈리티 Maslama al-Majriti 180, 182

마크로비오시스 Macrobiosis 18, 19

마취 Anesthesia 41, 230

만데빌 경, 존 Mandeville, Sir John 63, 80

맬서스, 토머스 Malthus, Thomas R.(malthusianism) 60, 267-270, 274-277, 283

메데이아 Medea 82

메소포타미아(이라크 참조) Mesopotamia 179

메시아 Messiah 67, 236

메치니코프, 엘리 Metchnikoff, Elie 218, 284

멕시코 Mexico 81

면역 Immunity 70, 71, 115

모발, 머리카락, 털, (백)발 Hair 38, 143, 147, 174, 180

목적론 Teleology 49, 51

무위 Wu wei, 96, 98, 111, 161

물고기 Fish 77, 78, 80

물리학 Physics 18, 150

물리치료 Physiotherapy 137

므두셀라 Methuselah 64, 113, 193, 227, 282

미국 America 미국인, 8, 19, 72, 73, 228, 261, 275

미신, 미신적 Superstition 11, 13, 108, 150-151, 253, 278

민간전승(신화와 전설) Folklore(myth and legend) 25, 30, 39, 41, 64, 66, 69, 79, 82, 83, 86, 90, 92, 97, 112, 135, 159, 230, 282

ㅂ

바루클리(사원) Balukli(shrine) 77

바벨탑 Babel, tower of 53

바르뵈-뒤부르, 자크 Barbeu-Dubourg, Jacques 260, 261

바빌론 Babylonia 31, 32

바스의 애덜란드 Adelard of Bath 191

바울, 사도 Paul, Saint 55, 56, 58, 215-216

발효 Fermentation 81

발효유 Fermented milk fad 17

배설물 Excrement 125, 133

배아(태아) Embryo(fetus) 50, 52, 123, 126, 129, 134, 135, 142

뱀 Snake, Serpent 33, 40, 41, 59, 65, 75, 163, 196, 197, 200, 201, 250

벰보, 피에트로 Bembo, Pietro 213

버섯 Fungi 170

번개 Lightning 259, 261

범신론 Pantheism 94-96, 103, 105, 110, 124, 135, 187

베네수엘라 Venezuela 71

베르길리우스 Vergil 235

베르네, 알렉산드르 드 Bernay, Alexandre de 79

베이컨, 로저 Bacon, Roger 24, 67, 86, 153, 191-193, 216, 236, 259, 273, 283

베이컨, 프랜시스 Bacon, Francis 26, 160, 224, 236, 249, 259, 264, 270, 274, 282

베일리, 존 Baillie, John 146

베커, 칼 Becker, Carl L. 26, 237-239, 263, 271, 277, 283

번역 Translations 91, 104, 156, 175, 180, 184, 191, 221

변성 Transmutation 155, 157, 164, 172, 173, 176, 177, 179, 182, 183, 185-188, 192, 203, 208

변신 Metamorphosis 38, 120, 123, 159, 166

변환 Transformation 56, 94, 96, 105, 123, 146, 164-166, 192

보고몰레츠, 알렉산더 Bogomoletz, Alexander A. 17

보류 성교 Coitus reservatus 141, 143

보석 Gems 70, 82, 176

복숭아 Peaches 114, 115, 136, 168

복지 상태 Welfare state 284

봉래도 P'eng Lai, Island of 158, 159

부검 Autopsies 223, 279

부고 Obituaries 24

부르크하르트, 야코프 Burckhardt, Jacob 211,

212

부르하버, 헤르만 Boerhaave, Hermann 202

부카라 Bukhara 51

부패(부식) Corruption(putridity, decay) 51, 103, 134, 170, 202, 204, 206

부활 Resurrection 15, 55, 56, 238, 239, 271, 278, 285

북방형 주제 Hyperborean theme 68, 71, 72, 86, 113, 159, 196

북쪽 끝 나라, 종북국 Northendland 114

불교 Buddhism 107, 130, 145

불사조형 주제 Phoenix theme 83, 115, 135, 163, 196

불연속성 Discontinuity 20, 103

불합리성, 불합리 "Absurdity" 16, 285

뷰리 Bury, J. B. 58, 234-236

뿌리, 뿌리류 Roots 101, 126, 133, 136, 137,

비장 Spleen 128, 129

브랜 항해기 Bran, voyage of 71

브렌든, 성 Brendan, Saint 71

브루노, 조르다노 Bruno, Giordano 109

빌라노바의 아르날드 Arnald of Villanova 192, 203

비소 Arsenic 170, 173, 189

비미니 "Biminie" 73

비잔틴 교회, 그리스 정교회, Greek Orthodox Christianity 77

ㅅ

사마천 Ch'ien, Ssu-ma 113

사상사 History of ideas 154, 283

사이프러스 Cypress 115, 163

사제왕 요한 Prester John, 80

사회복음주의 Social Gospel 68

사회 위생 Social hygiene 230

사회적 친-수명 연장주의 Social prolongevitism 26

사회학 Sociology, 27 263

산소 결핍증 Anoxia 127

산아제한 Birth control 270, 275

산과 Obstetrics 41

산소 Oxygen 127, 128

산호 Coral 200, 201, 209

살레르노 Salerno 15

삼시 Three Corpse(삼충 Three worms) 133-135

삼형제 "Three Brothers" 80

상징주의 Symbolism 76, 115

샤머니즘 Shamanism 116

샹그릴라 "Shangri La" 72

샘물형 주제, 샘물형 전설 Fountain theme 73, 114, 135, 196

생기론 Vitalism 166, 171, 187, 199, 248, 255

생리학 Physiology 84, 112, 124, 127, 136, 145, 185, 199, 243, 244, 256, 283

생명 물질 Vital substance 98

생명보험 Life insurance 23, 230

생명의 나무 Tree of life 40, 41, 70, 81, 205

생물내성(가사 상태를 보라) Biostasis(see Anabiosis) 84, 85

생물학, 생물학자 Biology 27, 47, 112, 135, 190, 249, 274

생화학 Biochemistry 87, 154, 209, 249

서구 문화(문명) Western culture 89, 114,

120, 153, 234

서왕모 Hsi Wang-mu 114, 115, 136

서쪽 낙원 Western Paradise 115, 136

선정적, 선정주의 Sensationalism 17, 74

선약 medicines 135, 136, 168, 201

선천적 열 "Innate" heat 52, 199, 201, 218,
220, 255

선천적 습기 "Innate" moisture(vital
moisture) 50, 52, 199, 200, 203, 220,
255

성교 기법 Sexual techniques 58, 137, 140,
145, 149

성배 Holy Grail 81

성적 의식, 집단적 Sexual rites, collective 144

세균학 Bacteriology 222, 230

세네카 Seneca 235

세속화 Secularization 57, 77, 238, 263

세포 독성 혈청 Cytotoxic serum 17

소아시아 Asia Minor 50, 69

수혈 Blood transfusions 256-258, 283

속임수(사기꾼, 돌팔이)
Charlatanism(quackery) 11, 17, 151,
268

순응주의(수동주의를 보라) Conformism(see
Passivism) 29, 108

최대 수명(Maximum) Life span 12, 13, 19-
24, 282

소우주 Microcosm 59, 124, 208

수은 Mercury 158, 164, 170-173, 176, 204,
205, 24, 283

소나무 Pine 115, 163

소아 의학 Pediatrics 27

소크라테스 이전의 철학 Pre-Socratic
philosophy 109, 149

소마 Soma 81, 135

소생 Resuscitation(reanimation) 77, 80, 84,
177, 254, 260-262

소포클레스 Sophocles 29

슈라이옥, 리처드 Shryock, Richard H. 281

소로, 헨리 데이비드 Thoreau, Henry David
110

수사슴 Stag 82, 83, 196, 200, 201

손다이크, 린 Thorndike, Lynn 26, 194, 196

수동주의(순응주의 , 참고. 옹호론)
Passivism(conformism, cf .
Apologism) 29

소변 Urine 140, 143

스미스 파피루스 Smith Papyrus 90

스웨덴 Sweden 19, 137, 149, 247

스위처, 윌리엄 Sweetser, William 228

스키피오 아프리카누스 Scipio Africanus 43

스토아 철학 Stoicism 44, 46, 50

스트라본 Strabo 68, 71

습득 형질의 유전 Inheritance of acquired
characteristics 194, 198, 272-274

시거리스트, 헨리 Sigerist, Henry E. 199

시드넘, 토마스 Sydenham, Thomas 202

시리아 Syria 175, 179

시해 "Deliverance of the corpse" 105, 106,
122, 123, 142

시야바나 Cyavana 75, 76

식물학 Botany 109, 112, 150

식이 기법 Dietary techniques 123, 132, 133

신경증 Neurosis 25

신비주의 Mysticism 95-100, 109, 128, 132,

145, 147, 155, 176, 192, 193

신석기 시대, 문화 Neolithic culture 149, 159, 170

신선(불멸 인간) Hsien(immortals) 94, 97, 105, 113, 114, 116, 120-123, 127, 130, 142, 148, 158, 159, 163, 172, 174

신약 성서 New Testament 55, 60

신의 명령 Divine fiat, God's command 15, 42

신장 Kidneys 128, 147, 254

신-정통주의 Neo-orthodoxy 278, 283

신-플라톤주의 Neoplatonism 176, 205

신진대사 Metabolism 128

실론 Ceylon 69

실존주의 Existentialism 16

실증주의 Empiricism 109, 110, 112, 132

실험적 방법 Experimental method 111

심리학 Psychology 27, 61

심미적, 미학(참고. 예술, 기술) Esthetics(cf. Art) 30, 61, 143

심장, 마음, 진심 Heart 98, 128, 129, 132, 133, 181, 200, 201, 209, 267

심판, 판단 Judgment 238, 239, 271

ㅇ

아나키즘 Anarchism 263

아담 Adam 39-41, 53, 55, 57, 60, 65, 204, 242, 271

아라비아 Arabia 79

아랍 문화 Arabic culture 180

아리스토텔레스 Aristotle 30, 31, 47-51, 57-59, 61, 92, 110, 176, 205, 218, 253, 255

아말감 Amalgam 173

아모메투스 Amometus 72

아미오, Amiot, J. J. M. 136, 137

아발론 Avalon 71

아비센나(이븐시나) Avicenna(Ibn Sina) 30, 48, 51, 52, 59, 157, 179, 197, 199, 235, 255

아우구스티누스, 성 Augustine Saint, 56, 58, 60, 66

아이네이아스 Aeneas 37, 38

아이누(족) Ainu 65

아퀴나스, 성 토마스(토미즘) Aquinas, Saint Thomas(Thomism) 56, 57, 59-61, 155, 192

아틀라스 Atlas 34

아틀란티스 Atlantis 71

아토스산 Mount Athos 69

아프로디테 Aphrodite 37, 38

안키세스 Anchises 37, 38

안티몬 Antimony 207

안틸리아 Antilia 70

알-라지 Al-Razi 51, 155, 179, 182, 184, 185, 236

알-이라키 Al-Iraqui 182

알렉산더 대왕 Alexander the Great 77, 78

알로에 Aloe wood 200, 201

알베르투스 마그누스 Albertus Magnus 192

알코올 Alcohol(liquors, cf. Wine) 154, 206

암 Cancer 20

암브로시아 Ambrosia 81

애디슨, 조지프 Addison, Joseph 221

엔디미온 주제 Endymion theme 84

약제학 Pharmacy 87

약징주의 Doctrine of signs, signaure 169, 208

약학 Pharmacology 86, 109, 199, 200

여성 Women(female) 40, 41, 107, 140-144

역사 History 11, 12, 17, 19, 26, 58, 63, 91, 98, 158, 235, 238, 239, 243, 271, 282

역사 순환론 Cyclical theory of history 58, 235

연금술, 연금술사 Alchemy, alchemist 17, 21, 24-26, 87, 94, 111, 115, 121, 128, 131, 149, 150, 153-162, 164-168, 170-173, 175-193, 202-209, 219, 282, 283

열자 Lieh Tzu 92, 113

영국, 영국인 England 19, 21, 221, 226, 230, 231, 236, 237, 256, 257, 262

영생, 불멸(영원한 삶) Immortality(eternal life) 11, 15, 21, 23, 32, 33, 38-41, 45, 49, 51, 56, 57, 72, 75, 76, 78, 79, 80-83, 94, 104, 105, 108, 113-115, 119, 120, 122-125, 134, 142, 148, 159, 161-163, 166, 169, 171-173, 187, 193, 198, 204, 205, 239, 240, 247, 263, 265, 266, 272

영약 Elixir 69, 111, 119, 121, 155-157, 160, 161, 172, 173, 177-180, 182, 184-190, 203, 204, 208, 282

영양실조 Malnutrition 134

영웅숭배 Heroes, cult of, 239 240

영혼 Soul 45, 53, 55, 57, 60, 69, 103, 181, 185, 198, 205, 206, 277

에덴 동산 Eden, Garden of 40, 41, 70, 74, 81, 193

에오스 Eos 38

에테르(참고. 제5원소) "Ether"(cf. Quintess ence) 48

에티오피아, 에티오피아 사람들 Ethiopia(ns) 69, 77, 78, 196

에피쿠로스 철학(에피쿠로스) Epicureanism(Epicurus) 42-45, 61, 92, 102, 234, 244, 260

엔키두 Enkidu 31, 32, 60

엘리야 Elijah 79

엘 키드르 El Khidr 79

엠페도클레스 Empedokles 90

예루살렘 Jerusalem 67, 235

예수회 Jesuits 136, 224, 247

오르가슴 Orgasm 141, 143

오토 폰 프라이징 Otto of Freising 271

옥 Jade 123, 136, 170

옥틀리 Octli 81

온건한 친-수명 연장주의 Moderate prolong evitism 22, 216, 219

옹호론(옹호론자) Apologism(Apologist) 17, 29-31, 38, 39, 41-43, 48-51, 57-61, 66, 86, 89, 102-106, 153, 216, 234, 282, 284

와인, 술 Wine(cf. Alcohol) 114, 203, 206, 207, 220, 260, 262

와일드, 오스카 Wilde, Oscar 39, 60

완전성(인간의) Perfectability(of man) 133, 237, 263-266, 269, 272, 274, 278

왕립학회 Royal Society 256

외계 Outer space 72

요가 Yoga 101

요도 Urethra 143

요르단강 Jordan River 74

요세푸스 Josephus 66

욥 Job 54, 55

용연향 Ambergris 200, 201

우주론 Cosmology 48, 59, 124, 205

우타라쿠루족 Uttarakurus 69, 70, 72, 81

우트나피쉬팀 Utnapishtim 32

운모 Mica 136, 170

원시주의 Primitivism 66, 96, 97, 113, 150,
190, 222, 234, 235, 251, 259

원죄(인류의 타락, 참고. 저항) Original
sin(fall of man, cf. Rebellion) 35, 53,
55-57, 60, 96, 133

원형과학 Proto-science 26, 91, 109-111,
124, 135, 149, 167, 281

원형과학적 친-수명 연장주의 Proto-
scientific prolongevitism 26

월레스, 로버트 Wallace, Robert 269

웨일리, 아더 Waley, Arthur 101, 104

위백양 Wei Po-yang 160, 167, 174, 202

위생, 위생학, 위생론, 위생론자(건강을 위
한 식이요법) Hygiene(regimens of
health) 8, 18, 19, 22, 24, 25, 50, 137,
145, 149, 154, 199, 211, 212, 221,
222-226, 228, 230, 231, 233, 266, 270,
272, 283 ; 정신 위생학 mental, 228

위장 Stomach 129, 130, 138, 214, 220

유가, 유가 사상 Confucianism 91, 107, 108,
110, 161

유대인(참고. 히브리인) Jews(cf. Hebrews)
66, 175

유대주의 Judaism 54

유베날리스 Juvenal 39, 60

유비, 비유 Analogies 52, 86, 168, 186, 242

유예된 생기(가사 상태를 보라) Suspended

animation(see Anabiosis) 84, 261

유토피아주의 Utopianism 26, 284

유프라테스강 Euphrates River 70, 72, 80

육신에 대한 정신 우위(참고. 의지력) Mind
over body(cf. will power) 57

윤리(적)(도덕, 덕성) Ethics(morals, virtue)
30, 61, 95-97, 104, 120, 146, 156, 201,
205-208, 242, 247, 264, 266

은 Silver 136

은의 시대 Age of silver 36, 60

은총, 신의 Grace, divine 198, 206, 252

음양(음과 양) Yin and yang 144, 145

의지력 Will power(mental power, cf. Mind
over body) 128, 129

의료물리학 Iatrophysics 154, 157, 160, 208,
209, 249, 283

의료화학 Iatrochemistry, medical chemistry
249

의학적 친-수명 연장주의 Medical
prolongevitism 26

이기주의 Selfishness(egotism) 24

이드 Id 87

이라크(메소포타미아) Iraq(Mesopotamia)
179

이마 왕국 Yima, Land of 70

이브 Eve 39-41, 53, 60, 271

이븐 비스룬 Ibn Bishrun 182, 186, 187

이븐 알-나딤 Ibn al-Nadim 181, 182

이븐 우마일, 무함마드 Ibn Umail,
Muhammad 182

이븐 할둔 Ibn Khaldun 182, 183

이사야 Isaiah 54, 236

이산화탄소 Carbon dioxide 128

이소군 Li Shao Chun 158, 159

이슬람(무슬림) Islam(Muslims) 59, 79, 107, 109, 178, 181, 183, 192

이식 Transplantation 17

이집트 Egypt 66, 83, 90, 175, 181

이탈리아 Italy 37, 211-213, 219, 221, 258

인간 본성(본질) Human nature 37, 59

인구 문제 Population problem(cf. Malthus, cf. Birth control) 16, 60, 268-270, 275

인도 India 66, 69, 80, 83, 101, 106, 181, 225

인디스 Indies 73-75, 80

인지 부조화 Cognitive dissonance 61

일광욕 Sun-bathing 131

일본 Japan 70, 145, 173

ㅈ

자궁 Uterus(womb) 123, 126, 134, 250

자동차 사고 Automobile accidents 22

자비르 Jabir 156, 177, 179, 181-191, 204, 236

자연에 대한 지배력 Power over nature 111, 249

자연의 통일성 Unity of nature 93, 94, 96, 159, 167

자연적인 죽음 "Natural" death 57, 218, 224

자연주의적 친-수명 연장주의 Natural prolongevitism 26, 90

자연주의적 구원 Natural salvation(see Salvation, natural) 58, 277, 283, 284

자코뱅당 Jacobins 238

자크, 다니엘 Jacques, Daniel H. 229

작용인 Causes, efficient 49; 목적인 final(cf. Teleology) 49; 형상인 formal 49

잔상 After-images 132

잠 Sleep 32, 59, 84, 247, 267

잠부 나무 "Jambu" tree 70, 81

잠자는 숲 속의 공주 Sleeping Beauty 84, 85

장도릉 Chang Tao-ling 107, 121, 122

장수 동물 Animals, long-lived(see Phoenix theme) 138, 201

장인 Artisans(see Crafts) 99, 111, 175, 224, 242, 256

장자 Chuang Tzu 92, 97-100, 102-105, 110, 113, 116, 120, 162

재림 Second Coming 68

재활 Rehabilitation 137

전설(민간전승을 보라) Legends(see Folklore) 23, 112-116, 122, 135, 179, 196, 223

절제 Temperance 98, 104, 214, 218-221, 224, 226-229, 244, 246, 272

절충주의 Eclecticism 44

점액, 가래 Phlegm 48, 185, 198

정량 Quantification 110, 179

정숙주의 Quietism 96-98, 103, 104, 110, 128

정신의학, 정신과 Psychiatry 61

정신적 기법 Spiritual techniques 124, 145, 146

정액 Semen(see Spermatic fluid) 50, 51, 129, 131, 141, 143

정의 Justice 264, 278

제5원소(참고. 에테르) Quintessence, Fifth element(cf. Ether) 48, 192, 193, 205-208, 283

제논 Zeno 46

제우스 Zeus 34-38, 77, 84, 176, 250

젠킨스, 헨리 Jenkins, Henry 227-228, 231

조직배양 Tissue cultures, 285

조화(균형) Harmony(balance) 100, 123, 126, 195

족장, 히브리 Patriarchs, Hebrew 65, 196, 225, 259

종교(적) Religion 8, 11, 13, 17, 29-31, 53, 69, 76, 77, 89-92, 106-109, 116, 120, 124, 125, 144-148, 155, 161, 187, 192, 214, 224, 238, 239, 247, 252, 259, 263, 264, 278

종교적 친-수명 연장주의 Religious prolongevitism 25, 90

종말론 Eschatology 54, 263

죄(참고. 원죄) Sins(cf. Original sin) 35, 53, 55-57, 60, 96, 133

주석 Tin 173

죽음 본능 Death instinct 133, 219

죽음의 나무 Tree of death 41

죽음의 문제 Death, problem of 15, 31, 33, 41, 239, 263, 277, 278, 285

중국 China 11, 21, 58, 70, 71, 89-92, 96, 97, 104, 106, 107, 112-115, 128, 13-137, 145, 149, 150, 153, 157-162, 164-168, 170, 172, 173, 175-178, 180, 181, 195, 283

중앙아시아 Central Asia 51

쥐 Rats 84, 262

지리학 Geography 63, 69, 116

지질학 Geology 63

지하세계(하데스) Underworld(Hades) 36

지혜의 나무 Tree of knowledge(cf. Ethics) 40, 41

진보, 개념 Progress, idea of 36, 44, 151, 234-238, 244, 285

진시황제 Huang Ti, Ch'in Shih 114

진주 Pearls 136, 170, 200, 201, 253

질병(질환) Disease(illness) 12, 16, 24, 35, 51, 53, 68, 70, 82, 106, 114, 122, 133, 137, 157, 177, 185, 197, 201, 218, 221, 222, 224, 243, 258, 275; 퇴행성 질환 degenerative, 16, 20; 감염성 질병 infectious, 16

ㅊ

차고 건조함 가설 Cold-dry hypothesis 48, 50

채소 Vegetables 133, 134

처녀 Virgin(maiden) 70, 77, 174, 189, 201, 202

천년왕국, 천년왕국설 Millennialism 68, 235, 236

철 Iron 36, 159, 173, 180

철의 시대 Age of iron 36

철학 Philosophy 8, 12, 16, 17, 21, 29-31, 42-47, 50, 51, 75, 89-94, 96, 102, 106, 109-113, 149, 203, 205, 239, 242-248, 282

청동 시대 Age of bronze 36

청춘의 샘 Fountain of youth 63, 64, 71, 74, 75, 77, 78, 80-83, 114, 135, 282

체액(론) Humoral theory 48, 144, 185, 208, 221, 222, 253, 255

체조, 체조 기법 Gymnastic techniques 123, 136-138, 149

초-백세인 Super-centenarians 230

초자아 Super-ego 86

최면, 망아 Trance 84, 95, 100, 101, 115, 128

추연 Tsou Yen 159, 176

축복의 땅 Abode of the Blest 67, 69-71, 81

축복의 섬 Isles of the Blest 69, 71

출산의 고통 Labor pains 41

충만한 즐거움 Fullness of pleasure 43, 45, 244, 260

치카시게, 마수미 Chikashige, Masumi 173

친-수명 연장, 개념, 사조 Prolongevity, idea of 11-13, 66, 90, 92, 149, 157, 281, 282, 284

친-수명 연장 물질 Prolongevity substances 81, 82

친-수명 연장 식품 Prolongevity foods(cf. Hsien medicines) 135, 168

친-수명 연장 전설(참고. 민간전승) Prolongevity legends(cf. Folklore) 64, 73, 86, 112, 114-116

침 Saliva 129, 133, 135

ㅋ

카바니스, 피에르 Cabanis, Pierre J. G. 274, 278, 279

캅카스 Caucasus 23

켈트족 Celts 71, 81

코란 Koran 79

코르나로, 루이지 Cornaro, Luigi 22, 24, 26, 98, 211-230, 248, 270, 283

코하우젠, 요한 Cohausen, Johann H. 202

콜럼버스, 크리스토퍼 Columbus, Christopher 71

쾌락주의 Hedonism 44

크라나흐, 루카스 Cranach, Lucas 80

크라우스, 폴 Kraus, Paul 184

키케로 Cicero 27, 39, 132, 142-144

ㅌ

타락(인류의) Fall, of man(see Original sin) 39, 41, 42, 67, 70, 193, 259

탐사(지리적) Exploration, geographical 71

태고형 주제 Antediluvian theme 86, 112, 113, 163, 193, 196

태식 Embryonic respiration 126, 128, 129

태양 Sun 48, 51, 132, 202

테베 Thebes 69

테일러, F. 셔우드 Taylor, F. Sherwood 155, 178, 181

템킨, 오세이 Temkin, Owsei 177

템플 경, 윌리엄 Temple, Sir William 225, 226

톰스, 윌리엄 Thoms, William J. 230, 231

통계, 통계학 Statistics 19-21, 23, 227, 230, 279

퇴보 Regression(decadence, cf. Progress) 36, 37, 235

튜턴족 Teutons 70

트로브리안드 군도 Trobriand Islands, 65

트로이 Troy 36-38, 69

트리니다드섬 Trinidad 71

특이성 Specificity 208, 211

티그리스강 Tigris River 70, 72

티토노스 Tithonus 23, 37-39, 60

ㅍ

파, 토마스(파 노인) Parr, Thomas 223, 227, 228, 231

파라셀수스 Paracelsus 154, 160, 208, 209,
      227, 283

파리학파 Paris school 279

파우사니아스 Pausanias 77, 78

판도라 Pandora 34, 35, 59

팽조 P'eng Tzu(Phang Tzu) 102, 112, 113,
      140

펑유란 Fung, Yu-lan 111

페니스 Penis 141

페니키아 Phoenicia 66

페루 Peru 81

페르시아 Persia 51, 70, 77, 81, 179, 181

페테르 마르티르 디안기에라 Peter Martyr
      d'Anghiera 74, 75

편견 Prejudice 24, 136, 144, 154, 156

폐 Lungs 128, 129, 133, 138, 147

폰세 데 레온, 후안 Ponce de Leon, Juan 73-
      75, 80

폰타네다, 헤르난도 데스카렌테 Fontaneda,
      Hernando d'Escalente 74

프라이스, 리처드 Price, Richard 236, 237

프라카스토로, 지롤라모 Fracastoro,
      Girolamo 213

프랑스(인) France 79, 221, 238, 240, 273,
      278, 279

프랑스 혁명 French Revolution 230, 263, 271

프랭클린, 벤저민 Franklin, Benjamin 233,
      234, 240, 258-264, 270

프레이저, 제임스 Frazer, James G. 41

프로메테우스 Prometheus 34-36, 57, 83,
      250, 259

프로이트주의 Freudianism 133

프리스틀리, 조지프 Priestley, Joseph 233,
      237, 240

플라톤주의 Platonism(Academics) 45

플로리다 Florida 73, 74

플로지스톤 학설 Phlogiston theory 166

플리니우스 Pliny 65, 68, 71, 177

피부 Skin 65, 114, 143, 145, 255, 285

ㅎ

하늘, 천국, 천계(낙원, 천상을 보라) Heaven
      (see Paradise, heavenly) 48, 54, 55, 69,
      71, 107, 121, 124, 205, 235, 263, 271

하룬 알-라시드 Harun al-Rashid 179

하비, 윌리엄 Harvey, William 223, 255-257

학 Crane 115

한무제 Wu Ti, Han 158, 159

할러, 알브레히트 폰 Haller, Albrecht von 227

합금 Alloys 173

합리주의 Rationalism 109, 176, 247, 269

항문 Anus 143

행성 Planets 48, 72

햄스터 Hamsters 84, 262

헤베 Hebe 83

헤카테우스(압데라의) Hecataeus(of
      Abdera) 72

헬레니즘 시대(참고. 그리스) Hellenistic
      era(cf. Greeks) 157, 158, 175-181

헬몬트, 얀 밥티스타 판 Helmont, Jan
      Baptista van 109

헉슬리, 올더스 Huxley, Aldous 39

혈액, 피 Blood 48, 137, 185, 188, 198, 255,
      257

헤라 Hera 77

헤라클레스 Hercules 83

헤르메스주의 철학 Hermetic Philosophy
    155, 161

헤로도토스 Herodotus 77, 78, 201

헤시오도스 Hesiod 34-37, 60, 66, 83

호라이산(섬) Horaisan(island) 70

홀름야드 Holmyard, E. J. 178, 181

호메로스 Homer 43

호흡 기법 Respiratory techniques 123, 124,
    130, 132, 137

혼(령, 백), 영혼 Spirit(cf. Soul, Vital substa
    nce) 36, 45, 53, 55, 57, 60, 69, 103, 134,
    181, 185-188, 198, 205, 277

화학, 화학자 Chemistry 112, 135, 150, 154,
    155, 157, 161, 165, 166, 170, 171, 173,
    174, 176, 179, 185, 190, 193, 204, 237,
    283

황 Sulphur 161, 172, 176

황금 시대 Age of gold 36, 37, 68

황담즙 Yellow bile 48, 185

회남자 Huai Nan Tzu 164

회춘 Rejuvenation 24, 32, 41, 65, 73, 75, 76,
    80, 83, 100, 143, 174, 196, 200, 203,
    216, 220, 256-258, 285

회화, 그림(예술을 보라) Painting 24, 74, 80

후대 Posterity 239

후펠란트, 크리스토퍼 Hufeland, Christopher
    18, 226-228, 283

헌터, 존 Hunter, John 262

흑담즙 Black bile 48, 185

흑인 시민 black citizens 22

희열 Euphoria 127

히브리 Hebrews 25, 39, 54, 65, 67, 70, 75, 76,
90, 194, 225, 235, 259

힌두, 힌두족 Hindus 75, 76, 81

히포크라테스 학파 Hippocratic school 48

지은이 제럴드 J. 그루만(Gerald J. Gruman MD, PhD, 1926~2007)

1926년 필라델피아에서 태어나 펜실베이니아주 레바논에서 자랐다. 코넬대학교에서 학사 학위를 받고 (1946), 펜실베이니아대학교에서 의학 박사 학위를 받았다(1949). 뉴욕주에 있는 성 요셉 병원에서 인턴 과정을 수료하고, 미국 공중위생국에서 의료 담당자로 2년간 근무했다. 그후 하버드대학교에서 역사학 박사 학위를 받았다(1960). 존스홉킨스대학교, 레이크에리대학과 매사추세츠대학교에서 역사를 강의했으며, 의학윤리, 죽음과 죽음의 과정, 노화와 노인에 관한 많은 논문들을 발표했다. 또 '아르노 노화와 죽음 시리즈'의 많은 책들을 편집했으며, '생명윤리 백과사전', '사상사 사전', '철학 백과사전' 등의 제작에 힘썼다. J. S. 구겐하임 추모 연구비와 미국 국립정신건강연구소(NIMH)의 특수 연구 펠로우십을 수상했다.

옮긴이 신재균(1954~), 성균관대학교 의과대학 명예교수

연세대학교 생화학과에서 학사(1978) 및 석사 학위(1982)를 받고, 미국 와이오밍대학교에서 생화학 전공으로 박사 학위를 받았다(1985). 미국 백혈병연구재단 펠로우로서 하버드대학교 생화학분자생물학과에서 박사후 연구원 수련을 마친 후, 하버드 의과대학의 다나-파버 암 연구소에서 조교수로 근무했다. 한국에 돌아와 성균관대학교 의과대학 교수로 재직하며 분자세포면역학과 분자노화학 연구를 했다. 이 과정에서 여포자극호르몬 수용체 동정, 세포 내 단백질의 이동 및 신호전달, 손상 단백질의 분해 조절, 동물 노화 유전자의 작동 기제에 관한 70여 편의 논문을 발표했다. 지금은 인간의 노화와 관련된 인문학을 공부하고 있다.

불멸을 꿈꾸는
수명 연장의 역사

1판 1쇄 인쇄 2022년 3월 11일
1판 1쇄 발행 2022년 3월 25일

지은이	제럴드 J. 그루만(Gerald J. Gruman MD, PhD)
옮긴이	신재균
펴낸이	신동렬
책임편집	구남희
편집	현상철·신철호
외주디자인	심심거리프레스
마케팅	박정수·김지현
펴낸곳	성균관대학교 출판부
등록	1975년 5월 21일 제1975-9호
주소	03063 서울특별시 종로구 성균관로 25-2
전화	02)760-1253~4
팩스	02)760-7452
홈페이지	http://press.skku.edu/

ISBN 979-11-5550-522-9 03510

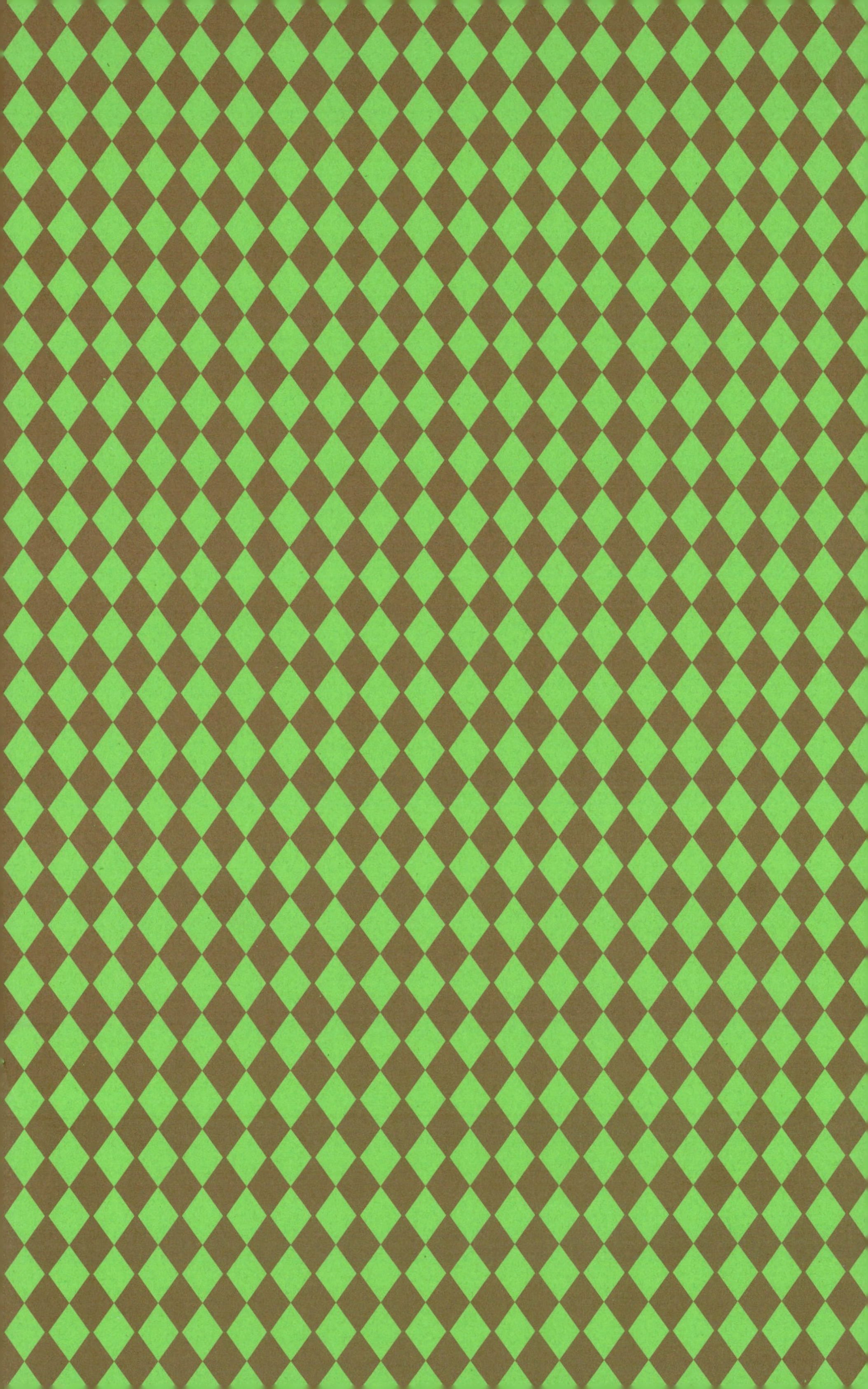

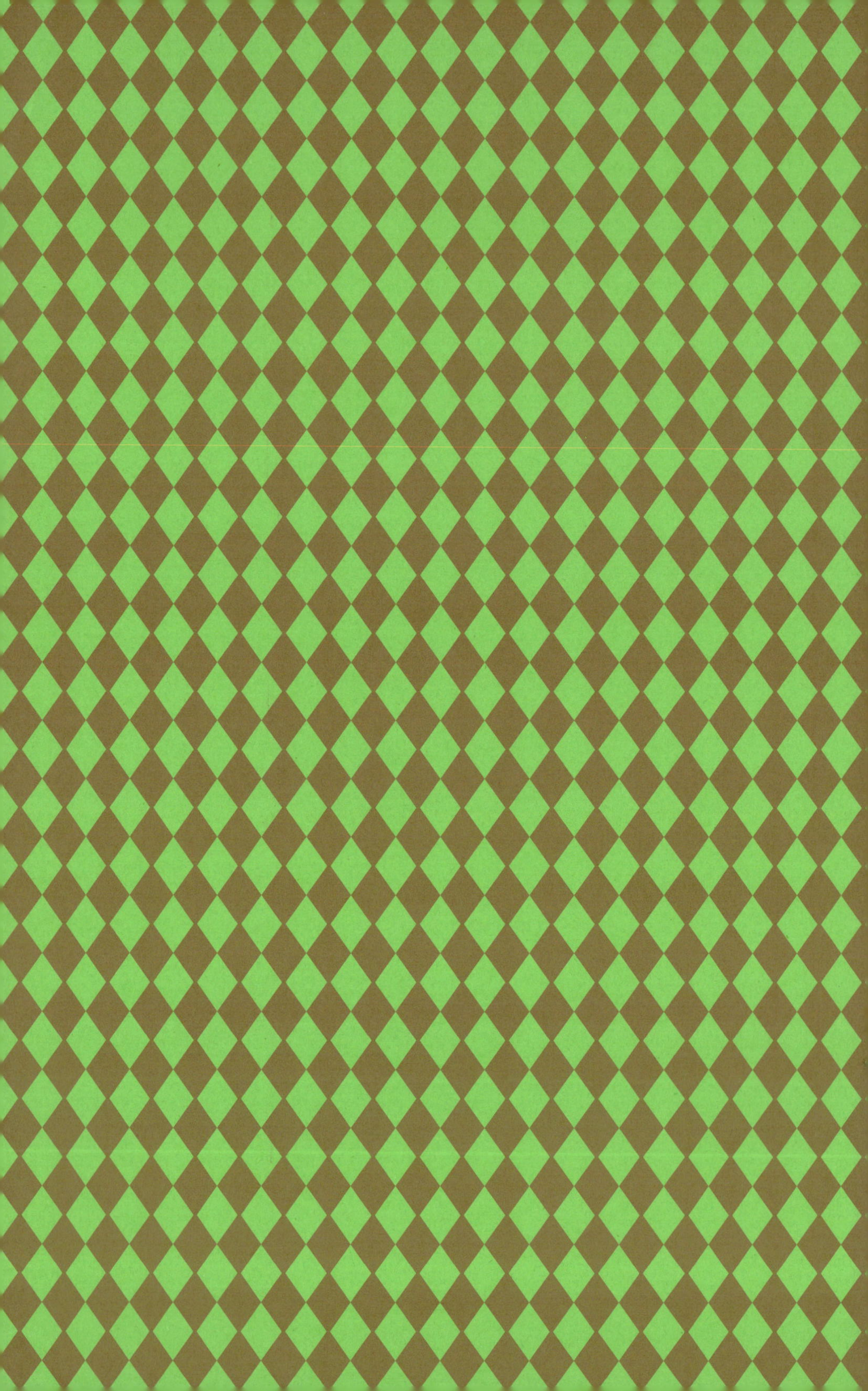